PROF. DR. VALTER LONGO

Fasten gegen Krebszellen

mosaik

Prof. Dr. Valter Longo

FASTEN GEGEN KREBSZELLEN

Mit der richtigen Ernährung Krebs vorbeugen und behandeln

In Zusammenarbeit mit Alessandro Laviano, M.D.,
Romina Inès Cervigni, Ph.D., Cristina Villa, Ph.D.

Aus dem amerikanischen Englisch von Imke Brodersen

mosaik

Die amerikanische Ausgabe erschien 2025 unter dem Titel »Fasting Cancer«
bei Avery, einem Imprint von Penguin Random House LLC, New York.

MIX
Papier | Fördert gute Waldnutzung
FSC® C014496

Penguin Random House Verlagsgruppe FSC® N001967

1. Auflage
Deutsche Erstausgabe November 2025

Redaktion: Dagmar Rosenberger
Illustrationen: alle Illustrationen von Gilda Nappo, bis auf Illustration 5.1, angefertigt von Manuela Lupis und editiert von Gilda Nappo. Bild 2.2 entnommen aus »Evolutionary Medicine: from Dwarf Model Systems to Health Centenarians?« von Valter Longo und Caleb E. Finch, veröffentlicht in *Science*, February 28, 2003: vol 299, Issue 5611. Bild 2.4 © 2014 von Valter Longo.
Umschlag: Sabine Kwauka, nach einem Entwurf von PRH US / Linet Huamán Velásquez
Umschlagmotiv: Shutterstock / Ron Dale, berCheck
Satz: Satzwerk Huber, Germering
Druck und Bindung: GGP Media GmbH, Pößneck
Printed in Germany
GS · MW
ISBN 978-3-442-39454-8

www.mosaik-verlag.de

Für alle Patientinnen und Patienten, die um ihre Chance kämpfen, den Krebs zu besiegen und lange zu leben.

ANMERKUNG ZU DEN DATEN IN DIESEM BUCH

Die in diesem Buch beschriebenen Daten stammen aus gegenwärtig laufenden Studien an Tier oder Mensch. Daher ist ein Einstieg in intermittierendes Fasten nur nach vorheriger Bewertung und unter sorgfältiger Überwachung durch den individuell behandelnden Arzt und Onkologen ratsam. Mangelernährung ist bei akuten sowie chronischen Erkrankungen ein negativer prognostischer Faktor und daher unbedingt zu vermeiden. Gleichzeitig ist darauf zu achten, dass diese und andere Ernährungsinterventionen für den Typ und das Stadium der Krebserkrankung und für die verordnete Therapie geeignet sind (siehe Anhang 1).

HINWEIS DES AUTORS

Die Longevity and Healthspan Clinics der Create Cures Foundation in den Vereinigten Staaten und die Valter Longo Foundation in Europa unterstützen Patienten und Onkologen bei der Integration innovativer, evidenzbasierter Interventionen in übliche Behandlungsmethoden. Wir konzentrieren uns dabei auf Ernährung und Molekularbiologie, aber auch auf die natürlichen Abwehrkräfte des Körpers gegen Krebs und andere Erkrankungen. Ziel der Stiftungen ist, allen Menschen zu einem langen, gesunden Leben zu verhelfen. Im Rahmen der verfügbaren Mittel werden Menschen mit Krebs im fortgeschrittenen Stadium und anderen pathologischen Krankheitsbildern, die sich solche ganzheitlichen Behandlungen nicht leisten können, zu ermäßigten Konditionen oder auch kostenlos behandelt. Ich erhalte kein Gehalt von L-Nutra, das ich gegründet habe, und werde darüber hinaus weiterhin meine Erträge aus der Firma für Forschung und wohltätige Zwecke spenden. Außerdem spende ich alle Einnahmen aus dem Verkauf meiner Bücher an die Create Cures Foundation und die Valter Longo Foundation.

INHALT

VORWORT

2012 bat mich das *New England Journal of Medicine*, das viele als das führende medizinische Journal dieser Welt einstufen, um die Prüfung eines wissenschaftlichen Artikels zu experimentellen Neoplasma-Modellen. Dabei geht es um anomales Zellwachstum, das gutartig oder bösartig sein kann.

Dieser Artikel zeigte auf, dass rationales, gezielt eingesetztes Fasten das Wachstum von Krebszellen reduzieren und die Empfänglichkeit für eine Chemotherapie verbessern konnte. Die Herausgeber des Journals wollten meine Einschätzung dazu, ob die Ergebnisse aus den Studien an Mäusen und neoplastischen Zellen auch an menschlichen Krebspatienten reproduzierbar wären. Ich sollte also in die Kristallkugel komplexer Mechanismen aus Stoffwechsel und Immunsystem blicken und die Zukunft vorhersagen. Dieser Forschungszweig und das Team von Professor Valter Longo, das hier Pionierarbeit leistete, waren mir bereits ein Begriff. Jedenfalls war dies meine Chance, mich genauer mit den Hintergründen dieser innovativen Behandlungsmethode für neoplastische Erkrankungen und ihre Funktionsweise zu befassen.

Ich muss gestehen, dass der Medizinsektor der Einbeziehung von Fasten oder Scheinfasten in die Krebstherapie eher ablehnend gegenübersteht. Als Allgemeinärzte und Onkologen erhalten wir eine arzneimittelzentrierte Ausbildung und konzentrieren uns folgerichtig darauf, Krankheiten mit Medikamenten zu behandeln. Über die enorme Wirkung von Nahrung und Fasten auf den Stoffwechsel wissen wir bisher wenig. Deshalb fällt uns das Eingeständnis, dass sie bei der Behandlung von Menschen mit einer Krebsdiagnose eine Rolle spielen, schwer. Hinzu kommt, dass meine medizinische und wissenschaftliche Ausbildung darauf abzielte, Mangelernährung bei Krebspatienten zu verhindern oder zu behandeln. Daher war ich aus klinischer und wissenschaftlicher Sicht vom Ansatz des Fastens in der Onkologie im ersten Moment nicht nur befremdet, sondern hielt es für absolut unethisch.

Ich erinnere mich gut an die Reaktionen auf Professor Longos Vortrag im Rahmen des *European Society for Clinical Nutrition and Metabolism Congress* in Barcelona 2012. Ich war zwar nicht selbst im Saal, hörte aber von den heftigen Diskussionen in der anschließenden Fragerunde, bei der die meisten Anwesenden sich für eine reichhaltige Ernährung der Patienten während der Behandlung aussprachen. Vielleicht war dieser hitzige Schlagabtausch der Grund dafür, dass Professor Longo an diesem Abend nicht am gemeinsamen Dinner teilnahm, weil er befürchten musste, ein Abführmittel auf den Teller zu bekommen. (In Wahrheit erklärte Valter mir gegenüber, er hätte schlicht sein Einladungsschreiben verloren.)

Die Wissenschaft und ganz besonders die Medizin schreitet über Hypothesen, Beweisführungen und mögliche Erfolge voran. Das bedeutet, dass Dogmen in keinem Winkel des Universums ewig Bestand haben. Universalgesetze lassen sich lediglich in der Physik ableiten. Die beste Methode, die medizinische Forschung im Sinne des Wohls der Patienten voranzutreiben, besteht deshalb nicht im blinden Zitieren einer unbeweglichen Autorität, sondern darin, dass man sich selbst neugierig und kritisch Fragen stellt, so kontraintuitiv die präsentierte Evidenz auch sein mag. Als ich den Artikel im *New England Journal of Medicine* mit dieser Einstellung noch einmal las, wurden mir zwei zentrale Punkte klar: Erstens war die vorgelegte wissenschaftliche Evidenz ausgesprochen solide. Und zweitens besteht bei Krebspatienten möglicherweise eine Synergie zwischen dem Schutz des Ernährungsstatus und dem Scheinfasten, wobei der Ernährungsstatus maßgeblich für die sichere Durchführung des Scheinfastens ist. Ich setzte meine Lektüre mit »vorsichtigem Optimismus« und Vertrauen in die damals durchgeführten klinischen Studien fort, welche die Wirksamkeit von Fasten und Scheinfasten überprüfen sollten.

Seitdem sind zehn Jahre ins Land gegangen, und die Rolle des Fastens und des Scheinfastens ist in der Krebstherapie heute kein Tabu mehr. Experimentelle Studien, die vor Jahren durchgeführt wurden, lassen sich inzwischen durch klinische Daten von gesunden Personen und Krebspatienten belegen. Manche Krebskliniken zeigen sich inzwischen offen dafür, traditionelle Therapien und Stoffwechseltherapie zumindest für manche Krebsarten zu kombinieren. Darüber hinaus ist das übliche Vorgehen im Kampf gegen den Krebs komplexer geworden und erfordert innovative Herangehensweisen. Es hat sich gezeigt, dass viele antineoplastische Arzneimittel (Krebsmedikamente) weniger wirksam sind, als es in den Studien, die den Regulierungsbehörden (wie der amerikanischen Food and Drug Administration FDA oder der Europäischen Arzneimittelagentur EMA) für die Zulassung vorgelegt wurden, der Fall war. Ohne eine solche Zulassung darf ein Medikament nicht auf den Markt. Viele neue Arzneimittel sind extrem teuer, benötigen aber noch Verbesserungen beim Wirksamkeitsprofil. Und letztlich zeigen neuere Statistiken einen progressiven Rückgang der Sterblichkeitsrate bei Krebs, gleichzeitig aber auch eine Zunahme der bleibenden Nebenwirkungen der Krebserkrankung und vielleicht auch der Therapie selbst. Dieses Szenario verschiebt den Fokus auf die individuelle Lebensqualität, einen Parameter, der bei der Zulassung neuer Wirkstoffe häufig vergessen oder zu wenig berücksichtigt wird.

Dieses Buch ist nicht dazu gedacht, neue Leitlinien für die Krebstherapie darzustellen. Sein Ziel ist einzig und allein, die jüngsten Arbeiten einer Gruppe von Wissenschaftlern zu würdigen, die für Krebspatienten vielversprechend zu sein scheinen. Die wissenschaftliche Evidenz von Fasten und Scheinfasten ist solide und konkret, gestattet aber zweifellos noch keine Einbindung in die medizinische Standardbehandlung. Möglich ist allerdings die Berücksichtigung einer Integration in die Standardtherapie, besonders wenn es keine nachweislich wirksamen Alternativen gibt. Angesichts der Wirkung von Fasten und Nahrung auf den Stoffwechsel empfiehlt es sich, erst nach einem Gespräch mit dem Onkologen zu entscheiden, ob diese Option in Betracht kommt.

Fasten und Scheinfasten sind in der Onkologie keine Allheilmittel und eignen sich weder für alle Krankheitsbilder noch garantieren sie eine Kontrolle oder Regression der Erkrankung. Dieses Buch klärt darüber auf, wie klinische Reaktionen je nach Krebsart und Patient variieren. Deshalb sollte die Integration klinisch getesteter fastenimitierender Diäten in bewährte Therapien und unter medizinischer Kontrolle als Behandlungsoption in Erwägung gezogen werden, die im Einzelfall eine bessere Chance bedeuten kann, von antineoplastischen Arzneimitteln zu profitieren. Im Supermarkt halten wir fünf Prozent Rabatt für nicht der Rede wert. Bei Krebspatienten hingegen kann eine um fünf Prozent höhere Aussicht auf Heilung buchstäblich lebensrettend sein.

Zum Abschluss möchte ich eine persönlichere Bemerkung hinzufügen: Nach der Veröffentlichung des Artikels lernte ich Professor Longo persönlich kennen. Wir begannen zusammenzuarbeiten und wurden gute Freunde. Ich glaube an Valter und bin der Auffassung, dass eine gewinnbringende Zusammenarbeit auf gegenseitiger Anerkennung und Respekt vor den jeweiligen Fähigkeiten basiert. Wie überall im Leben tragen Diversität und Respekt dazu bei, große Erfolge zu erringen. Ich bin von dem Potenzial einer Integration von Fasten und Scheinfasten in die Behandlung von Patienten mit Krebs und anderen Erkrankungen überzeugt, aber nur klinische Studien können abschließende Ergebnisse zu diesem Thema liefern. Deshalb setzen wir unsere Bemühungen weiter fort.

Alessandro Laviano
Associate Professor of Medicine
am Department of Translational and Precision Medicine,
Sapienza-Universität in Rom

EINLEITUNG

Im Jahr 2019 meldete sich in der Stiftungsklinik eine junge Patientin, die mir berichtete, sie hätte Brustkrebs im fortgeschrittenen Stadium, der möglicherweise unheilbar sei. Ihr erster onkologischer Termin war kurz und übereilt verlaufen. Jetzt hoffte sie, ich könnte ihr weiterhelfen. Als Biochemiker, Krebsforscher und Juventologe (jemand, der die Gesundheitsspanne erforscht, um die Jugend zu erhalten), überlegte ich, ob der Krebs bei dieser Frau wirklich unvermeidbar war. Warum erkrankte sie überhaupt an Krebs, wie fast die Hälfte der Bevölkerung in den Vereinigten Staaten und Europa? Mir war bewusst, dass Mäuse – mit einer Lebenserwartung von etwa zweieinhalb Jahren – ab einem Alter von etwa eineinhalb Jahren Tumoren entwickeln. Aber so junge Menschen erkranken selten an Tumoren. Krebs hängt also weniger vom Alter ab, als vielmehr von der Alterung und Lebensphase eines Organismus. Alterung ist bei Maus und Mensch der wichtigste Risikofaktor für die meisten Krebsarten. Daher wusste ich, dass wir uns zur Krebsvorbeugung mit Alterungsprozessen befassen müssen. Aber warum ging es ständig um Krebsprävention, wenn doch Alterung der Hauptrisikofaktor war?

Zu Beginn eines medizinischen Vortrags frage ich das Publikum gern: »Was meinen Sie, wie viel länger wir wohl durchschnittlich leben würden, wenn wir den Krebs heute vollständig heilen könnten?« Die Antworten rangieren zwischen zehn und

25 Jahren. Wenn ich dann sage, dass es leider nur drei oder vier zusätzliche Jahre sind, herrscht allgemeine Überraschung. Als ich das kürzlich gegenüber einem der bekanntesten Krebsforscher der Welt erwähnte, antwortete dieser: »Sollten wir demnach die Krebsforschung einstellen und nach Hause gehen?« Als jemand, der sowohl am USC Norris Cancer Center in Los Angeles als auch am IFOM Institute of Molecúlar Oncology in Mailand die halbe Zeit in der Krebsforschung tätig ist, wollte ich vielmehr darauf hinaus, dass wir uns nicht ganz so spezifisch auf die Krebsprävention konzentrieren sollten, sondern eher auf die Verlangsamung der Alterungsprozesse, die einen wichtigen Risikofaktor für viele Krankheiten und Funktionsstörungen darstellen, nicht nur für Krebs.

Auf einer anderen Konferenz meldete sich jemand zu Wort und sagte: »Ich kannte eine Dame, die jeden Morgen um elf ihr Gläschen Grappa trank. Irgendwann kam sie ins Altersheim, und als sie 103 wurde, sagte man ihr dort, sie dürfe aus gesundheitlichen Gründen keinen Grappa mehr trinken. Kurze Zeit später war sie tot.« Alles lachte, und man erwartete nun, ich würde die Entscheidung, ihr den Grappa zu verbieten, verteidigen. Doch zur allgemeinen Überraschung sagte ich, dass gelegentlicher Alkoholkonsum (höchstens wenige Drinks pro Woche) entweder neutral oder leicht positiv mit einem langen Leben assoziiert ist. Die Gesprächsmoderation erinnerte daran, dass Alkohol als Risikofaktor für Krebs grundsätzlich zu meiden sei. Aber das ist nicht ganz richtig. Alkohol ist zwar ein Risikofaktor für bestimmte Krebsarten, aber bei den meisten Krebsarten ist das Risiko durch geringen Alkoholkonsum entweder sehr klein oder geht gegen null. Wir sollten auch betrachten, wie Alkohol im Sinne von Jugend und Gesundheitsspanne wirkt, nicht nur im Zusammenhang mit Krebs. Ja, bestimmte Lebensmittel oder Getränke können das Krebsrisiko leicht erhöhen. Aber sie können zugleich schützende Wirkungen vor Diabetes, kardiovaskulären Erkrankungen und Alzheimer entfalten oder den Menschen einfach glücklicher stimmen und damit seine Bereitschaft erhöhen, etwas für ein längeres, gesünderes Leben zu tun. Das jeweilige Lebensmittel oder Getränk kann für die meisten Menschen empfehlenswert sein, sollte jedoch von Personen mit einem hohen Risiko für Tumoren, die durch Alkohol begünstigt werden (zum Beispiel im Kopf- und Halsbereich) gemieden werden.[1]

Wir müssen das Altern behandeln oder aber (was noch besser ist) die Dauer der Jugend und Gesundheit fördern, also den Zeitraum, in dem jemand jung bleibt. Was schwieriger ist, als es aussieht. Wie die Entscheidung, ob man Alkohol trinken darf, sollte auch die Entscheidung, eine bestimmte Ernährungsform zu befolgen, diverse Faktoren einbeziehen. Nehmen wir zum Beispiel die Italienerin Emma Morano aus Verbania, deren letzte fünf Lebensjahre ich mitverfolgt habe. Mit über 100 Jahren (sie wurde 117 und war bei ihrem Tod der älteste Mensch der Welt) sagte sie zu ihrem Arzt, Carlo Bava, dass sie wohl besser kein rotes Fleisch mehr essen sollte. Dr. Bava fragte nach dem Grund, und sie antwortete: »Ein Journalist hat gesagt, davon bekäme man Krebs.« Nun ist Fleischkonsum zwar ein Risikofaktor für Krebs, aber für Morano sollte diese Sorge in ihrem Alter zweitrangig sein. Krebs wird noch über Jahre eine der häufigsten und tödlichsten Krankheiten der Welt bleiben, und eine Ernährung, die das Altern hinauszögert und Übergewicht vorbeugt, dürfte der beste Weg sein, ihn zu vermeiden. Nach dieser Maxime wurde die Longevità-Diät entwickelt, deren Empfehlungen sich individuell und altersangepasst zuschneiden lassen. Mit über 100 Jahren hätte Emma Morano von rotem Fleisch eher profitiert, um einer Mangelernährung vorzubeugen, die für ältere Erwachsene ein enormer Risikofaktor ist, anstatt sich groß um Assoziationen mit Krebs zu sorgen. Im Alter von 45 sollte man sich hingegen mehr Gedanken über Krebsprävention und Fehlernährung machen. Außerdem kann das richtige Ärztteam, das Antiaging- und Krebs-Präventionsstrategien verordnet, in vielen Fällen den Unterschied zwischen Leben und Tod ausmachen – so wie bei Emma, die Dr. Bava fand.

Laut der American Cancer Society liegt das Krebsrisiko in Amerika bei 40 Prozent, und es besteht ein 20-prozentiges Risiko, an Krebs zu sterben.[2] Die Zahlen für Europa sehen ähnlich aus. Die Krebsforschung im Vereinigten Königreich vermeldet, dass etwa 50 Prozent der dortigen Einwohner im Laufe ihres Lebens eine Krebsdiagnose erhalten.[3] In Italien kam die Associazone Italiana di Oncologia Medica (AIOM; Italienische Gesellschaft für Medizinische Onkologie) in Zusammenarbeit mit dem italienischen Tumorregister (AIRTUM) zu dem Schluss, dass 50 Prozent der Männer (jeder zweite) und über 30 Prozent der Frauen (jede dritte) mit einer Krebsdiagnose rechnen müssten.[4]

Man fragt sich, wieso wir das Risiko für Herzgefäßkrankheiten und viele anderen Erkrankungen so erfolgreich senken konnten, bei Krebs bisher jedoch nur begrenzten Erfolg hatten. Die Antwort liegt in den hierfür verantwortlichen Vorgängen auf Molekularebene:

1. Krebs kann in fast allen Zelltypen und Organen beginnen und Krankheitsbilder in Gang setzen, die sich in vielerlei Hinsicht ähneln, aber auch große Unterschiede aufweisen.
2. Eine Tumormasse besteht nicht aus einem einzigen Typ Krebszellen, sondern aus vielen Typen, von denen jeder auf eine bestimmte Therapie reagieren kann oder auch nicht.
3. Selbst wenn eine Krebstherapie gegen 99,9 Prozent der Krebszellen wirksam ist, können aus dem Tausendstel

Zellen, die überleben, neue Massen entstehen, die häufig schwerer zu bekämpfen sind als die ursprünglichen.
4. Tumormassen können kanzeröse Stammzellen enthalten, die auch bei augenscheinlich wirksamer Therapie weiterhin neue Krebszellen bilden.
5. Krebszellen sind relativ leicht abzutöten. Weitaus schwieriger ist es, dabei nicht auch die normalen Zellen zu töten oder zu schädigen.

Die Standardbehandlungen bei Krebs, von Chemo- und Immuntherapie bis hin zur Hormontherapie, sind verbesserungswürdig, insbesondere in Bezug auf ihre Wirksamkeit gegen eine breitere Palette an Krebszellen, das Abtöten von Krebsstammzellen, das Verhindern, dass Krebszellen gegen die Therapie immun werden, und in Bezug auf die Erhaltung normaler Zellen. Fasten und Ernährung könnten in absehbarer Zukunft das höchste Potenzial haben, einen derartigen integrativen Ansatz für die Krebstherapie bereitzustellen.

EINE »PLANLOSE VERSCHWÖRUNG«

Warum bekommen so viele Menschen Krebs? Die Antwort liegt in einem Aspekt, den ich als »planlose Verschwörung« bezeichne. Dass eine westliche Ernährungsform mit reichlich Kalorien aus tierischem Fett, Proteinen, raffinierten Kohlenhydraten und Zucker nicht nur Übergewicht und kardiovaskulären Erkrankungen Vorschub leistet, sondern auch das Risiko für Krebs und Neurodegeneration erhöht, wissen wir seit Jahren. Allerdings sind Lebensmittel- und Pharmakonzerne, Medien, Krankenhäuser und auch Ärzte an dieser Situation beteiligt, indem sie sich mit ihr arrangieren und den Status quo fördern. Ich spreche dabei von einer »planlosen Verschwörung«, weil es keine direkten geheimen Absprachen zwischen der Lebensmittelindustrie, die ungesunde, verarbeitete Lebensmittel, Süßigkeiten und zuckerhaltige Getränke verkauft, und den Pharmaunternehmen, die Medikamente zur Behandlung ernährungsbedingter Erkrankungen wie Diabetes und Herzproblemen anbieten, gibt. Hinzu kommt, dass die breite Mehrheit der Ärzteschaft gute Absichten verfolgt, doch abgesehen von Medikamenten nur wenig Behandlungsalternativen haben. Schon in meinem ersten Buch, *Iss dich jung*, habe ich einen klaren Lösungsansatz vorgestellt: Zur Verbesserung der Gesundheit sollte man seine Ernährung und seinen Lebensstil so gestalten, dass die besten Aussichten auf ein langes, gesundes Leben bestehen. Diese Empfehlung ist nicht meine persönliche Meinung, sondern sie stützt sich auf Hunderte von Studien aus den fünf Hauptdisziplinen, in denen es um ein langes Leben geht: Epidemiologie, klinische Studien, Grundlagenforschung zur Lebenserwartung, Studien an Hundertjährigen und Studien zu komplexen Systemen.

Wissenschaftlich zeichnet sich ein klares Bild ab, aber die Welt ist nur zögerlich bereit, sich zu verändern und von den Vorteilen für Gesundheit, Lebenserwartung und die Finanzen zu profitieren (knapp 20 Prozent des Bruttoinlandsprodukts der USA fließen in den Gesundheitssektor). Woran liegt das?

1. Im Medizinstudium geht es darum, kranke Menschen zu behandeln. Zum Thema Ernährung wird nur Grundlagenwissen vermittelt. Angehende Ärzte lernen nicht, wie Ernährung ein langes, gesundes Leben fördern kann oder wie man Patienten dazu bewegt, ihren Lebensstil dauerhaft entsprechend zu gestalten.

2. Manche Lebensmittel- oder Pharmakonzerne profitieren vom Informationswirrwarr und den ständigen widersprüchlichen Daten zur Dauerfrage, welche Lebensmittel gesund oder ungesund sind. So können sie ihre Produkte als ultimative Mittel zur Behandlung einer Erkrankung oder eines Gesundheitsproblems anpreisen. Dafür bezahlen sie Tausende von wissenschaftlichen Beratern und finanzieren die zahllosen Werbespots und Anzeigen, mit denen wir täglich konfrontiert sind. Diese Aussage gilt jedoch nicht für alle Unternehmen dieser Branchen. Viele propagieren eine gesunde Ernährung und produzieren durchaus bemerkenswerte Medikamente. Ich bin keineswegs gegen eine medikamentöse Behandlung, aber gegen Therapien, die nur ein »Pflaster« anbieten, wo eher die Veränderung von Ernährungs- und Lebensgewohnheiten helfen würden.
3. Kliniken verdienen deutlich mehr Geld an chronisch kranken Menschen als an Menschen, die gar nicht erst krank werden. Das ist nicht unbedingt Absicht, aber es ist auch kein Anreiz, den Menschen wirklich zu heilen.
4. Die Wissenschaft konzentriert sich oft nur auf eine Säule (zum Beispiel die Epidemiologie) und verharrt in ihrer eigenen akademischen Welt und ihrer Forschung. Zwar müssen Wissenschaftler an ihrer Grundlagenforschung arbeiten, doch die Patienten kommt das oft teuer zu stehen. Denn eine solche Strategie fördert zwar den wissenschaftlichen Fortschritt, ist jedoch für diejenigen, die gerade krank sind, zumindest kurzfristig fatal. Die Lösung lautet: Wissenschaftler müssen gemeinsam mit Ärzten und Ernährungsfachkräften Teil des Behandlungsteams sein.
5. All das oben Genannte ist für die Medien häufig verwirrend, und sie fürchten die Reaktionen der Lebensmittelkonzerne, Pharmaunternehmen und der Ärzteschaft.

Die Verschwörung ist »planlos«, weil wir alle – auch ich – uns in einem System bewegen, das uns Arbeit und Brot gibt und viele Firmen und Kliniken reich macht. Wer trägt also die Verantwortung? Wir alle. Wir brauchen dringend wissenschaftliche Informationsquellen, denen wir vertrauen können, Ärzte, die zu Ernährung und Lebenserwartung angemessen ausgebildet wurden, Kliniken, denen wirklich etwas daran liegt, dass ihre Patienten gesund werden und bleiben, sowie Lebensmittel- und Nutritechnologie-Anbieter, für die Gesundheit und Langlebigkeit ihrer Kundschaft und Umweltaspekte im Vordergrund stehen, nicht der höchstmögliche Gewinn. (Um den Interessenkonflikt abzufedern, der so vielen im Gesundheitssektor zu schaffen macht, nehme ich weder Beratungshonorare noch andere Vergütungen von solchen Unternehmen an und habe mich dazu verpflichtet, meine Gewinne zu 100 Prozent an die Forschung und an Stiftungen weiterzugeben.)

MEDIZIN UND BIOLOGIE IM TEAM

Diese zielorientierte Einstellung sollte für alle gelten und Ernährung und Fasten als zentrale Säulen etablieren. Leider werden Positionen zu Gesundheitsfragen inzwischen immer kontroverser diskutiert – Lebensstil oder Gene, Veganer oder Fleischesser, Schulmedizin oder alternative Heilmethoden. Wenn wir von dieser »Wir gegen die«-Mentalität Abstand nehmen, uns auf die Grundlagen von Gesundheit und Lebenserwartung konzentrieren und dabei Tradition, Geschichte und die Auswirkungen von Ernährungsentscheidungen auf unsere Umwelt im Blick behalten würden, könnten wir mit weniger Geld viel mehr erreichen. Zum Beispiel könnte jemand, der gern Fleisch isst, sich weigern, die negativen Folgen dieser Ernährungsweise anzuerkennen, während ein Veganer vielleicht nicht einsehen will, dass manche Veganer unter einem Nährstoffmangel leiden. Wenn wir uns stattdessen auf das Ziel konzentrieren, können wir Menschen helfen, ideologieunabhängig länger und gesünder zu leben.

Deshalb ist eine lösungsorientierte Herangehensweise so zielführend. Ich möchte betonen, wie wichtig es ist, Kliniken mit multidisziplinären Teams aufzubauen, in denen Expertinnen und Experten aus Medizin, Molekularbiologie,[5] Ernährungswissenschaft, Psychologie und anderen Disziplinen zusammenarbeiten, um komplexe medizinische Probleme zu lösen. In unserer Klinik der Los Angeles Create Cures Foundation arbeiten geprüfte Ernährungswissenschaftler eng mit Ärzten und Molekularbiologen zusammen, und wir ziehen externe Spezialistinnen und Spezialisten für die Behandlung von Tumoren, Diabetes, kardiovaskulärer Erkrankung, Neurodegeneration, Autoimmunität und anderen Krankheitsbildern hinzu. Anfänglich war das zugegebenermaßen für alle Beteiligten eine Herausforderung. Es fiel uns nicht leicht, für jedes Teammitglied die passende Rolle festzulegen. Ich musste den Ärztinnen und Ärzten zusichern, dass sie für jede Behandlungsentscheidung zuständig waren, und den Zeitaufwand für die Patienten beziffern, aber inzwischen haben wir diese Schwierigkeiten überwunden und können nun erste Studien zur Teameffizienz, zu der Longevità-Diät, intermittierendem Fasten und anderen wissenschaftlich fundierten Ernährungsinterventionen sowie ganzheitlichen Konzepten für Patienten mit unterschiedlichen Erkrankungen vorlegen.

KREBSTHERAPIE FRÜHER UND HEUTE

Auf einer der größten Krebskonferenzen der Welt fiel mir vor Jahren auf, dass es keine einzige Veranstaltung zu den Nebenwirkungen von Krebstherapien gab. Mein Vorschlag, auf der nächsten Konferenz eine entsprechende Session anzubieten, wurde abgelehnt, obwohl die einflussreiche Konferenz nicht *einen* Beitrag zum Patientenschutz anbot. Eine solche Denkweise steht für das alte Modell der Krebstherapie, das vor allem auf Zaubermittel zum Abtöten von Krebszellen setzt (also zum Beispiel Chemotherapie und Immuntherapie). Diese überholte Einstellung sollten wir überdenken und den Patienten stattdessen eine Rundumversorgung durch ein multidisziplinäres Team anbieten, die nicht nur ihre Chancen auf Heilung, sondern auch die auf ein gesundes Altwerden verbessert.

In diesem Buch spreche ich nicht nur darüber, wie Ernährung und fastenimitierende Diätformen die Patientenversorgung verbessern können, sondern auch über das erforderliche Team und das passende System zur Optimierung der Therapie. Damit der Ansatz, den ich als Revolution für die Lebenserwartung betrachte, erfolgreich ist, müssen die Ärzte ihn begrüßen. Die Ernährungswissenschaftlerinnen und Diätassistenten, die mit diesen Ärzten zusammenarbeiten, müssen sie umsetzen, und wir brauchen Unternehmen, die profitable neue Produkte und Dienstleistungen entwickeln, mit denen Menschen länger und gesünder leben.

Warum lohnt sich eine solche umfassende Herangehensweise durch ein interdisziplinäres Team besonders im Rahmen einer Krebstherapie? Weil jeder Krebs eine molekulare Schwäche hat und alle Krebsarten einerseits eine Menge Nährstoffe zum Wachsen brauchen, sich andererseits aber auch weiter verändern. Eine Krebserkrankung mit nur einem oder wenigen Wirkstoffen zu bekämpfen, ist daher so, als würde man in einem Krieg nur die Infanterie einsetzen. Wir müssen taktisch vorgehen, indem wir das Problem neu beleuchten. Krebs lässt sich zwar mit Chemotherapie und Strahlentherapie frontal angreifen, aber wir brauchen ergänzend den Angriff über das Immunsystem und müssen obendrein darauf achten, dass die gesunden Zellen und Organe möglichst wenig Schaden nehmen. Dazu müssen wir auf den Umstand setzen, dass normale Zellen und Krebszellen einen unterschiedlichen Bedarf an bestimmten Aminosäuren, Zucker, Fett oder Wachstumsfaktoren haben. Krebszellen brauchen vielleicht einen hohen Zuckerspiegel, wohingegen normale Zellen gut mit einem eher bescheidenen Zuckerangebot auskommen.

Hier treffen sich Ernährung und Evolutionsbiologie mit der Onkologie: Bei unseren Forschungen haben wir eine Möglichkeit gefunden, diese Bedürfnisse durch eine Kombination der Standardtherapie mit Scheinfasten zu nutzen, die den Körper dazu bewegt, so zu reagieren, als würde er fasten – wobei eine gewisse Nahrungsaufnahme gestattet ist, um die nötigste Versorgung mit Nährstoffen und Kalorien zu gewährleisten. Studien zufolge scheint diese fastenimitierende Diät normale Zellen zu schützen, Krebszellen hingegen für viele Therapieformen – von Chemo- und Radiotherapie bis hin zu Immun- und Hormontherapie – empfänglicher zu machen. Wir haben zwar gesehen, dass man Krebs nicht allein durch Fasten abtöten kann, weil er sich an anderen Zellen bedient und so selbst beim fastenden Patienten Wege findet, am Leben zu bleiben, aber man kann Scheinfasten einsetzen, um Krebszellen so zu schwächen oder anzugreifen, dass die richtige Therapie sie abtötet. Diese ernährungsbasierten Interventionen nutzen biochemische und molekularbiologische Unterschiede zwischen normalen Zellen und Krebszellen.

All dies bedeutet, dass die Art, wie Standardtherapien und ergänzende Therapien eingesetzt werden, ausschlaggebend dafür sein können, ob jemand mit 25 an einem Lymphom (einer Form von Blutkrebs) oder mit 32 an einem Adenokarzinom (zum Beispiel Brustkrebs) stirbt oder aber ohne Krankheit 100 Jahre alt wird. Ergänzende Therapien zur Standardkrebsbehandlung haben echtes Potenzial, für Krebspatienten einen großen Unterschied zu machen. Gleichzeitig kann diese Herangehensweise uns allen helfen, die meisten Krankheiten zu überwinden und gesünder alt zu werden. Aber wir fechten einen harten Kampf aus. Die meisten Onkologen halten jede ernährungsbasierte Therapie für »Quacksalberei« – in der Regel ohne sich gründlich mit deren Grundlagen befasst zu haben. Zu ihrer Verteidigung sei einzuwenden, dass sie so viel zu tun haben, dass ihnen oft gar nicht die Zeit bleibt, jeder Idee nachzugehen, die ihnen von Patienten oder Wissenschaftlern nahegelegt wird. Bei Krebs im fortgeschrittenen Stadium, für den keine wirksamen Therapien vorliegen, sollte sich der behandelnde Onkologe jedoch die Zeit nehmen und sich mit ergänzenden Therapien befassen, die mit ausreichender Evidenz aus Labor und Klinik als unbedenklich und potenziell wirksam eingestuft werden können.

Die meisten Ärzte, die klassisch behandeln, halten beispielsweise wenig von einer Therapie mit Vitamin C. Dabei haben sich Injektionen hoher Dosen dieses Vitamins in Kombination mit Scheinfasten in Tierstudien als wirksam erwiesen.[6] Im Idealfall könnte eine aufgeschlossene Onkologin bei der Behandlung eines Patienten mit KRAS-mutiertem Dickdarmkrebs, für den keine wirksamen Therapien mehr bereitstehen, diese Vitamin-C-Studien ansprechen und (sofern rechtlich zulässig) derartige Injektionen mit Scheinfasten und der Standardbehandlung kombinieren. Man könnte auch Härtefallregeln außerhalb der Zulassung im Sinne des *Compassionate Use* nutzen.

Laut Definition der amerikanischen Arzneimittelbehörde FDA ist Compassionate Use »ein möglicher Weg für Patienten in unmittelbar lebensbedrohlichem Zustand oder bei schwerer Krankheit, für eine Behandlung jenseits klinischer Studien Zugang zu einem Medizinprodukt (Arzneimittel, biologisches Mittel oder anderes Medizinprodukt) zu erhalten, das noch in der Zulassungsphase ist, wenn keine vergleichbare oder zufriedenstellende alternative Behandlungsoption verfügbar ist«[7]. Für den Arzt ist das eine hohe Hürde, die jedoch für Patienten einen großen Unterschied machen kann, wie wir in den folgenden Kapiteln sehen werden. Das deutsche Bundesinstitut für Arzneimittel und Medizinprodukte schreibt dazu:

»Einer Zulassung bedarf es nicht für Arzneimittel, die [...] unter den in Artikel 83 der Verordnung (EG) Nr. 726/2004 genannten Voraussetzungen kostenlos für eine Anwendung bei Patienten zur Verfügung gestellt werden, die an einer zu einer schweren Behinderung führenden Erkrankung leiden oder deren Krankheit lebensbedrohend ist, und die mit einem zugelassenen Arzneimittel nicht zufriedenstellend behandelt werden können; dies gilt auch für die nicht den Kategorien des Artikels 3 Absatz 1 oder 2 der Verordnung (EG) Nr. 726/2004 zugehörigen Arzneimitteln.«[8]

In Italien haben wir in Zusammenarbeit mit meiner Gruppe und den Create-Cures-Foundation-Kliniken an verschiedenen führenden Krebszentren derartige ganzheitliche Interventionen im Rahmen einer offenen Machbarkeitsstudie, an der viele Patienten mit diversen Tumorarten teilnehmen, einbezogen. Bis die ergänzende Therapie zum Standard wird, ist dieser Ansatz, der auf von Ethikkomitees genehmigten klinischen Behandlungsprotokollen beruht, ideal. Für die große Mehrheit der Onkologen ist dieser Weg jedoch sehr schwierig und wird somit selten genutzt, was Compassionate Use zu einer wichtigen Alternative macht.

DIESES BUCH

In diesem Buch geht es in erster Linie um das große Potenzial und die Wirksamkeit von fastenimitierenden Diäten und der Longevità-Diät in Kombination mit üblichen Krebstherapien sowie in der Prävention und Linderung von Nebenwirkungen. Auch wenn die Forschung immer noch weitergeht, beruht dieses Buch auf 30 Jahren Studien zu Alterungsprozessen und 20 Jahren Studien aus der Krebsforschung in meinen Labors in den USA und Italien, aber auch auf zahlreichen klinischen Studien an einigen der besten Krankenhäuser, in denen es sowohl um Krebsprävention als auch um die Krebstherapie ging und in denen stets das Motto galt: »Zuerst der Patient«.

Wir beginnen in diesem Buch mit Kapiteln über Krebsprävention, in denen es sehr stringent in erster Linie um Ernährung und gesundes Altwerden geht. Die darin genannten Empfehlungen sind weniger offensichtlich, als man vielleicht meint, denn sie müssen nachweislich eine Antiaging- und Antikrebs-Wirkung entfalten und gleichzeitig Mangelernährung und Gebrechlichkeit einschließlich Knochen-, Muskel- und Immunverlust vorbeugen. Es ist wichtig, dass den Betroffenen ihr Essen weiterhin schmeckt und dass die Veränderungen in der Ernährung begrenzt bleiben, damit man sie problemlos für den Rest des Lebens beibehalten kann. Sie werden deshalb hier keine Allerweltstipps finden wie »Essen Sie weniger oder in Maßen« oder »Iss wie deine Großmutter« oder »Esst wie die Steinzeitmenschen« oder »Wenig Kohlenhydrate!« oder »Orientiert euch an der Mittelmeerdiät«. Vielmehr geht es um eine maßgeschneiderte Ernährung, ausreichend, aber mit einer begrenzten Anzahl an Zutaten, die Sie mögen und mit denen Sie ein normales Gewicht und eine normale Körperfettmenge erhalten können. Außerdem gehe ich darauf ein, dass Adipositas und Insulinresistenz keine modernen Phänomene sind, sondern normale, evolutionsbedingte Zustände, die einst notwendig waren, um lange Winter oder Hungersnöte zu überleben. Dieses Wissen und seine evolutionären und molekularen Grundlagen können wir nutzen, um gesund alt zu werden und Krebs ein Stück weit vorzubeugen.

Der größte Teil dieses Buches dreht sich um verschiedene Krebsarten, ihre Entstehung und die Studien, die es zu diversen Behandlungsoptionen im Tandem mit Scheinfasten und anderen ernährungsbasierten Interventionen gibt. Das ist zwar eine Herausforderung, weil die entsprechenden Studien noch laufen, aber ich bin sicher, dass wir eines Tages viele Krebsarten mithilfe von Therapien, die fastenimitierende Diäten und andere Interventionen einbeziehen, bekämpfen können, weil die Krebszellen dadurch deutlich empfindlicher auf die Therapie reagieren, während normale Zellen besser geschützt werden. Bei Mikroorganismen und Mäusen wissen wir bereits, wie das geht. Daher ist dieses Ziel erreichbar.

Wir wissen, dass Ernährungsinterventionen, die bewährte Therapieansätze begleiten, eine zentrale Rolle für deren Wirksamkeit spielen. Manches davon ist bereits seit 100 Jahren bekannt, nämlich seit Otto Warburg beschrieb, wie begeistert Krebszellen auf Zucker reagieren und dabei Milchsäure erzeugen, eine Erkenntnis, die ihm 1923 den Nobelpreis gebracht hat und heute als »Warburg-Effekt« bezeichnet wird (siehe Kapitel 7). Aber wie wir in den Kapiteln zu verschiedenen häufigen Krebserkrankungen sehen werden, reicht es nicht aus, weniger Glukose zu essen oder gar zu fasten. Ich will mit diesem Buch keineswegs die bemerkenswerte, oftmals aufopferungsvolle Arbeit der Onkologen schmälern oder abtun. Mir geht es vielmehr darum, zusätzliche Werkzeuge und Motivation für sie bereitzustellen, um Patienten mit unheilbaren Erkrankungen zu helfen. Ich hoffe auch, dass dieses Wissen dazu beitragen kann, vorübergehende und langfristige Nebenwirkungen der Krebstherapie zu lindern, besonders wenn es keine sinnvollen Alternativen gibt.

Denjenigen, die sich für Prävention interessieren (ob in Bezug auf Krebs oder andere Krankheiten), bietet dieses Buch eine Anleitung, wie man die Alterung verlangsamen und das biologische Alter senken kann. Das ist nicht immer leicht, aber die meisten Menschen können diese Richtlinien verstehen und befolgen. Auch unsere Teams an der nicht profitorientierten Create Cures Foundation Clinic in den USA und den Valter-Longo-Foundation-Kliniken helfen bei einer Krebsdiagnose, das umzusetzen, was ich in diesem Buch anspreche. Außerdem möchte ich Sie dazu ermuntern, sich aufgeschlossene Onkologen zu suchen, die bereit sind, etwas Neues zu wagen, damit Sie nicht nur den Krebs besiegen, sondern auch langwierigen Nebenwirkungen vorbeugen und Ihre Chance, gesund 100 Jahre alt zu werden, erhöhen können.

1.
DEN KREBS AUSHUNGERN, DIE PATIENTEN NÄHREN

WER DEN FEIND BESIEGEN WILL, MUSS IHN KENNEN

1994 war ich Doktorand im zweiten Jahr und arbeitete in der Pathologie. Das Labor der UCLA (University of California, Los Angeles) unterstand Dr. Roy Walford, einem Experten für Studien zur Kalorienrestriktion. Damals stellte ich fest, dass ich für den »Direktkontakt« in der Medizin nicht geschaffen war. Eines Tages reichte mir der leitende Pathologe eines Seminars Körperteile eines Mannes, der vor Kurzem an Krebs verstorben war, und fragte: »Was sehen Sie?« Im Gegensatz zu seinen Studenten strebte ich keinen medizinischen Doktortitel an, deshalb provozierte er mich in der Hoffnung, mir würde übel werden und ich würde davonlaufen. Allerdings hatte ich gerade fünf harte Dienstjahre als Panzerfahrer in der amerikanischen Reserve hinter mir und war nicht bereit, ihm diese Genugtuung zu verschaffen. Also betrachtete ich erst den Toten, dann die Lunge in meinen Händen und teilte ihm, ohne mit der Wimper zu zucken, die unbedeutenden Beobachtungen mit, die ein Student auf dieser Stufe so findet.

Der Patient war 45 Jahre alt geworden, ein Raucher, der an Lungenkrebs gestorben war. Die Situation machte mir erheblich mehr zu schaffen, als ich zugeben wollte. Mich irritierte, wie jung er gewesen war, der Geruch im Saal und in dem Moment, in dem der Leiter der Pathologie mir seine Lunge in die Hand legte, auch die Erkenntnis, wie fragil das Leben war. Mir wurde klar, worum es in unserer Forschung ging und wie wichtig es war, sich auf die eigentliche Aufgabe zu konzentrieren – die Suche nach neuen Ideen –, anstatt auf den Wunsch, ein erfolgreicher Wissenschaftler zu werden. Dieser Mann hätte wahrscheinlich noch am Leben sein können, wenn ihm jemand vermittelt hätte, dass man einen solchen Krebs vermeiden kann, indem man aufhört zu rauchen oder indem man seine Ernährung so umstellt, dass man besser vor den schädlichen Folgen des Rauchens geschützt ist. Vielleicht hätte er auch weiterleben können, wenn es vor 30 Jahren schon eine Immuntherapie oder eine Therapie unter Einbeziehung von Scheinfasten gegeben hätte. Neben diesen psychologischen Auswirkungen dieser Episode konnte ich danach zwei Tage nichts essen, rührte wochenlang kein Fleisch mehr an und war auf dem besten Weg zum Pescetarier.

Der Krebs, der meinen Großvater umgebracht hat, indem er einen metastasierenden Darmtumor gebildet hatte, hatte auch diesen 45-Jährigen das Leben gekostet. Und jetzt war er mein Feind. Ich studierte in einem der besten Krebszentren an einer der besten Kliniken der Welt. Für viele junge Forscher war dies der perfekte Ort, um an den Themen Alterung und Krebs zu arbeiten. Aber mein Instinkt raunte mir zu, dass dieser Feind weitaus tiefere molekulare Geheimnisse barg als das, was in der Pathologie erforscht wurde. Ich musste verstehen, wo er herkam, wie er entstand und warum er ein gewisses Verhalten zeigte. Ich dachte daran zurück, wie ich im Sommer 1992 vor dem Wechsel in die Pathologie im Labor von Steven Clark in der Biochemie Bakterien ausgehungert hatte, und beschloss, dorthin zurückzukehren, um mich gemeinsam mit zwei hervorragenden Kolleginnen, Joan Valentine und Edie Gralla, mit einem Organismus zu befassen, der dem Menschen ein klein wenig näher steht als Bakterien: der Backhefe *(Saccharomyces cerevisiae)*. Dass sie uns ähnlicher ist, liegt daran, dass dieser Einzeller immerhin wie wir ein Eukaryot ist – ein Organismus, dessen Zellen einen Zellkern (Nucleus) innerhalb einer Kernmembran besitzen.

Einige Monate nach meiner Rückkehr in die Biochemie beobachtete ich etwas sehr Seltsames: Die Hefe starb, schien aber dann wieder zum Leben zu erwachen (Abbildung 1.1).

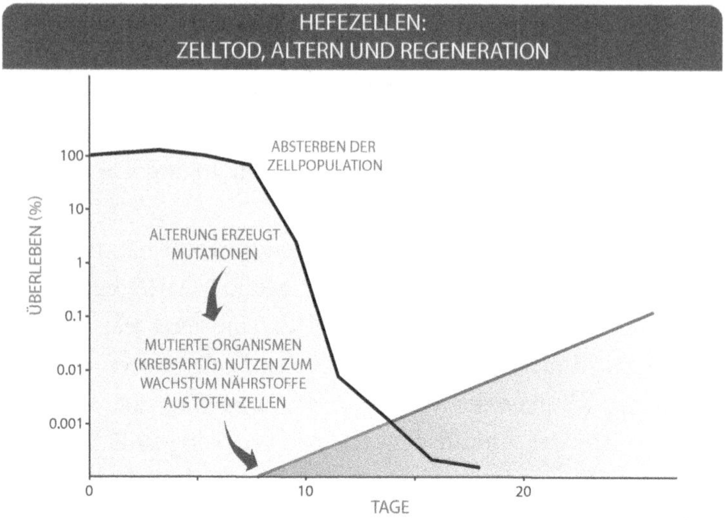

1.1 *Während die Hefe wächst, altert sie. Dabei entstehen Mutationen in ihrer DNA. Ähnlich wie bei den Vorgängen in Krebszellen können einige dieser Mutationen die veränderten Organismen in die Lage versetzen, die Nährstoffe zu nutzen, die von abgestorbenen Zellen zurückbleiben, um selbst zu wachsen. Daraufhin »regeneriert« die Population sich selbst, weil zwar einige Organismen absterben, andere aber gedeihen. Modifiziert nach Paola Fabrizio et al.: »Superoxide Is a Mediator of an Altruistic Aging Program in Saccharomyces Cerevisiae«,* Journal of Cell Biology *166, no. 7 (2004): 1055–67.*

WAS IST KREBS?

Auf das oben beschriebene Experiment mit Hefe und die potenzielle Entstehung von Krebs komme ich später wieder zurück. Zunächst jedoch ist es mir wichtig zu klären, was Krebs eigentlich ist. Im Gegensatz zu der verbreiteten Vorstellung, Krebszellen seien schlau und mächtig, sind die meisten eher verwirrt und schwach, können aber schnell wachsen. Innerhalb der großen Gruppe von Krebszellen in einer Tumormasse können einige überleben und weiterwachsen. Deshalb ist Krebs so schwer zu bekämpfen. Doch welche Merkmale bringen Krebszellen so »durcheinander«, machen sie zugleich aber auch tödlich? Douglas Hanahan und Robert Weinberg beschrieben diese Kennzeichen von Krebs in ihrem berühmten Artikel »Hallmarks of Cancer«, der seit der Erstveröffentlichung im Jahr 2000 noch erweitert wurde:[1]

- **Anhaltendes Teilungsvermögen**. Die große Mehrheit der Krebszellen kann sich an Orten und zu Zeitpunkten weiterhin teilen, an denen normale Zellen nicht wachsen würden. Dieses Wachstum wird durch Mutationen unterstützt, bei denen bestimmte Wachstumsgene, die *Onkogene* (Gene mit dem Potenzial, Krebs zu erzeugen), dauerhaft aktiv bleiben. Normale, nicht-mutierte Versionen der Onkogene – *Protoonkogene* (wie RAS, AKT, PKA) – fördern das Zellwachstum, beschleunigen jedoch auch die Alterung. Stellen Sie sich vor, das Gaspedal in Ihrem Wagen sei beschädigt und würde nach der Betätigung nicht wieder in die Ausgangsposition zurückkehren. Und nun stellen Sie sich vor, das geschähe in einer Stadt, in engen Straßen voller Autos, und für jedes Auto, das in einen Unfall verwickelt wird und anhält, würden ein oder zwei neue Wagen auf der Straße auftauchen. Die Verwüstung ist absehbar.
- **Umgehen von Wachstumsinhibitoren**. Tumorunterdrückende Gene sollen verhindern, dass Onkogene – die modifizierten Gene, die das Krebswachstum fördern, – und andere Faktoren Krebszellen hervorbringen. Es gehört zu ihren Aufgaben, die Zellteilung (zur Bildung einer weiteren Zelle) zu verhindern, aber auch Zellen abzutöten, die so geschädigt sind, dass sie den restlichen Organismus in Gefahr bringen. Gene zur Tumorunterdrückung können

Sie sich, um bei unserem Bild zu bleiben, als das Bremspedal im Auto vorstellen. Wenn hier Mutationen auftreten, funktionieren die Bremsen nicht mehr.

- **Zellinvasion und Metastasierung**. Normale Zellen verharren in der Regel in einem bestimmten Gewebe, denn sie erhalten dort mechanische Signale (weil sie von anderen Zellen geschoben oder blockiert werden) und sind Faktoren ausgesetzt, die ihr Wachstum und die Ansiedlung an anderen Orten unterdrücken. Krebszellen missachten solche Befehle und dringen in Gewebe und Regionen vor, die ihnen normalerweise verwehrt bleiben. Ganz besonders gefährlich ist es, wenn sie in die Blutgefäße gelangen, die es den Krebszellen wie Autobahnen ermöglichen, an entfernte Orte zu gelangen. Dieser Prozess heißt »Metastasierung«. Wenn der Krebs dieses Stadium erreicht, ist er weitaus schwerer zu behandeln, weil jede metastasierte Krebszelle wiederum neue Mutationen und Merkmale entwickeln kann.
- **Umgehung der replikativen Seneszenz**. Neben tumorunterdrückenden Genen besitzen normale Zellen auch eine Zellteilungsuhr, welche die Anzahl der Zellteilungen begrenzt. Diese sogenannte replikative Seneszenz wird teilweise über die Länge der Telomere gesteuert, jener DNA-Sequenzen an beiden Enden eines Chromosoms. Nur wenn diese Telomere lang genug sind, kann die Zelle neue Zellen bilden. Doch mit zunehmendem Alter werden die Telomere kürzer, was dem Zellwachstum Einhalt gebietet. Am Ende ist die Zelle seneszent, also zu alt, um sich noch einmal zu teilen. Krebszellen können diese Hürde umgehen, indem sie das Enzym Telomerase aktivieren, das die Telomere vom Schrumpfen abhält. So kann die Krebszelle weiterhin wachsen.

- **Ausbleibender Zelltod.** Wenn normale Zellen geschädigt sind, leiten sie selbst den Prozess der Apoptose (programmierter Zelltod) ein. Allerdings können viele Krebszellen diesen Mechanismus jedoch blockieren. Bestimmte Krebsmedikamente nehmen diese Blockade ins Visier und töten so die Zellen ab.

Neben diesen altbekannten Merkmalen von Krebszellen wissen wir inzwischen auch, dass sie von Entzündungen profitieren und Abwehrmechanismen gegen Immunzellen entwickeln können, um nicht zerstört zu werden. Und wegen ihrer Fähigkeit, schnell zu mutieren und sich weiterzuentwickeln, können manche Krebszellen innerhalb einer Tumormasse aggressiven Behandlungsmethoden entgehen und überleben.

DER URSPRUNG VON KREBS?

Als ich meinen Mentorinnen das Experiment mit der scheinbaren Wiederbelebung der Hefe vorlegte (Abbildung 1.1), reagierten sie verwundert. Wie konnte die Hefe wieder zum Leben erwachen und so schnell wachsen, obwohl wir sie nicht mehr ernährten? Die Antwort erforderte zehn Jahre Forschung und wurde 2004 veröffentlicht, als ich bereits Professor an der USC School of Gerontology in Südkalifornien war, einem Zentrum, das für seine Forschung zum Thema Alterung bekannt ist: Während die Hefen alterten und dem »altruistischen Todesprogramm« zum Opfer fielen (das Organismen zugunsten anderer Organismen sterben lässt), entstanden zahlreiche Mutationen in ihrem Erbgut, und einige davon ermöglichten ihnen das Gedeihen in einer Umgebung mit begrenztem Nährstoffangebot. Diejenigen mit »Wachstumsmutationen«, konnten Nährstoffe verwerten, die von toten und sterbenden Hefeorganismen freigesetzt wurden, und so weiterwachsen. Lag in diesen Kampf um Anpassung und Überleben der Ursprung von Krebs?

Wie Krebszellen ließen sich diese Hefezellen nicht von den Hungerbedingungen einschränken, die Zellen normalerweise das Signal geben, ihr Wachstum einzustellen. Das war vielleicht ein sehr frühes Beispiel für Mutationen, die bei Hefezellen ein »krebsartiges« Wachstum auslösen und bei Menschen in Form von Onkogenen eine zentrale Rolle für das Krebswachstum spielen. Dieses Phänomen legt nahe, dass Krebs aus Mutationen an bestimmten Wachstumsgenen entsteht (den Onkogenen), die ein Wachstum selbst in ansonsten eher feindseliger Umgebung zulassen. Bei menschlichen Zellen ist dieser Prozess normalerweise inaktiv, kann aber durch Alterung oder andere Faktoren wie Karzinogene versehentlich aktiviert werden.

Deshalb sind Mutationen, die zu Krebs führen, beim Menschen Zufall und beruhen auf altersabhängigen Fehlern bei biologisch bedeutsamen Prozessen. Zum Beispiel können freie Radikale, die bei der normalen Zellfunktion entstehen, die DNA schädigen und Mutationen in Gang setzen, die eine Entstehung von Krebszellen begünstigen. Ein wichtiger Aspekt der Onkogenmutationen, auf den ich später noch zurückkommen werde, ist, dass diese häufig bei einer begrenzten Anzahl genetischer Signalwege (IGF-1R, RAS, PKA, AKT) auftreten, die auch den Alterungsprozess beschleunigen und verschiedene Organismen bei Deaktivierung länger leben lassen.

IMMER MEHR VERWIRRTE ZELLEN

Krebszellen weisen Mutationen und andere Veränderungen auf, aufgrund derer sie besonders gut wachsen und auch unter ungünstigen Umständen überleben können. Und weil sie dauerhaft in einem Modus für beschleunigtes Altern festhängen, entstehen massive weitere Schäden an ihrer DNA und an Zellbestandteilen, durch die sie sich immer besser an ihre Umgebung anpassen und ihr Wachstum und Überleben sichern können – aber nur solange alle nötigen Nährstoffe verfügbar sind. Denn während sich normale Zellen im menschlichen Körper auf die begrenzte Verfügbarkeit aller externen Nährstoffe einstellen können, ist diese Fähigkeit bei Krebszellen nicht oder nur stark eingeschränkt vorhanden. Sie sind ganz im Gegenteil zunehmend darauf angewiesen, dem Patienten übermäßige Nährstoffmengen zu entziehen.

Und was macht praktisch jedes Krankenhaus? Man animiert Krebspatienten dort, mehr zu essen, weil man hofft, so dem Muskel- und Gewichtsverlust durch die Krebserkrankung und deren Behandlung entgegenzuwirken. Auch wenn Muskelmasse und Gewicht vielfach tatsächlich von dieser übertriebenen Versorgung profitieren, weisen Forschungsergebnisse darauf hin, dass die Krebszellen am meisten davon haben. Wenn wir in Betracht ziehen, dass der Sterbeprozess bei Menschen erst nach zwei Monaten vollständigen Nahrungsentzugs beginnt, wird klar, dass nach längerem Fasten in Kombination mit einer Therapie die meisten oder gar alle Krebszellen absterben sollten. Die große Herausforderung besteht darin, alle Krebszellen zu töten, ehe der Patient Schaden nimmt und (vor allem!) ehe die Systeme leiden, die für die Krebsbekämpfung entscheidend sind, darunter Immun- und Nervensystem.

DER MAGISCHE SCHILD

Jahre nach meiner Promotion an der UCLA begegnete mir in der Kinderklinik Los Angeles ein Kind mit einem Neuroblastom in fortgeschrittenem Stadium. Ein Neuroblastom ist ein Krebs, der aus unreifen Nervenzellen entsteht und in den Drüsen der Nebennieren oder des Magens, im Brustkorb oder im wirbelsäulennahen Nervengewebe beginnt. Diese Begegnung Anfang der Nullerjahre, als wir nicht an Krebs forschten, sondern an Alterungsprozessen, ließ mich an meine Zeit in der Pathologie der UCLA zurückdenken und an die Autopsie jenes 45 Jahre alten Krebstoten. Mir wurde bewusst, dass wir Experten für »Stressresistenz« waren, also für die Gene und Prozesse, die eine Zelle besser gegen Toxine wie freie Radikale und andere krebserzeugende Substanzen wappnen. Ich begriff auch, dass diejenigen, die zu Krebs forschen, gut darüber Bescheid wussten, wie Erbgutmutationen und Zellschäden Krebszellen beeinflussen, aber praktisch nichts darüber, wie man normale Zellen schützt. Und sie interessierten sich auch nicht dafür. Weil wir gerade entdeckt hatten, dass die Onkogene, die Krebszellen die Fähigkeit verleihen, Befehle zu missachten und weiterzuwachsen, diese Zellen auch schwächer und verwundbarer gegenüber Toxinen machen, kam mir der Gedanke, dass dies vielleicht der erste Ansatz wäre, um normale Zellen von Krebszellen zu unterscheiden. Also bat ich einige Mitglieder meiner Gruppe, auf Krebsforschung umzuschwenken.

Gemeinsam verfassten Paola Fabrizio, damals eine Postdoktorandin aus meiner Gruppe, und ich diverse Beiträge zu Studien an Hefe als Modellorganismus zur Identifizierung der Gene, die den Alterungsprozess beschleunigen. Mario Mirisola, der damals ebenfalls in meinem Labor tätig war, half mir, die Verbindung zwischen Genen, die das Altern beschleunigen (und Zellen verwundbarer machen), und bestimmten Nährstoffen zu identifizieren. Bemerkenswerterweise waren das dieselben Gene, die eine zentrale Rolle für die Krebsentstehung spielten: Onkogene.

In der Krebsforschung suchten alle nach dem Zaubermittel, das sich nur gegen Krebszellen wendete. Ich erinnere mich gut, wie ich in den frühen Nullerjahren eine Kollegin anrief, die in der Alterungsforschung sehr renommiert war, um ihr meine Theorie vorzustellen. Ich sagte: »Ich glaube, ich habe eine Methode gefunden, wie wir alle Krebszellen von allen normalen Zellen unterscheiden können. Es ist kein Zaubermittel – es ist ein magischer Schild.« Ich glaube kaum, dass sie verstand, worauf ich hinauswollte. Jedenfalls reagierte sie wenig beeindruckt.

Mein Vorschlag, den ich schließlich als »differenzielle Stressresistenz« bezeichnete, beruhte auf der Idee, dass ein Organismus, den man aushungert, in einen stark geschützten Nicht-Wachstums-Modus übergeht. Das ist der »Schild«, der mit einer Aktivierung schützender Enzyme einhergeht, die beispielsweise oxidative Schäden verhindern (die Schäden, die Sauerstoff und ähnliche Moleküle anrichten, wenn sie mit Molekülen – auch denen in der DNA –, Proteinen oder Fetten reagieren). Eine Krebszelle jedoch widersetzt sich diesem Befehl und wächst weiter, selbst wenn man sie aushungert, denn ihr Genschalter steht dauerhaft auf »An« (Abbildung 1.2).

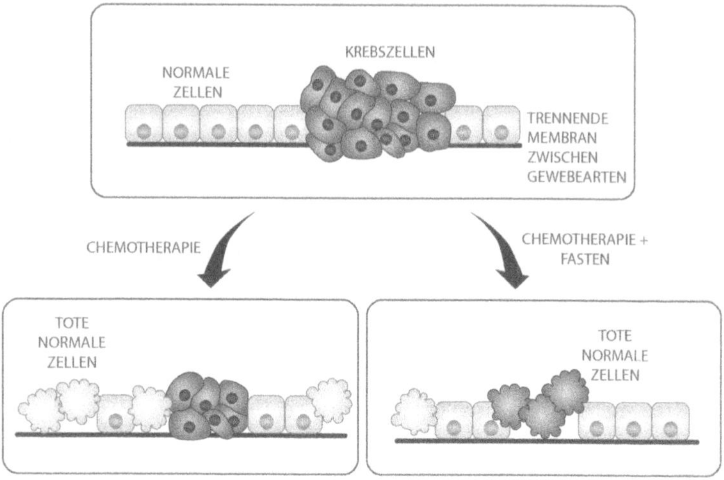

1.2 *Differenzielle Stressresistenz beruht auf der veränderten Reaktion von normalen Zellen und Krebszellen im Hungermodus auf toxische Therapien wie Chemo- oder Strahlentherapie. Normale Zellen verlangsamen beim Fasten das Wachstum oder setzen die Teilung aus, um sich zu schützen. Sie erschaffen damit einen »Schutzschild«, der ihnen gestattet, mit einer reduzierten Nährstoffversorgung zurechtzukommen. Krebszellen halten nicht inne und entwickeln diesen Schutz nicht. Daher reagieren sie sensibler auf Giftstoffe. Modifiziert nach Alessio Nencioni et al.: »Fasting and Cancer: Molecular Mechanisms and Clinical Application«* Nature Reviews Cancer *18, no. 11 (2018): 707–719.*

Denken Sie an die Punischen Kriege und stellen Sie sich ein Schlachtfeld vor, auf dem die alten Römer und die Karthager die gleichen Uniformen tragen. In der Krebstherapie sucht man normalerweise nach der Zauberwaffe, die nur die karthagischen Soldaten tötet, ohne den Römern zu schaden. Das ist knifflig, weil die Soldaten für Bogenschützen aus 100 Metern Abstand alle gleich aussehen. Aber nun stellen Sie sich vor, die Schützen würden allen Soldaten vor dem Schuss auf Lateinisch zurufen, sie sollten auf die Knie gehen und ihre Schilde heben. Nur die Römer würden das Kommando verstehen und in Deckung gehen, während die Karthager stehen bleiben würden und dem Pfeilhagel ausgesetzt wären. In dieser imaginären historischen Analogie sind die Römer die normalen Körperzellen und die Karthager die Krebszellen, die Bogenschützen die Onkologen und ihre Pfeile die Chemotherapie. (Im Übrigen haben die Römer diese Strategie wirklich erfolgreich zum Schutz vor feindlichem Beschuss genutzt und als »Schildkrötenformation« bezeichnet.) Wenn Sie einen Krebspatienten vor der Verabreichung der Chemotherapie fasten lassen, reagieren normale Zellen, indem sie einen Schutzschild hochziehen. Die Krebszellen hingegen ignorieren den Befehl zum Selbstschutz und werden damit verwundbar. Das eröffnet uns einen Weg, Krebszellen so auszumerzen, dass normale Zellen kaum Schaden nehmen.

Um diese These zu beweisen, nahmen wir 2008 Hefezellen und erzeugten die onkogenähnliche Mutation RASval19, um eine Population Hefezellen zu erzielen, die sich wie Krebszellen verhielt. Dann mischten wir diese Population mit Zellen ohne Onkogene und behandelten das Gemisch mit verschiedenen chemotherapeutischen Wirkstoffen. Obwohl die normalen und die krebsähnlichen Hefezellen in denselben Gefäßen steckten – so wie auch im Blut oder im Gewebe von Patienten normale und Krebszellen gemischt vorliegen –, tötete die Chemotherapie 100 Prozent der Krebszellen, verschonte jedoch alle normalen Zellen (Abbildung 1.3).

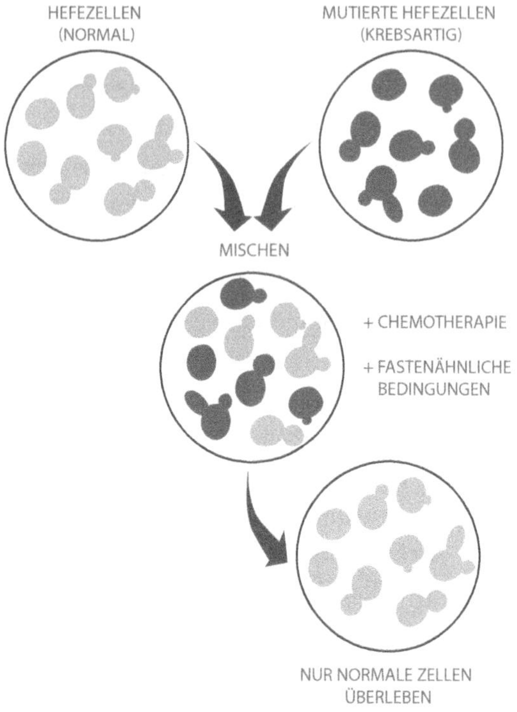

1.3 *Wenn man »krebsartige« Hefezellen (mutierte RASval19) mit »normalen« Zellen mischt und unter fastenähnlichen Bedingungen Chemotherapeutika aussetzt, verhalten sich die Zellen unterschiedlich. Die Chemotherapie tötet 100 Prozent der krebsartigen Zellen und verschont alle normalen Zellen. Modifiziert nach: Lizzia Raffaghello et al.: »Starvation-dependent Differential Stress Resistance Protects Normal but Not Cancer Cells against High-dose Chemotherapy«,* Proceedings of the National Academy of Sciences of the United States of America *105, no. 24 (2008): 8215–20.*

Unsere erste Mäusestudie zum Thema Krebs für dieselbe Publikation von 2008 war im Grunde nur eine Variante unseres Experiments an Mikroorganismen. Dafür bat ich Changhan Lee, einen meiner Doktoranden am Labor in Los Angeles, und Lizzia Raffaghello, eine Biologin aus Genua, um ein neues, sehr unkonventionelles Experiment: Sie sollten Mäuse mit Krebs an zwei oder drei Tagen Wasserfasten aussetzen, ehe sie ihnen mehrere Zyklen Chemotherapie verabreichten.

Die Ergebnisse waren verblüffend. Praktisch alle fastenden Mäuse waren nach der hochdosierten Chemotherapie am Leben und verhielten sich unauffällig, wohingegen die normal ernährten Mäuse anschließend krank und lethargisch waren. In den nachfolgenden Wochen starben 65 Prozent der Mäuse, die vor der Therapie gefressen hatten, wohingegen nahezu alle, die gefastet hatten, überlebten. Diesen Effekt konnten wir mit einer breiten Palette chemotherapeutischer Wirkstoffe reproduzieren. Wie erhofft und vorhergesagt, erzeugte Hungern in normalen Zellen zuverlässig eine »Multistressresistenz« und damit einen Schutz vor vielen verschiedenen Giftstoffen – nicht aber in Krebszellen, die durch die Chemotherapie abgetötet wurden. Wir wussten, dass dieser Ansatz klinisch großes Potenzial hatte, doch es würde nicht leicht sein, die Medizin davon zu überzeugen, sich auf einen Versuch einzulassen.

ZUM THEMA TIERSCHUTZ

Mitunter bekomme ich E-Mails von Tierschutzaktivisten, die fragen, warum Mäuse für Forschungszwecke leiden und sterben müssen. Meine Antworten lauten wie folgt:

- Wir arbeiten vorrangig mit Zellen und Mikroorganismen. Dennoch ist es unerlässlich, Interventionen vor klinischen Studien an Menschen zuerst an Mäusen zu testen, um unsere Forschung zu verbessern und Patientinnen und Patienten auf der ganzen Welt zu helfen. In den meisten Fällen sind klinische Studien an Menschen ohne vorherige Tierstudien unzulässig.
- Erzwungenes Fasten ist nicht grausam, da Mäuse genau wie Menschen drei bis vier Tage ohne Nahrungsaufnahme überleben können und weil Fasten beiden gleichermaßen guttut, denn es kann Krankheiten vorbeugen und zu einem längeren, gesünderen Leben verhelfen.

Ich weiß, dass Mäuse leiden, wenn sie Chemotherapeutika erhalten. Das schmerzt auch mich. Dennoch sehe ich keine Alternative, wenn wir Menschenleben retten wollen. Aus diesem Grund beschränken wir Tierstudien auf das erforderliche Minimum und befassen uns mit Erkrankungen im fortgeschrittenen Stadium, in denen für die Betroffenen ein tödlicher oder sehr unschöner Ausgang zu erwarten ist.

Vor einigen Jahren beantwortete ich eine solche E-Mail mit der folgenden Frage: »Wenn Ihr Kind, Ihre Schwester oder Ihr Vater todkrank wäre und die einzige lebensrettende Therapie zuvor an Mäusen getestet werden müsste – würden Sie das Experiment an den Mäusen akzeptieren? Oder würden Sie diesem Menschen lieber beim Sterben zusehen?«

Ich weiß, dass viele im Tierschutz Aktive dennoch widersprechen würden, aber ich bitte diese, ehrlich über die Konsequenzen nachzudenken. Wenn sie Tierstudien – auch die, die zur Entwicklung von Therapien für todbringende Erkrankungen erforderlich sind – unter allen Umständen ablehnen, müssten sie auf jegliche Medikamente verzichten, auch auf Schmerzmittel und Antibiotika, und ihren Angehörigen dasselbe abverlangen.

Ich bin der Ansicht, dass Experimente an Tieren nur als Vorstufe zu klinischen Studien an Menschen bei der Behandlung von schweren oder fortgeschrittenen Erkrankungen durchgeführt werden sollten. Doch solange wir keine besseren Optionen haben, sind solche Versuche leider ein notwendiges Übel.

KREBSREMISSION BEI MÄUSEN

Im Jahr 1812 fiel Napoleon mit über 450 000 Soldaten in Russland ein. Seine Armee aus Franzosen, Deutschen, Österreichern, Polen und Italienern rückte in Richtung Moskau vor, aber die russischen Truppen leisteten keine Gegenwehr. Sie zogen sich zurück und verbrannten die eigenen Dörfer und Städte, ehe der Feind sie erreichte. Napoleon reagierte überrascht und verwirrt. Die Invasion hatte im Juni begonnen, aber erst im Dezember nahmen die Russen den Kampf auf. Ihr strategischer Rückzug sollte die französische Armee schwächen. Im Winter fiel Napoleons Armee nach monatelangem Hunger bei eisigen Temperaturen und dem späten Angriff der Russen in sich zusammen. Als der Krieg vorbei war, hatte Napoleon 400 000 Soldaten verloren.

Krebszellen verhalten sich wie Napoleons Armee: Sie rücken weiter vor, obwohl es klüger wäre anzuhalten. Um am Leben zu bleiben, brauchen sie eine Menge Nahrung. Wie bereits erwähnt, raten Ärzte Krebspatienten gern, »normal« oder sogar »mehr als normal« zu essen. Intuitiv erscheint das logisch – so logisch, wie es gewesen wäre, dass die russische Armee die französische Invasion gleich im Sommer 1812 hätte aufhalten sollen, als diese noch gut genährt war. Weil die Russen abwarteten, bis die französischen Soldaten völlig entkräftet waren, konnte die Kombination aus Kälte, Hunger und gezielten Attacken der Russen sie dauerhaft besiegen. Genauso sind auch ausgehungerte Krebszellen nach dem Fasten höchst verwundbar für die Angriffe der Chemotherapie oder anderer Therapiemethoden.

Nachdem ich die Idee eines hungerinduzierten »magischen Schilds« entwickelt hatte, fiel mir eine Standardlektion aus der Evolutionsbiologie wieder ein: Genetische Mutationen (Änderungen in der DNA-Sequenz) sind zumeist schädlich, aber ihre negativen Auswirkungen werden für gewöhnlich erst unter bestimmten Bedingungen offenbar, zum Beispiel in einer besonders heißen oder kalten Umgebung. Wie bereits geschildert, verbessern die DNA-Mutationen von Krebszellen deren Fähigkeit zu wachsen, doch dieselben Mutationen beeinträchtigen zugleich deutlich die Fähigkeit der Krebszelle, unter schwierigen Bedingungen zu überleben (zum Beispiel bei einer Doppelbelastung durch Hunger und Chemo- oder Immuntherapie).

Könnte dieses theoretische Szenario in der Realität funktionieren? Unsere Mäusestudien und auch Studien anderer Forschenden zeigten in der Tat, dass Fasten nicht nur normale Zellen schützte, sondern eine Chemotherapie gegen Melanom, Brustkrebs, Prostatakrebs, Lungenkrebs, Leberkrebs, Darmkrebs, Neuroblastom, Leukämie und andere Krebsarten deutlich wirksamer machte. In vielen Fällen ist zyklisches Fasten (oder Scheinfasten) bei der Krebsbekämpfung so wirksam wie eine Chemotherapie. Aber für sich allein ist keines von beidem optimal. Dauerhafte therapeutische Wirkungen lassen sich nur durch die Kombination von Fasten oder Scheinfasten mit Standardtherapien gegen die jeweilige Krebsart erzielen. An Mäusestudien ließ sich beobachten, dass eine solche Kombination einen Teil der Tiere sogar in fortgeschrittenen Stadien der Krankheit heilen kann, wenn schon Metastasen vorliegen. Nicht alle Mäuse konnten geheilt werden, aber wir und andere erzielten bei unterschiedlichen Krebsarten regelmäßig Remissionsraten von 20 bis 60 Prozent.

Zahlreiche Kapitel in diesem Buch befassen sich mit den Wirkungen von Fasten und Scheinfasten bei diversen Krebserkrankungen. Darin beschreibe ich Laborexperimente und (sofern verfügbar) auch die Ergebnisse klinischer Studien.

SCHEINFASTEN UND IMMUNSYSTEMVERMITTELTES ABSTERBEN VON KREBSZELLEN

Besonders vielversprechend unter den neuen Methoden zur Behandlung und teilweise auch zur Heilung von Krebs ist die Immuntherapie, die darauf setzt, dass das Immunsystem die Krebszellen abtötet. Mittels einer Reihe sehr aussichtsreicher Tierstudien und klinischer Studien an der USC sowie in Italien und Spanien konnten wir und andere Teams nachweisen, dass Fasten oder Scheinfasten eine ähnliche Wirkung in Gang setzt wie eine Immuntherapie.[2] Zahlreiche Studien zu Brustkrebs, Hautkrebs und Lungenkrebs stellten fest, dass Scheinfasten dabei vier Hauptfunktionen dient:

1. Es schwächt die Krebszellen und den Schutzschild, sodass diese leichter von Zellen des Immunsystems angegriffen werden können.
2. Es lässt neue Immunzellen entstehen, wodurch das Immunsystem aggressiver gegen den Krebs vorgehen kann.[3]
3. Es erhöht die Wirksamkeit einer Immuntherapie.
4. Es reduziert die unerwünschten Nebenwirkungen der Immuntherapie.

Wie Scheinfasten die immungesteuerten Angriffe auf Krebszellen und die Wirksamkeit von Immuntherapien beeinflusst, wird in den einzelnen Kapiteln zu bestimmten Krebsarten detailliert erläutert.

SCHEINFASTEN UND STEROIDE IN DER CHEMOTHERAPIE

Zur Krebsbehandlung wird eine Chemotherapie oft mit Kortikosteroiden (Hormonen) wie Prednisolon, Methylprednisolon und Dexamethason kombiniert. In einer Publikation von 2017 legten wir dar, dass das Kortikosteroid Dexamethason die Toxizität von Doxorubicin erhöhte, indem es im Blut von Mäusen den Glukosegehalt (Zuckerspiegel) ansteigen ließ.[4]

Eine Erhöhung des Blutzuckerspiegels durch Kortikosteroide macht normale Zellen bei Mäusen eigentlich schwächer und Krebszellen stärker. Wenn man Dexamethason und Chemotherapie jedoch mit Scheinfasten kombiniert, wird dieser Effekt umgekehrt, unter anderem, weil die Fastenperiode den Blutzuckerspiegel absinken lässt. Unsere Ergebnisse deuten darauf hin, dass man Kortikosteroide nur dann mit einer Chemotherapie kombinieren sollte, wenn es keine sinnvolle Alternative gibt. Hohe Glukosespiegel sind bei einer Chemotherapie ohnehin mit einem erhöhten Infektionsrisiko und höheren Sterbeziffern assoziiert als bei Patienten mit normalem Zuckerspiegel.[5] Deshalb deuten sowohl unsere Mäusedaten als auch erste klinische Daten darauf hin, dass Steroidhormone, die den Blutzuckerspiegel erhöhen, in Kombination mit einer Chemotherapie von Nachteil sein können.

EIN ANTIBIOTIKUM GEGEN KREBS? ANTIAGING-INTERVENTIONEN IN DER KREBSTHERAPIE

Im September 1928 forschte der schottische Arzt und Mikrobiologe Alexander Fleming an Staphylokokken, den Bakterien, die Halsentzündung und andere Infektionen hervorrufen. Dabei bemerkte er, dass in einer Petrischale die Bakterien überall wuchsen, nur nicht an einer Stelle, wo sich ein Schimmelpilz angesiedelt hatte. Fleming isolierte diesen Pilz, der für Bakterien giftig war, und ordnete ihn der Gattung *Penicillium* zu. Seitdem ist dieser »Schimmelsaft« zum meistverwendeten Antibiotikum der Welt avanciert. Und wie Tausende andere in Medizin und Forschung stelle ich mir die Frage: Gibt es ein Penicillin gegen Krebs? Was, wenn wir Substanzen fänden, die ohne erhebliche Nebenwirkungen für die Patienten in vergleichbarer Form Krebs im Zaum halten oder gar heilen könnten?

Zusammen mit anderen Forschungsgruppen hat meine eigene Gruppe zwei Artikel veröffentlicht, in denen wir darlegen, inwiefern bestimmte Krebstherapien dem Einsatz von Antibiotika gegen Bakterien ähneln. Gemeinsam mit Maira Di Tano, einer Absolventin aus meinem IFOM-Labor in Mailand, publizierten wir eine Studie, bei der wir zwei ernährungsbezogene Strategien zum Schutz normaler Zellen vor Alterung (Vitamin C und Scheinfasten) einsetzten, um Darmkrebszellen abzutöten. Aus vielen Studien an Mäusen und Menschen wussten wir zu diesem Zeitpunkt, dass beide Ansätze (besonders das Scheinfasten) eine schützende Antiaging-Wirkung haben. Beim Menschen senkt intermittierendes Fasten, auch als Intervallfasten bekannt, den Cholesterinspiegel, Triglyzeride, Blutdruck und den Nüchternblutzucker sowie andere allgemeine Risikofaktoren. Bei Mäusen erhöht intermittierendes Fasten oder Scheinfasten die Lebenserwartung und kann die Krebsinzidenz nahezu halbieren (mehr zur Krebsprävention in Kapitel 3).

Nun wollten wir herausfinden, was geschieht, wenn man Scheinfasten mit einem Antiaging-Nährstoff wie Vitamin C kombiniert und nicht mit giftigen Wirkstoffen wie bei der Chemotherapie. Auf dieses Thema gehe ich im Kapitel zu Darmkrebs genauer ein. Eine völlig ungiftige Intervention, die Scheinfasten, Vitamin C und andere nicht-toxische Substanzen einbezieht, könnte bei Krebs möglicherweise eine bessere Wirkung erzielen als eine Chemotherapie und unter Umständen ebenso wirksam sein wie Antibiotika gegen Bakterien. Sie könnte zum einen ärztlich empfohlen werden, sobald der Krebs diagnostiziert wird, und ließe sich zum anderen über relativ lange Zeiträume anwenden, in denen sie Krebszellen abtöten könnte, ohne dem Patienten zu schaden.

FASTEN ALS THERAPIE-JOKER

Weil die Merkmale von Krebszellen[6] so mannigfach sind und gegenwärtige medikamentöse Therapien jeweils nur auf eines davon abzielen, brauchen wir dringend eine »Joker«-Therapie, die ihre Reichweite und Wirksamkeit verstärkt. Fastenimitierende Diäten beeinflussen viele der Faktoren, die zum Überleben und Wachstum von Krebs beitragen. Besonders vielversprechend ist Scheinfasten in Bezug auf einen davon: Es hindert Krebszellen daran, sich neu zu programmieren und so der Toxizität der Therapie zu entkommen. Bei Mäusen und in klinischen Pilotstudien an Menschen erzielten Fasten und Scheinfasten bisher folgende Resultate:

1. Die eingeschränkte Verfügbarkeit von Nährstoffen und Wachstumsfaktoren blockiert viele Ausweichrouten für Krebszellen.
2. Es gibt weniger Entzündungen.
3. Das Immunsystem kann verschiedene Arten von Tumorzellen besser erkennen.
4. Die Krebszellen werden dazu veranlasst, den Befehl, ihr Wachstum einzustellen, zu ignorieren. (Im Hungermodus sind solche Wachstumsstopps für Zellen ein wichtiger Überlebensfaktor. Wenn Krebszellen die Teilung nicht einstellen, wird wahrscheinlicher, dass sie absterben. Krebszellen sind wie Menschen, die kopflos in die heiße Wüste rennen, obwohl es dort weder Wasser noch Schatten gibt.)
5. Eine Förderung der Apoptose (programmierter Zelltod) durch die vermehrte Erzeugung reaktiver Sauerstoffmoleküle, die Krebszellen schädigen, aber auch durch eine Begrenzung der Faktoren, die der Apoptose entgegenwirken (zum Beispiel des Insulin-like growth factor 1 [IGF-1]), wodurch die Krebszelle abstirbt.

FASTEN UND FASTENIMITIERENDE DIÄTEN: FALLGESCHICHTEN

Seit 2008 sammeln wir wahre Fallgeschichten, von denen ich einige am Ende des Kapitels zur jeweiligen Krebsart vorstelle. Viele dieser Patientinnen und Patienten sprachen auf die Kombination von fastenimitierender Diät und Standardtherapie so gut an, dass ihre Onkologen überrascht waren. Diese Anekdoten sind kein Beweis dafür, dass die Kombination aus Standardtherapie und Scheinfasten bestimmte Krebsarten heilt. Aber zusammen mit den Daten aus Mäusestudien und klinischen Studien deuten sie auf eine potenziell wirksame Strategie hin, die konventionelle Behandlungen verbessern (im Einzelfall sogar stark verbessern) und deren Nebenwirkungen verringern könnte. So empfahlen die Kliniken der Stiftung zahlreichen Patienten im Frühstadium bestimmter Leukämieformen – in dem die Standardbehandlung in der Regel »Beobachten und Abwarten« lautet – Scheinfasten beziehungsweise die Longevità-Diät und konnten beobachten, wie das Krebswachstum sich langfristig kontrollieren ließ.

Mit der Unterstützung von Romina Inès Cervigni und Cristina Villa, der Teams der Stiftungskliniken und verschiedener Universitäten präsentiere ich in den folgenden Kapiteln verfügbare Daten zu: (a) dem Nutzen von Fasten und fastenimitierenden Diäten für die Krebsprävention oder die Behandlung bestimmter Krebsarten und (b) der Rolle der Longevità-Diät und anderer Ernährungsformen einschließlich der ketogenen Ernährung, die die Wirksamkeit üblicher Krebsmedikamente verbessern könnten. In vielen Fällen konnten wir bereits auf größere Datenmengen aus Tierstudien und klinischen Studien zugreifen, in anderen nur auf Daten aus Tierstudien. Ich habe mich bemüht, das Material so zu erklären, dass es sowohl für Patientinnen und Patienten als auch für Angehörige der Gesundheitsberufe und behandelnde Onkologinnen und Onkologen verständlich und hilfreich ist – bei maximaler Patientensicherheit. Mitunter ist die Datenlage zum Nutzen von Scheinfasten in Kombination mit Chemotherapie allerdings sehr eingeschränkt, weil die Betroffenen eine Vielzahl von Chemotherapeutika gegen andere Krebsarten erhalten. Der gegenwärtige Stand beschreibt nicht etwa eine Sackgasse, sondern bietet gute Aussichten auf die Zukunft der Krebsheilung.

2.

GENE, ALTERUNG UND KREBS

GENE, DIE DEN KREBS IN SCHACH HALTEN

Mikroorganismen

Schon in den 1990ern war uns klar, dass die »Alterungsgene« sehr effektiv Schäden und Mutationen an der DNA beschleunigen und ebenso effektiv das Wachstum von »krebsartigen« Neubildungen fördern. Wenn wir diese Gene durch Fasten deaktivierten, ließ sich beides drastisch reduzieren. Es waren dieselben Gene, deren Blockade bei Hefezellen für ein längeres Leben sorgte: TOR-Sch9/S6K, das durch Proteine beziehungsweise Aminosäuren aktiviert wird, und RAS-PKA, das durch Zucker aktiviert wird. Bei einem höheren Aminosäuren- und Zuckerspiegel springen die Signalwege von TOR-Sch9/S6K und RAS-PKA an, was einerseits das Wachstum der Zellen fördert, anderseits aber auch ihren Alterungsprozess, DNA-Schäden und Mutationen forciert, was bei Säugetieren das Krebs- und Metastasenrisiko erhöht.

Wenn diese »Alterungsgene« durch Zucker und Proteine in Gang gesetzt werden, wird der Organismus größer und produziert mehr Zellen. Gleichzeitig richtet er allerdings weniger Energie und Fokus darauf, den Organismus vor Schaden zu bewahren. Zugunsten von Wachstum wird eine schnellere Alterung zugelassen. Wenn die Zelle einen neuen Organismus – eine Tochterzelle – erzeugt, werden Schäden an der DNA und anderen Bestandteilen des »Mutterorganismus« irrelevant, weil die große Mehrheit davon während des Reproduktionsprozesses herausgefiltert wird, damit der Tochterorganismus einen frischen Neustart hat.

Beim Fasten werden die verfügbaren Proteine und Zuckermoleküle stark reduziert. Das zwingt den Organismus, in einen geschützten Zustand zu wechseln, und wir haben herausgefunden, dass dieser Zustand zugleich als Filter wirkt, der Zellen und Gewebe reinigt und repariert. Wegen dieser Selbstreparatur muss der Organismus sich nicht mehr reproduzieren. Der Zyklus aus Fasten und erneuter Nahrungszufuhr, der schon vor Milliarden Jahren in Mikroorganismen entstand und beim Menschen zumindest teilweise immer noch existiert, eröffnet also folgende Chancen:

1. geschädigte Bestandteile einschließlich Krebszellen und Zellkomponenten zu entfernen;
2. entfernte Krebszellen oder geschädigte Zellen und Zellkomponenten in einem kannibalismusähnlichen Prozess zur Energiegewinnung zu nutzen;
3. Stammzellen zu aktivieren und alte Zellen so umzuprogrammieren, dass sie geschädigte Zellen und Krebszellen durch junge, funktionstüchtige Zellen ersetzen, sobald wieder normale Nahrungsmengen bereitstehen.

Mäuse

Hefezellen sind nützlich für die Forschung, aber im Vergleich zum Menschen letztlich zu einfach. Doch was ist mit Mäusen? Studien zufolge kann ein Herunterschrauben der Aktivität von Genen, die durch Proteine und Zucker aktiviert werden (Wachstumshormon IGF-1, TOR-S6K, Insulin und PKA) dazu führen, dass die Mäuse nicht nur länger leben, sondern bemerkenswerterweise auch Tumoren bei ihnen erheblich zurückgingen.

In einer Studie wurden bei zwei Gruppen aus 45 Mäusen die Todesursachen verglichen. Die Mäuse der ersten Gruppe hatten sehr niedrige Spiegel an Wachstumsfaktoren (die auch beim Fasten und bei geringer Proteinzufuhr zurückgehen); die zweite Gruppe waren normale Mäuse. Wie sich zeigte, starben 87 Prozent der normalen Mäuse an Tumoren, aber nur 40 Prozent der Mäuse mit sehr geringem Spiegel an Wachstumsfaktoren. Auffällig war die Reduktion der Inzidenz von Lymphomen und Brustkrebs.[1] In einem ähnlichen Versuch starben bei einer langlebigen Mäusegruppe mit wenig Wachstumsfaktoren 42 Prozent an Tumoren, in der normalen Kontrollgruppe hingegen 83 Prozent.[2]

Das bedeutet, dass die Tumorinzidenz bei Mäusen mit geringen Wachstumsfaktorspiegeln signifikant geringer sein kann als bei normalen Mäusen. Wichtig dabei ist, dass die Mäuse, denen Wachstumsfaktoren fehlten, etwa 40 Prozent länger lebten. Wenn wir diese um 40 Prozent verlängerte Lebensspanne einbeziehen, geht die durchschnittliche monatliche Tumorzahl bei Mäusen mit erheblich reduziertem Wachstumsfaktor etwa um das Dreifache zurück.[3]

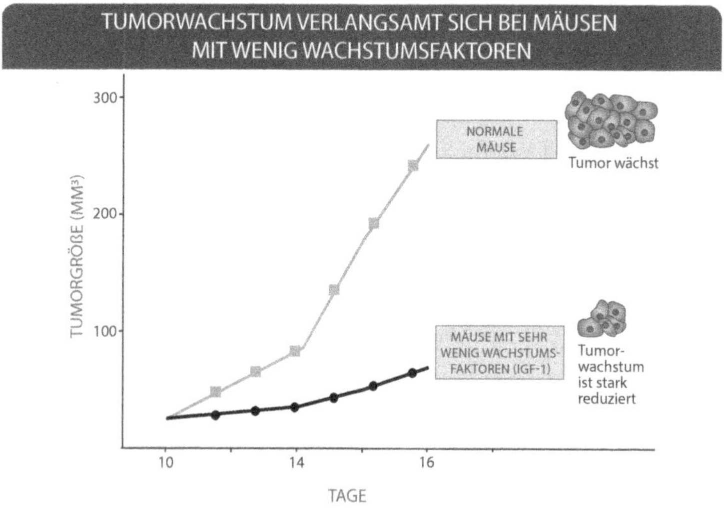

2.1 *Im Vergleich zur Progression bei normalen Mäusen ist die Tumorprogression von Melanomen bei Mäusen mit Somatotropin-Rezeptor-Mangel (GHR-Defizit) und geringem Wachstumsfaktorspiegel (Insulin-like growth factor 1, IGF-1) stark gehemmt. Das zeigt uns, dass der Rezeptor für die Wachstumshormone Somatotropin (GHR) und IGF-1 nicht nur die Tumorentstehung, sondern auch die Progression begünstigen kann.*

Ergänzend zur Krebsprävention verläuft auch die Progression bei Mäusen mit wenig Wachstumsfaktoren häufig langsamer als bei normalen Mäusen (Abbildung 2.1). Das deutet darauf hin, dass diese Gene nicht nur steuern, ob die Mäuse überhaupt Krebs entwickeln, sondern auch, wie entstandene Tumoren bei ihnen überleben und wachsen.

Diese Experimente mit Hefe und an Mäusen wurden von zahlreichen Labors mit unterschiedlichen Hefe- und Mäusearten wiederholt und bestätigt. Die Ergebnisse deuten darauf hin, dass die Wirkungen von Wachstumsgenen auf DNA-Schäden oder die Krebsinzidenz wahrscheinlich bei Einzellern, Mäusen und sogar Menschen ähnlich ist.

Menschen

2003 schrieb ich zusammen mit Caleb Finch von der University of Southern California für das Magazin *Science* einen Artikel mit dem Titel »Evolutionary Medicine: From Dwarf Model Systems to Healthy Centenarians?«. Darin schlugen wir einen neuen Ansatz vor, der unsere Einstellung zur Medizin verändern könnte, weil er sich viel stärker auf die Ernährung und die Gene für ein langes, gesundes Leben stützte als auf Medikamente, die das Fortschreiten von Krankheiten hinauszögern. Mäuse und Menschen zählen beide zu den Säugetieren, aber aufgrund der Evolution eines deutlich komplexeren Antiaging- und Antikrebs-Programms können die einen Krebs 30-mal länger widerstehen als die anderen. Ich bezeichnete das als »Evolutionsmedizin« und verwendete in diesem Artikel zur Illustration nachfolgende Bilder (Abbildung 2.2).

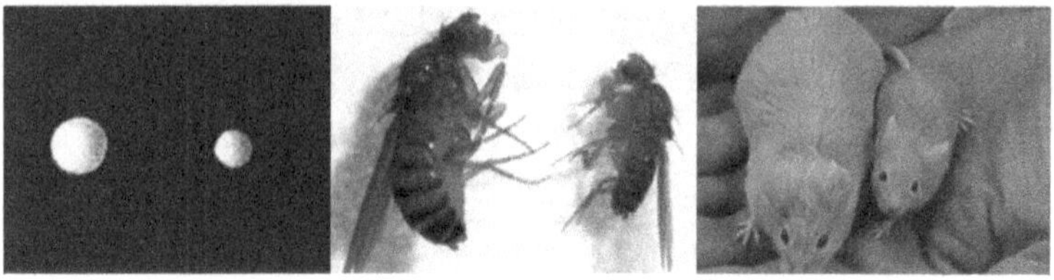

2.2 *Hefe, Fliegen und Mäuse. Auf jedem Bild ist links der Organismus ohne Mutationen in den Wachstumsgenen zu sehen. Rechts sieht man den Organismus mit wachstumshemmenden Mutationen zur Aktivität der Wachstumsgene. Diese Mutationen tragen zu einem längeren Leben bei: Mutierte Zwerghefe (rechts) überlebt dreimal so lange wie normale Hefe (links), und ihre DNA ist geschützt. Zwergfliegen (rechts) können doppelt so alt werden wie normale Fliegen (links). Zwergmäuse (rechts) leben bis zu 40 Prozent länger als normale Mäuse (links) und haben nur halb so viele Tumoren. Valter D. Longo and Caleb E. Finch: »Evolutionary Medicine: From Dwarf Model Systems to Healthy Centenarians?«,* Science *299, no. 5611 (2003): 1342–46.*

Der Artikel greift auch eine Grafik aus einer Studie von Richard Miller zum Thema »Extending Life: Scientific Prospects and Political Obstacles« auf. Diese Grafik (Abbildung 2.3) verdeutlicht, warum die Behandlung beziehungsweise Verzögerung des Alterungsprozesses potenziell kostengünstiger ist, als die Behandlung von Krankheiten, und dass Investitionen in die Alterungsforschung uns viel mehr gesunde Lebensjahre bescheren könnten als die Heilung von Krebs, Herzerkrankungen, Schlaganfall und Diabetes zusammen. Es geht dabei nicht etwa darum, die Bedeutung der Erforschung bestimmter Krankheiten kleinzureden, aber der Vergleich unterstreicht, wie notwendig es ist, sie durch erhöhte Forschungsanstrengungen zu Alterung und Langlebigkeit zu ergänzen.

Nach der Etablierung der Theorie der Evolutionsmedizin im Jahr 2003 befasste ich mich wieder verstärkt mit Menschen anstatt mit Zwerghefe, Fliegen und Mäusen. Ich fragte mich, ob es wohl Menschen mit einem Mangel an Wachstumshormonen oder Wachstumshormonrezeptoren gibt, so ähnlich wie bei

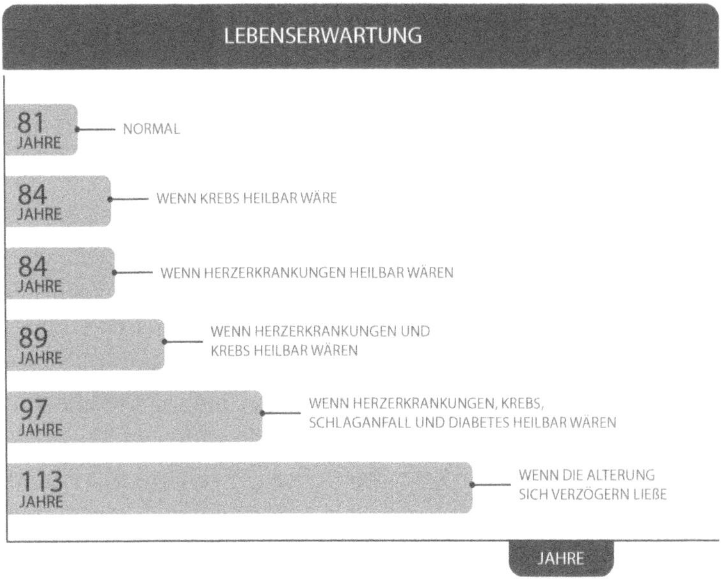

2.3 *1985 lag unsere Lebenserwartung bei 81 Jahren. Auf der Basis dieser Information berechneten die Autoren dieses Artikels, wie alt wir werden könnten, wenn wir Erkrankungen wie Krebs (84 Jahre), Herzerkrankungen (84 Jahre), Krebs und Herzerkrankungen (89 Jahre) oder Krebs, Herzerkrankungen, Schlaganfall und Diabetes (97 Jahre) besiegen könnten. Die Autoren vermuten, dass wir bei hinausgezögerter Alterung, wie sie bei Mäusen und vielen anderen Organismen nachweisbar ist, theoretisch im Durchschnitt 113 Jahre alt werden könnten. Modifiziert nach Richard A. Miller: »Extending Life: Scientific Prospects and Political Obstacles«,* Milbank Quarterly *80, no. 1 (March 2002): 155–74.*

den langlebigen, krebsresistenten Mäusen. Daher schrieb ich Zvi Laron an, einen Kinderendokrinologen in Israel, der das nach ihm benannte Laron-Syndrom beim Menschen entdeckt hat. Dieses Syndrom geht auf eine Mutation an eben dem Wachstumshormonrezeptor zurück, der Mäuse klein hält und uralt werden lässt (Abbildung 2.2). Laron machte mich auf eine sehr alte Gruppe von Menschen auf der kroatischen Insel Krk aufmerksam, die einen Mangel an Wachstumshormonrezeptoren aufwiesen (Laron-Syndrom) und ohne Krebs oder andere Erkrankungen über 90 wurden. Das waren faszinierende Fälle, aber um festzustellen, ob das Wachstumshormonrezeptor-Gen Menschen auch vor Alterung und Krankheiten schützt, reichten sie nicht aus.

Zum Glück hatte ich meine Theorie 2004 mit Hassy Cohen besprochen, der damals die pädiatrische Endokrinologie an der UCLA leitete. Er hörte mir genau zu und sagte: »Wissen Sie, wer viele Menschen mit genau dieser Mutation beobachtet? Sein Name lautet Jaime Guevara-Aguirre, und er ist ein pädiatrischer Endokrinologe, der sich seit vielen Jahren mit den Wachstumsdefekten bei Kindern in den Anden von Südecuador befasst, die Mutationen am GHR-Gen haben, was als Somatotropin-Rezeptor-Defekt (GHRD) oder Laron-Syndrom bezeichnet wird.« Ich konnte es nicht fassen. Das war perfekt! Schon wenige Stunden später hatte ich Dr. Guevara angeschrieben, und einige Monate darauf lud ich ihn ein, seine Erkenntnisse auf einer Konferenz in Los Angeles zu präsentieren. Bei den ersten Ergebnissen, die er vorstellte, ging es zwar nicht um Alterung und Krankheit, weil er sich auf das Wachstum von Kindern konzentriert hatte. Doch immerhin sagte er mir, er könne sich an keine Krebserkrankung in der GHRD-Gruppe erinnern. 2005 besuchte ich ihn, und dabei fielen mir zwei Dinge besonders auf: Die Ernährung war grauenvoll, und diese Menschen waren auffällig glücklich, machten gern Witze und lachten viel (Abbildung 2.4).

Ich war davon ausgegangen, relativ schnell feststellen zu können, ob diese Gruppe in Ecuador vor Krebs geschützt ist. Es kam jedoch anders. Erst nach sechs Jahren hatten wir ausreichend Daten, um unsere Arbeit in *Science Translational Medicine* veröffentlichen zu können.[4]

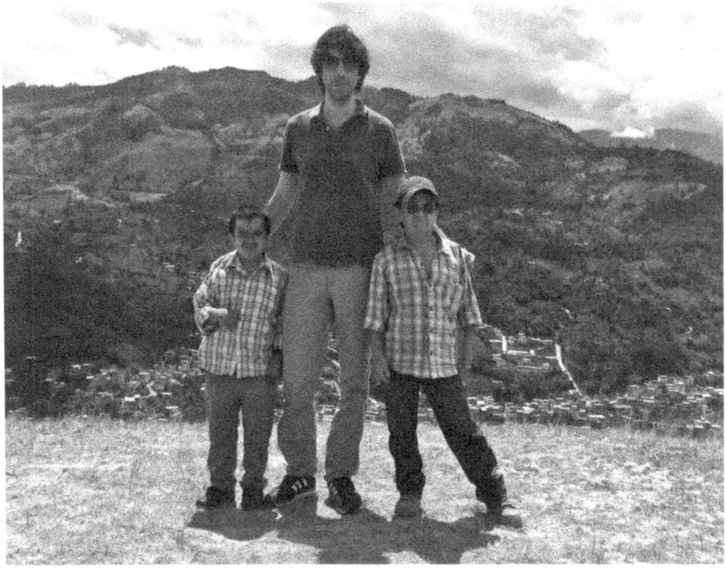

2.4 *Zwei Personen mit Laron-Syndrom aus Ecuador, bei denen sehr wenig Wachstumsfaktoren vorliegen, weshalb sie klein bleiben. Derselbe genetische Defekt schützt viele solcher Menschen jedoch vor diversen Krankheiten (auch Krebs und Diabetes), obwohl sie ungesund leben und sich ungesund ernähren.*

Unsere Schlussfolgerungen lauteten:

1. Menschen mit Somatotropin-Rezeptor-Defekt (GHRD), also sehr wenig Wachstumsfaktoren, waren vor Krebs geschützt. In den 30 Jahren, in denen Jaime Guevara-Aguirre sie beobachtet hatte, war nur eine Person an Krebs gestorben. Ähnliche Ergebnisse hatte Zvi Laron zu Menschen mit GHRD im Nahen Osten und Europa publiziert (Abbildung 2.5).[5]
2. Obwohl die Personen mit GHRD sich ungesund ernährten, keinen Sport trieben und in der Regel übergewichtiger und fettleibiger waren als ihre nicht von GHRD

betroffenen Verwandten, entwickelten sie nur selten Diabetes oder eine Insulinresistenz, die Diabetes vorausgeht. Zudem war ihr Blutzucker normal. Diese zweite Beobachtung ist wichtig für die Krebsforschung, denn sowohl hohe Insulinspiegel als auch hohe Blutzuckerspiegel können das Altern und die Entwicklung von Krebs beschleunigen und das Überleben und Wachsen von Krebszellen unterstützen. Wie Sie später sehen werden, können Insulin- und Glukosespiegel, die bei GHRD niedrig, bei Dia-

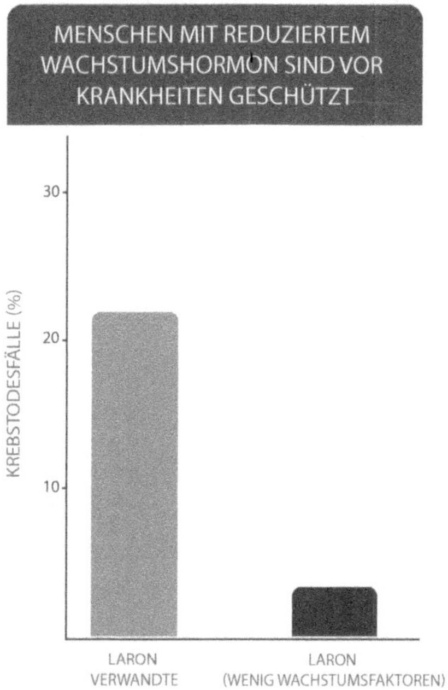

2.5 *Menschen, bei denen von Geburt an ein Mangel an Wachstumshormonrezeptoren vorliegt, bleiben kleiner und haben ein deutlich geringeres Risiko, an Krebs zu sterben als andere Familienmitglieder, die im selben Haushalt leben und dasselbe essen. Modifiziert nach Jaime Guevara-Aguirre et al.: »Growth Hormone Receptor Deficiency Is Associated with a Major Reduction in Pro-aging Signaling, Cancer, and Diabetes in Humans«,* Science Translational Medicine, *3, no. 7 (2011): 70ra13.*

betikern hingegen hoch sind, eine wichtige Rolle für eine vermehrte Inzidenz und Progression von Krebs spielen.

Wir wussten, dass die Fachwelt unsere Schlussfolgerungen nicht einfach glauben würde, ohne dass wir diese auch auf Zell- und Molekularebene nachweisen konnten. Ehe wir die Studie zur Veröffentlichung einreichten, nahmen wir daher menschliche Epithelzellen (aus denen Brust- oder Prostatakrebs und viele andere Krebsarten entstehen) und setzten sie einer krebserregenden Substanz aus, wobei wir entweder Blut von GHRD-Betroffenen oder aber Blut von deren Verwandten verwendeten. Die Ergebnisse waren teils wie erwartet, teils überraschend:

a. In den Epithelzellen, die mit Karzinogenen und dem GHRD-Blut in Kontakt kamen, waren die DNA-Schäden erheblich geringer. Das war der erwartete Befund.
b. Die Epithelzellen, die in GHRD-Blut inkubiert und von Karzinogenen geschädigt wurden, starben viel schneller ab, als diejenigen, die in normalem Blut inkubiert waren. Damit hatten wir nicht gerechnet, obwohl es auf der Hand lag, weil IGF-1 bekanntlich den Suizid von geschädigten Zellen (auch Krebszellen) blockiert.

Mit anderen Worten, die Menschen mit GHRD waren doppelt geschützt: Einerseits durch weniger DNA-Schäden infolge des Karzinogens und andererseits durch das verstärkte Absterben und den vermehrten Abbau geschädigter Zellen, die zu Krebszellen hätten werden können, was unter anderem der sehr geringen Konzentration des Wachstumsfaktors IGF-1 in ihrem Blut zu verdanken war (Abbildung 2.6).

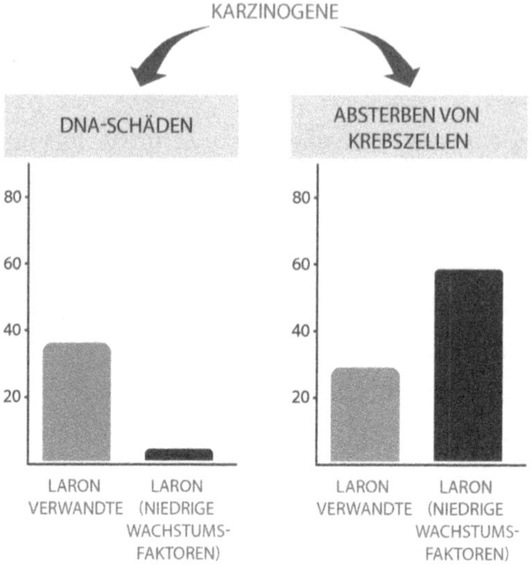

2.6 *In diesem Experiment wurde der Zelltyp, aus dem viele Krebsarten entstehen können, mit einer Substanz vermischt, die die Entwicklung von Tumoren begünstigt (karzinogen). Je nachdem, ob die Zellen mit normalem Blut (von den Verwandten der Laron-Träger, jeweils links) gemischt wurden oder mit Blut mit sehr wenig Wachstumshormonen (von den Laron-Trägern, jeweils rechts), reagierten sie unterschiedlich: Zellen, die normalem Blut ausgesetzt waren, hatten mehr DNA-Schäden und waren vor Zelltod (Apoptose) geschützt. Modifiziert nach Guevara-Aguirre et al.:* Science Translational Medicine, *2011.*

In einer späteren Publikation[6] konnten wir aufzeigen, dass bei der hormontherapeutischen Behandlung von Mäusen mit Brustkrebs der gleichzeitigen Reduktion von Insulin sowie IGF-1 eine Schlüsselrolle für die Wirkungen von Fasten und Scheinfasten zukam. Damit war die Verbindung zwischen der Rolle der Genetik und des Wachstumsfaktorrezeptor-Mangels sowie von Ernährung und Fasten bei Krebsprävention und -therapie belegt (siehe auch Kapitel 3).

Diese Studien zu Genen und ihrem sehr starken Einfluss auf Krebs zeigen auf, dass bei dieser Krankheit ein Umdenken ansteht: Die Ergebnisse legen nahe, dass es nun möglich wäre, Medikamente zu entwickeln, die das Altern hinauszögern und gleichzeitig der Krebsprävention dienen. Doch bis dieses Konzept vom Labor in die Kliniken gelangt, können noch Jahrzehnte vergehen. Bis dahin (und vermutlich auch danach) könnten Ernährung und zyklisches Scheinfasten – die nicht nur den Insulin- und IGF-1-Spiegel senken, sondern auch Glukose, Leptin und viele andere Faktoren, die das Altern fördern, kontrollieren – das wohl mächtigste Instrument zur Krebsprävention und möglicherweise einen Meilenstein in der Krebstherapie darstellen.

3.

FASTEN, ERNÄHRUNG UND BEWEGUNG IN DER KREBSPRÄVENTION

Für ihre Beiträge zu diesem Kapitel und seiner Revision danke ich Ph.D. Mario Mirisola, Associate Professor of Biological, Chemical and Pharmaceutical Sciences and Technologies der Universität Palermo; Ph.D. Annalisa Arrighi, Osteopathin; Ph.D. Romina Inès Cervigni, wissenschaftliche Leiterin der Fondazione Valter Longo in Mailand und der Create Cures Foundation in Los Angeles, sowie Ph.D. Massimo Lanza, Associate Professor für Methodik und Didaktik der sportlichen Aktivität vom Department of Neurosciences, Biomedicine, and Movement Sciences der Universität Verona.

FASTEN UND ERNÄHRUNG

Wenn man mich fragt, ob Fasten gut oder schlecht für die Gesundheit ist, sage ich oft, dass der Begriff »Fasten« gar nichts aussagt, denn er beschreibt einen Zeitraum ohne Nahrungsaufnahme, der einige Stunden bis hin zu mehreren Monaten umfassen und sowohl täglich als auch einmal im Jahr stattfinden kann. Das ist wie die Frage, ob Essen gut für die Gesundheit ist. Die Antwort lautet, dass beides, Essen und Fasten, für Gesundheit und ein langes Leben gut, schlecht oder egal sein können. Sie können aber eine sehr positive Wirkung entfalten, wenn sie korrekt, zur rechten Zeit und in passenden Intervallen individuell angepasst ablaufen. In diesem Kapitel geht es darum, die besten und realistischsten Formen des Fastens zu identifizieren und aufzuzeigen, wie mächtig sie gegen den Krebs sein können. Dabei werde ich kurz auf zwei bestimmte Arten des Fastens eingehen, die beide gut sein können, und auf solche, die ungesund zu sein scheinen. Ansonsten schlage ich vor, dass Sie sich für weitere Auskünfte an jemanden aus dem Ernährungsteam der Stiftung oder an unsere Ärztinnen und Ärzte wenden.

Zu den Vorzügen des Fastens wurden schon viele Artikel geschrieben, zudem ist diese Praxis seit Jahrtausenden Teil der Menschheitsgeschichte. Manche Religionen setzen das Fasten als Ritual und Opfer ein. Dass etwas seit Jahrtausenden Brauch ist, bedeutet jedoch nicht zwangsläufig, dass es der Gesundheit förderlich ist. Zum Beispiel empfehlen Großmütter der Familie seit Jahrhunderten, so viel wie möglich zu essen, um einer Mangelernährung vorzubeugen. Heute allerdings ist unter anderem diese Sitte schuld daran, dass über 70 Prozent der Amerikaner und rund 60 Prozent der Europäer übergewichtig oder adipös sind. Doch wie ich in meinem Buch *Iss dich jung* beschrieben habe, kann »viel essen« durchaus die Lösung sein und nicht das Problem. Solange die Nahrung zuckerarm, vegan oder pescetarisch ist, viel Volumen und Ballaststoffe liefert, aber relativ wenig Kalorien, kann man damit ein normales Gewicht halten.

Die Ernährung samt ihren Verbindungen zu Zellen, Genen und Krebs ist ein sehr komplexes Thema. Deshalb ist es wichtig, dass wir verstehen, wie und warum Fasten über die Jahrtausende genutzt wurde. Aber noch wichtiger ist es, die Form des Fastens zu erkennen, die uns ein langes, krebsfreies Leben bescheren oder wissenschaftlich begründet zur Krebsbehandlung dienen kann.

INTERVALLFASTEN UND SCHEINFASTEN IN DER KREBSPRÄVENTION

Was die Anzahl der Stunden angeht, in denen man fasten sollte, so spielen je nach gewünschtem Ergebnis viele Faktoren mit. Abhängig von Intervalllänge und Startzeitpunkt können auch unterschiedliche Wirkungen eintreten. In einer 16-wöchigen Studie ging bei denen, die täglich 14 Stunden fasteten (also pro Tag nur innerhalb eines Zehn-Stunden-Fensters Nahrung zu sich nahmen) das Körpergewicht zurück, und dieser Effekt hielt ein Jahr an.[1] Außerdem beobachteten die Teilnehmenden, dass sie morgens und im Tagesverlauf mehr Energie hatten, vor dem Schlafen nicht so hungrig waren und besser schliefen.

Andererseits sind Fastenzeiten von mehr als 13 Stunden (14 bis 20 Stunden) nicht unproblematisch. Zum Beispiel findet man bei Personen, die das Frühstück auslassen und täglich 16 oder mehr Stunden fasten, einen höheren LDL-Spiegel, mehr Herzerkrankungen und eine erhöhte Mortalität.[2] Lange Fastenperioden erhöhen zudem das Gallensteinrisiko: Bei 16 Stunden täglichem Fasten verdoppelt sich die Wahrscheinlichkeit, wegen Gallensteinproblemen ins Krankenhaus zu müssen, gegenüber einer Fastenzeit von zehn oder weniger Stunden am Tag, weil Fasten die Akkumulation hoher Cholesterinmengen in der Galle begünstigt.[3] Deshalb erscheinen tägliche Fastenperioden von über 13 Stunden für die gesunde Allgemeinheit nicht ratsam.

Um von den Vorteilen des intermittierenden Fastens zu profitieren und zugleich gesundheitliche Risiken zu reduzieren, könnten zwölf bis 13 Stunden Fasten pro 24 Stunden ein guter Kompromiss sein. Eine besonders spannende klinische Studie stammt von Satchin Panda, Professor am Salk Institute in San Diego, der zu den Pionieren des Intervallfastens gehört. Über eine App auf Mobilgeräten konnte er nachweisen, dass Essen über 15 Stunden oder mehr hinweg Gewicht, Schlaf und Energieniveau negativ beeinflussen kann.[4] Als die Nahrungsaufnahme der Probanden im Tagesverlauf auf unter elf Stunden beschränkt wurde, wurden hingegen positive Folgen für Gewicht, Schlaf und Elan verzeichnet.

Im Einklang mit dieser Evidenz steht meine Empfehlung für gesunde Menschen, die in meinem Buch *Iss dich jung* zur Longevità-Diät dargestellt ist: In einem Zeitfenster von elf bis zwölf Stunden am Tag essen und dann über Nacht zwölf bis 13 Stunden fasten. Bisher habe ich keine Studie gefunden, die bei zwölfstündigem Fasten negative Auswirkungen beschreibt. Sollte es hierbei Probleme geben, dürften diese nur selten auftreten.

Im Hinblick auf Krebs verbessert das nächtliche Fasten nachweislich die Blutzuckerregulierung und den Schlaf, und diese Faktoren könnten das Rezidivrisiko senken. Eine Arbeit von 2016 mit Daten aus der Women's Healthy Eating and Living-Studie (1995 und 2007) ergab beispielsweise, dass nächtliches Fasten von maximal 13 Stunden mit einem um 36 Prozent höheren Risiko für ein Brustkrebsrezidiv einherging als bei Frauen, die über Nacht 13 oder mehr Stunden keine Nahrung zu sich nahmen.[5] Frauen mit familiär erhöhten Brustkrebsrisiko oder ehemalige Brustkrebspatientinnen werden ein nächtliches Fasten von 13 bis 14 Stunden aus diesem Grund vielleicht in Erwägung ziehen. Dazu würde es reichen, vor 19 Uhr das Abendessen zu beenden und erst zwischen acht und neun Uhr morgens zu frühstücken.

Eine angemessene Fastenperiode von 13 bis 14 Stunden wäre ein einfacher, gangbarer Weg, das Risiko für ein potenzielles Brustkrebsrezidiv zu senken, ohne dass vermehrt unerwünschte Nebenwirkungen wie Gallensteine oder koronare Herzerkrankungen auftreten. Das könnte daran liegen, dass Fasten die Durchschnittswerte von Blutzucker, Insulin und Leptin, aber auch Bauchfett, IGF-1 und anderen Wachstumsfaktoren zurückgehen lässt, die in

Studien an Tier und Mensch alle mit Krebs assoziiert sind. Erfreulich ist zugleich, dass dieser Rückgang auch zu einem sinkenden Risiko für Typ-2-Diabetes und koronare Herzkrankheit beiträgt.

Mein Labor und verschiedene Kliniken, mit denen wir zusammenarbeiten, haben Daten dazu publiziert, die nahelegen, dass zyklisches Scheinfasten einmal im Monat oder alle drei bis vier Monate zusätzlich zum täglichen zwölf- bis 13-stündigen Fasten mit Verbesserungen beim Hinauszögern der Alterung und bei der Krankheitsprävention assoziiert ist. Fünf Tage Scheinfasten – pflanzlich betont, kalorienarm, mit wenig Protein und Zucker und viel Fett – konnten in zahlreichen klinischen Studien potenzielle Risikofaktoren und Krebsmarker wie IGF-1, Insulin, Leptin und Blutzucker sowie Bauchfett und Taillenumfang senken.[6]

WENIGER KALORIEN

Dass eine Reduzierung der Kalorienzufuhr um 20 bis 40 Prozent der normalen Kalorienmenge (also eine Kalorienrestriktion) nicht nur Mäusen ein längeres Leben beschert, sondern auch verschiedene Krebsarten zurückgehen lässt oder sie hinauszögern kann, wissen wir seit über 100 Jahren. Von der bemerkenswerten Wirkung der Kalorienrestriktion haben viele schon gehört, aber kaum jemand weiß, dass eine eingeschränkte Kalorienzufuhr sich bei Mäusen je nach genetischem Profil unterschiedlich auswirkt: Bei einem Drittel erhöht sich die Lebensspanne, bei einem weiteren Drittel gibt es keinen Unterschied, und beim letzten Drittel geht die Lebensspanne zurück. Das bedeutet, dass eine dauerhafte Kalorienrestriktion abhängig vom genetischen Hintergrund der Maus gut, neutral oder schlecht sein kann, wobei man noch nicht weiß, ob diese breite Palette an Wirkungen auch bei Menschen zu beobachten ist.

In einer Studie an Affen ließ die Kalorienrestriktion ohne Veränderung der Art der Fütterung Krebserkrankungen um 50 Prozent zurückgehen, doch in einer anderen Studie war der Unterschied viel geringer.[7] Dennoch deuten solche Forschungsergebnisse darauf hin, dass viele Krebsarten durch dauerhafte Kalorienrestriktion vermeidbar wären. Weil eine solche Ernährung jedoch schwer durchzuhalten ist und mit erheblichem Gewichts- und Muskelverlust einhergeht, ist sie für die meisten Menschen unrealistisch.

Unsere Studien belegen, dass Menschen aus Ecuador mit einer Mutation am Somatotropin-Rezeptor-Gen nur selten Krebs entwickeln. Das stimmt mit ähnlichen Befunden bei Menschen mit derselben Mutation in Europa und dem Nahen Osten überein, obwohl der genetische Hintergrund sehr unterschiedlich ist. Wie bereits erwähnt, waren bei Mäusen mit Mutationen an eben diesen Wachstumsgenen ähnliche Ergebnisse zu beobachten: Die Tiere waren vor Krebs geschützt und wurden zudem 40 Prozent älter. Insgesamt zeigen diese Studien, dass viele – womöglich die meisten – Krebsarten durch Ernährungseinschränkungen vermeidbar wären, die die Wachstumsgene beeinflussen. Sie legen aber auch den Schluss nahe, dass solche Ernährungsinterventionen nicht mit dauerhafter Kalorienrestriktion verbunden sein dürfen, um praktikabel und möglichst nebenwirkungsfrei zu bleiben. Derartige Interventionen, ob bei der Ernährung oder beim Lebensstil, sollten dabei nicht nur darauf abzielen, eine spezielle Erkrankung (wie Krebs) zu verhindern, sondern in erster Linie auch das Altern hinauszuzögern, um vielen Krankheiten vorzubeugen.

Dennoch möchte ich in diesem Buch konkret auf die Krebsprävention eingehen, besonders für die Menschen, bei denen eine entsprechende genetische Veranlagung vorliegt (gehäufte Krebserkrankungen in der Familie) oder die Umwelteinflüssen ausgesetzt sind, die eine Krebsentstehung begünstigen (Schadstoffe in der Nahrung oder aus der Umwelt). In diesem Fall gibt es zwei Verteidigungslinien: (1) gezielte Ernährung und Sport zur Regulierung der Gene, die Alterung und Krebs steuern, und (2) die geringere Exposition gegenüber Einflüssen, die Krebs auslösen oder verstärken können (Karzinogene, Wachstumshormone, Viren und so weiter).

GENETISCHE VERANLAGUNG

Krebs kann auf karzinogene Substanzen zurückgehen, welche die DNA schädigen, darunter Tabak, Umweltschadstoffe und Strahlen, aber auch auf Lebensstilfaktoren wie Übergewicht und falsche Ernährung. Und diese Faktoren können sich addieren. Doch bei fünf bis zehn Prozent aller Krebserkrankungen spielen die Gene eine Rolle, die wir von unseren Eltern geerbt haben. Das gilt besonders für Gene mit Mutationen, die das Krebsrisiko erhöhen. Bei über 50 erblich mitbedingten Krebsarten liegt eine individuelle Veranlagung für diesen Krebstyp vor.

Zum Beispiel können Menschen mit Defekten am Enzym Alkoholdehydrogenase (ADH) Alkohol schlecht abbauen, was ihr Risiko für Bauchspeicheldrüsenkrebs erhöht. Bei manchen Populationen, wie den Japanern und anderen ostasiatischen Bevölkerungsgruppen, ist dieser Gendefekt sehr verbreitet,[8] und wer ihn trägt, sollte keinen Alkohol trinken. Solche Veranlagungen erfordern konkrete Anpassungen des Lebensstils, und wahrscheinlich können die meisten Menschen von einer genetisch angepassten Ernährungsform profitieren, die vor allem Lebensmittel enthält, die schon ihre Vorfahren gegessen haben (zum Beispiel Kichererbsen für Menschen südeuropäischer Herkunft oder Sojabohnen für Menschen mit Vorfahren aus Asien). Im nächsten Abschnitt geht es um die Frage, wie verschiedene Formen von Fasten und täglicher Ernährung die Krebsinzidenz beeinflussen, was Menschen helfen kann, die für Krebs prädisponiert sind.

ALTERUNG UND KREBSPRÄVENTION

Krebs ist wohl die am weitesten verbreitete altersbezogene Erkrankung, vor allem, weil er von Faktoren abhängt, die stark vom Alterungsprozess beeinflusst werden, darunter DNA-Schäden, Entzündung und einer eingeschränkten Immunfunktion. Deshalb spielen das Hinauszögern der Alterungsprozesse und die Aktivierung von Antiaging-Systemen für die Krebsprävention eine größere Rolle als für die Vorbeugung von anderen Erkrankungen. In diesem Kapitel zur Krebsprävention gehe ich primär auf eine leicht modifizierte Version der Longevità-Diät ein. In *Iss dich jung*[9] habe ich die fünf Säulen für ein langes Leben dargestellt, für die sich aus verschiedenen Sparten aus Wissenschaft und Medizin Empfehlungen für Ernährung und Lebensweise ableiten lassen, die mit hoher Wahrscheinlichkeit der Gesundheit guttun und das Leben verlängern. Diese fünf Säulen gehen über Einzelstudien oder Forschungsmethoden (wie epidemiologische Studien) hinaus und führen auf der Basis aktuell publizierter Studien zu Empfehlungen, die von der Fachwelt oder der breiten Mehrheit in den jeweiligen Bereichen geteilt werden und sich in den nächsten Jahrzehnten wahrscheinlich nicht maßgeblich ändern werden.[10]

DAS FORSCHUNGSFELD DER JUVENTOLOGIE

Als ich den Begriff der »Juventologie« prägte, ging es mir darum, damit eine Alternative zur Gerontologie, also der Erforschung von Alterungsprozessen, zu etablieren. Ich wollte mich mehr mit den jüngeren Jahren befassen und mit der Frage, wie man die jugendliche Vitalität erhalten und sogar teilweise zurückgewinnen kann. Warum bekommt eine Maus im mittleren Alter (mit circa 18 Monaten) Krebs, während Menschen unter 30 oder 40 Jahren nur selten Krebs entwickeln? Die Antwort lautet, dass Mäuse und Menschen von zwei unterschiedlichen Langlebigkeitsprogrammen gesteuert werden, die durch verschiedene DNA-Sequenzen reguliert werden. Das Mäuseprogramm sorgt dafür, dass die Maus etwas länger als ein Jahr jung und krebsfrei bleibt, wohingegen das Programm des Menschen gewährleistet, dass die breite Mehrheit etwa bis zum Ende des wichtigsten Zeitraums für die Fortpflanzung (30 bis 40 Jahre) gut »funktioniert« und nicht an Krebs erkrankt. Das bedeutet, dass Krebs erstens, unabhängig vom ablaufenden Programm, nicht unvermeidlich ist und dass wir ihn zweitens durch Hinauszögern der Alterung ebenfalls hinauszögern und in vielen Fällen sogar vermeiden können.

DIE LONGEVITÀ-DIÄT UND KREBSPRÄVENTION

In meinem Buch *Iss dich jung* habe ich die Longevità-Diät vorgestellt, ein gründlich untersuchtes Ernährungsprogramm zur Drosselung der Zellalterung und zur Reduzierung des Risikos für das Entstehen von kardiovaskulären Krankheiten und Autoimmunerkrankungen, Diabetes, neurodegenerativen Erkrankungen wie

Alzheimer – und auch Krebs. Basierend auf den fünf Säulen der Langlebigkeit lauten die Hauptprinzipien dieser Diät wie folgt (falls Sie sich entscheiden, diese umzusetzen, empfehle ich Ihnen, erst *Iss dich jung* zu lesen):[11]

1. Ernähren Sie sich bevorzugt (aber nicht ausschließlich) vegan. Meiden Sie nach Möglichkeit tierische Produkte, aber essen Sie zwei- bis dreimal pro Woche Fisch. Wählen Sie Fisch und Meeresfrüchte mit einem hohen Anteil an Omega-3- und Omega-6-Fettsäuren sowie Vitamin B_{12} (Lachs, Anchovis, Sardinen, Kabeljau, Seebrasse, Forelle, Miesmuscheln und Shrimps). Bitte achten Sie dabei auf hochwertigen Fisch mit geringem Quecksilbergehalt.
2. Wer unter 65 ist, sollte die Proteinzufuhr begrenzen (auf 0,8 Gramm Protein pro Kilogramm Körpermasse). Bei einem Gewicht von 59 Kilo wären das 47 Gramm Protein, bei einem Gewicht von 100 Kilo wären es 80 Gramm. Als Hauptproteinquelle eignet sich eine ausgewogene Mischung aus schwarzen Bohnen, Kichererbsen, normalen Erbsen und anderen Hülsenfrüchten, dazu Ölsaaten (wie Kürbiskerne, Sesamsamen oder Leinsamen), Nüsse (Walnüsse, Haselnüsse, Mandeln) sowie quecksilberarmer Fisch. Wenn Sie in erster Linie auf Hülsenfrüchte setzen, erhöhen Sie die Proteinzufuhr um zehn bis 20 Prozent. Ab 65 Jahren sollte die Proteinmenge um 20 Prozent ansteigen. Essen Sie mehr Fisch, Eier, helles Fleisch und Milchprodukte von Ziegen und Schafen, um Ihre Muskelmasse zu erhalten und Ihren Ernährungsstatus zu verbessern.[12] In dieser Altersgruppe sollten Hülsenfrüchte nicht mehr die wichtigste Proteinquelle sein.
3. Verzehren Sie möglichst wenig gesättigte Fette tierischen und pflanzlichen Ursprungs und auch nur wenig Zucker

und stärkereiche Produkte (Nudeln, Brot, Reis, Kartoffeln). Setzen Sie stattdessen auf gesunde Fette und komplexe Kohlenhydrate. Empfehlenswert sind Vollkornprodukte und große Mengen Gemüse (Tomaten, Brokkoli, Möhren, Hülsenfrüchte und so weiter) kombiniert mit Olivenöl (drei Esslöffel pro Tag) und Nüssen (28 Gramm pro Tag)[13] – natürlich immer unter Berücksichtigung von Unverträglichkeiten und Allergien – und vermeiden Sie eine unerwünschte Gewichtszunahme.
4. Achten Sie bei Ihrer Ernährung auf einen hohen Vitamin- und Mineralstoffgehalt und nehmen Sie ergänzend ein Multivitaminpräparat ein. Grundsätzlich ist eine Ernährung mit viel Gemüse, Fisch, Nüssen und Vollkorn sowie Früchten optimal, um uns mit allen erforderlichen Nährstoffen zu versorgen, doch die meisten Menschen weisen Nährstoffmängel auf, weshalb ergänzende Gaben sinnvoll sein können. Meine Empfehlung lautet, ein Multivitaminpräparat zu wählen, das von einem renommierten Hersteller stammt und zumindest Vitamin A, Vitamin D, Vitamin E, Magnesium, Kalium und Vitamin K bereitstellt. Damit keine Überdosierung auftritt, sollten Sie ein solches Nahrungsergänzungsmittel nur alle zwei bis drei Tage einnehmen.
5. Setzen Sie bei den gesunden Lebensmitteln in erster Linie auf Dinge, die vermutlich schon Ihre Vorfahren häufig gegessen haben.
6. Je nach Gewicht, Alter und Taillenumfang können Sie sich für zwei oder drei Mahlzeiten pro Tag entscheiden. Falls Sie übergewichtig sind oder leicht zunehmen, reichen zwei Hauptmahlzeiten: Frühstück und entweder Mittag- oder Abendessen. Hinzu kommt ein zuckerarmer Snack (unter fünf Gramm Zucker) mit unter 100 Ka-

lorien. Bei Normalgewicht oder wenn Sie leicht abnehmen sowie bei normalgewichtigen Personen ab 65 Jahren empfehlen sich drei Hauptmahlzeiten plus ein zucker- und stärkearmer Snack unter 100 Kalorien.

7. Beschränken Sie die Nahrungsaufnahme auf einen Zeitraum von zwölf Stunden, der zum Beispiel um 8 Uhr beginnt und um 20 Uhr endet. Drei bis vier Stunden vor dem Schlafengehen sollten Sie nichts mehr essen.
8. Überlegen Sie, ob Sie zwei- bis zwölfmal pro Jahr ein fünftägiges Scheinfasten einschieben möchten. Dabei kommt es auf die persönliche Situation an: Wer gut in Form ist, keinen erhöhten BMI hat und gesund ist, tut sich schon mit zweimal Scheinfasten im Jahr etwas Gutes; Diabetiker können (unter ärztlicher Begleitung!) monatlich ein Scheinfasten durchführen.
9. Kaufen Sie nach Möglichkeit Bioprodukte[14] ohne Pestizide[15] oder Antibiotika.[16] Nehmen Sie selbst Antibiotika nur ein, wenn es unumgänglich ist.
10. Beschränken Sie Ihren Alkoholkonsum auf zwei bis drei Gläser Wein (vorzugsweise Rotwein) oder Bier pro Woche (sofern kein sonstiges persönliches Risiko besteht).[17]
11. Treiben Sie unbedingt Sport! (Im nächsten Abschnitt geht es um körperliche Aktivität, die zur Krebsprävention beiträgt.)

SPORT ALS BAUSTEIN FÜR KREBSPRÄVENTION UND -THERAPIE

Für ihre Unterstützung beim Schreiben dieses Abschnitts danke ich Ph.D. Annalisa Arrighi, Osteopathin, und Ph.D. Romina Inès Cervigni, wissenschaftliche Leitung der Fondazione Valter Longo in Mailand. Ph.D. Massimo Lanza, Associate Professor für Methodik und Didaktik der sportlichen Aktivität vom Department of Neurosciences, Biomedicine, and Movement Sciences der Università Verona danke ich für seinen Beitrag und das Lektorat.

Wenn wir Sport treiben, sollte die Belastung hoch genug sein, um der Gesundheit förderlich zu sein, aber wir dürfen uns nicht überlasten, sonst steigt die Verletzungsgefahr. Richtig durchgeführtes Training kann in fast allen Systemen im menschlichen Körper, die für die Regulierung von Zellalterung, DNA-Schäden und des Überlebens und des Wachstums von Krebszellen verantwortlich sind, positive Veränderungen in Gang setzen.[18]

Zur Gesundheitsförderung und zur Krebsprävention brauchen wir aerobes und anaerobes Training. Der Begriff »aerob« bezieht sich auf eine Stoffwechsellage, in der die Zellen für die Energieproduktion auf Sauerstoff und Glukose (Zucker) setzen. Mehr Anstrengung bei aerobem Training ist für den Körper meist vorteilhafter. Bei deutlichem Anstieg der Trainingsintensität geht der Zellstoffwechsel von aerob in anaerob über: Die Zelle erhält nicht mehr genug Sauerstoff und greift zur Energieproduktion auf andere Stoffwechselwege zurück, vor allem auf die Nutzung von Glykogen, unserer Kohlenhydratreserve in der Leber. Vor allem ab dem 40. Lebensjahr, nach dem Muskelmasse und Kraft signifikant zurückgehen, brauchen wir sowohl aerobes Training wie Walking, Laufen oder Radfahren als auch kurze, schnelle und besonders intensive anaerobe Aktivität, um die Muskelkraft zu erhalten.

Dieser Abschnitt soll aufzeigen, wie man durch Körpertraining die eigene Lebenserwartung optimiert und zur Krebsprävention beiträgt. Anschließend beschreiben wir den Stand der Sportforschung im Hinblick auf Training zur Krebsprävention und eine sinnvolle Belastung während der Krebstherapie mit dem Ziel, die individuell optimale »Menge« an Sport festzulegen.

Durch Bewegung lange leben und Krebs bestmöglich vorbeugen

Wir wissen, dass körperliche Aktivität das Krebsrisiko senkt. Studien zeigen aber auch eine umgekehrte Assoziation zwischen körperlicher Betätigung und der Krebshäufigkeit in einer gegebenen Population. Epidemiologische Daten von 73 Studien aus verschiedenen Ländern verzeichnen bei körperlich aktiveren Frauen 25 Prozent weniger Brustkrebs als bei weniger aktiven Frauen.[19] Zahlreiche weitere Studien belegen die Evidenz einer schützenden Rolle körperlicher Aktivität auch für viele andere Krebsarten an Lunge, Gebärmutter, Darm, Nieren und Prostata.[20]

Eine Studie an knapp 15 000 britischen Männern und Frauen zwischen 40 und 79 Jahren deutet darauf hin, dass regelmäßige körperliche Aktivität im mittleren Alter sehr positiv für die Gesundheit ist.[21] Untersuchungen zufolge mindert der Übergang von einer sitzenden Lebensweise zu mindestens 150 Minuten moderater körperlicher Belastung pro Woche (die von der WHO empfohlene Mindestmenge) das Sterberisiko um 24 Prozent und das Risiko, an Krebs zu sterben, um elf Prozent. Alle Teilnehmenden profitierten von der erhöhten Aktivität, auch diejenigen, die eine schwere, chronische Krankheit hatten. Mäßige körperliche Anstrengung kann also offenbar sowohl die Alterung als auch Krebs beeinflussen.

Mehr Sport und weniger Sitzen in Kombination mit mehr Bewegung bei der Arbeit und in der Freizeit könnte auch eine nützliche Strategie zur Krebsprävention darstellen, besonders gegen Darmkrebs.[22] Hierzu veröffentlichte ein Team der Johns Hopkins School of Medicine in Baltimore 2019 eine interessante Studie, die aufzeigte, dass körperlich sehr aktive Menschen im Vergleich zu vielsitzenden ein signifikant geringeres Risiko hatten, an Lungenkrebs oder Darmkrebs zu erkranken: Konkret war das Lungenkrebsrisiko 77 Prozent und das Darmkrebsrisiko 61 Prozent geringer. Hinzu kam, dass die körperlich aktiven unter den Lungenkrebspatienten ein 44 Prozent niedrigeres Sterberisiko hatten. Bei den Darmkrebspatienten war die Sterbewahrscheinlichkeit 89 Prozent geringer, wenn die Betroffenen körperlich aktiv waren.[23] In diesen Daten könnte allerdings ein Auswahlbias enthalten sein, denn die Patientengruppe, die Sport trieb, war dazu vielleicht in der Lage, weil diejenigen gesünder waren, besser auf die Therapie ansprachen oder entschlossener waren, den Krebs zu besiegen, was wiederum das niedrigere Sterberisiko erklären würde. Unabhängig davon ist Bewegung erkennbar wichtig, und wahrscheinlich beruht ein signifikanter Anteil dieser Wirkungen wirklich auf Sport – und nicht auf der Auswahl gesünderer Personen in den Studien. Nachfolgend haben wir die aktuellen internationalen Empfehlungen zu Bewegung für ein langes gesundes Leben zusammengestellt.

Aktiv bleiben

Jeder Mensch sollte versuchen, seinen Arbeitsweg oder Besorgungen in der Stadt zu Fuß oder mit dem Rad zurückzulegen. Neben dieser Grundaktivität (mindestens eine Stunde am Tag) werden wöchentlich mindestens 150 Minuten aerobes Training mit mäßiger Intensität empfohlen (das sind nicht einmal 25 Minuten pro Tag) oder aber mindestens 75 Minuten intensiveres Training.

Moderates aerobes Training bedeutet, dass erstens Herzschlag und Atemfrequenz etwas ansteigen und dass man zweitens noch sprechen, aber nicht mehr singen kann. Bei starker körperlicher Aktivität hingegen fällt sogar das Reden schwer. Die Belastung lässt sich anhand des Herzschlags bestimmen. Die 150 Minuten können Sie beliebig aufteilen, wobei ich jeden zweiten Tag 45 Minuten Sport empfehle – zusätzlich zu einer Stunde Gehen. Schnelles Marschieren oder Nordic Walking zählen hingegen schon zum aeroben Training.

Unter den zahlreichen aeroben Sportarten ist schnelles Gehen wohl am verbreitetsten, aber auch Joggen, Schwimmen oder das häusliche Ergometer kommen infrage, besonders wenn draußen gerade kein Sport möglich ist. Mit dem Rad zur Arbeit zu fahren, kleinere Einkäufe zu Fuß zu erledigen sowie anstrengende Hobbys oder die Arbeit in Haus und Garten sind viele kleine Beiträge zum aeroben Training, können aber entweder der einen Stunde Grundaktivität am Tag oder den 150 Minuten Sport pro Woche zugerechnet werden, wobei mindestens zehn Prozent der sportlichen Aktivität anstrengend sein sollten (joggen, bergauf radeln, Treppen steigen).

Zusammenfassung

1. Sitzen Sie nie länger als eine Stunde am Stück. Unterbrechen Sie langes Sitzen durch ein paar Minuten körperlicher Aktivität.
2. Nehmen Sie wann immer möglich statt Rolltreppe oder Fahrstuhl die Treppe.
3. Achten Sie auf mindestens 150 Minuten mäßige körperliche Aktivität pro Woche, von denen mindestens 15 Minuten richtig anstrengend sein sollten. Alternativ eignen sich 75 Minuten intensiver körperlicher Aktivität.

4. Zweimal pro Woche sollten Sie eine Trainingseinheit mit Gewichten sowie Dehnübungen für die Beweglichkeit der Gelenke einplanen.[24]
5. Machen Sie lange Spaziergänge in möglichst wenig verschmutzter Umgebung. Mindestens eine Stunde pro Tag sollten Sie zu Fuß unterwegs sein.
6. Zur Förderung des Muskelwachstums sollten Sie ein bis zwei Stunden nach einem relativ anstrengenden Training mit Gewichten (zwei- bis dreimal pro Woche) eine Mahlzeit mit mindestens 30 Gramm Protein verzehren.[25]
7. Trinken Sie ausreichend Wasser und nehmen Sie genügend Mineralstoffe auf.

Körperliche Aktivität und Krebstherapie

Wenn sich jemand einer Krebstherapie unterzieht, spielt die körperliche Aktivität eine wichtige Rolle, denn sie kann nicht nur die Wirksamkeit der Medikamente verstärken, sondern auch Nebenwirkungen reduzieren und das Risiko für weitere pathologische Ereignisse senken (Abbildung 3.1).[26]

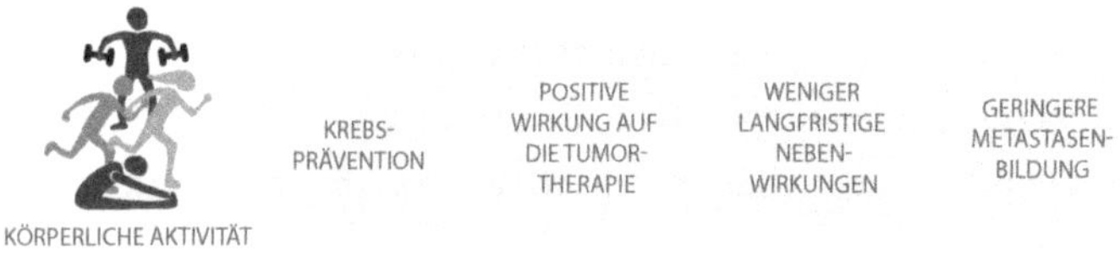

3.1 *Körperliche Aktivität ist wichtig (1) für die Krebsprävention, (2) während der Therapie, um die Medikation besser zu tolerieren und möglicherweise ihre Wirkung zu verbessern, (3) um Muskelabbau und Hinfälligkeit während der Behandlung und nach Therapieende vorzubeugen, und (4) um möglicherweise zur Vorbeugung gegen Metastasen beizutragen, sowie als Methode zur Reduzierung des Risikos für andere pathologische Ereignisse. Modifiziert nach Pernille Hojman et al.: »Molecular Mechanisms Linking Exercise to Cancer Prevention and Treatment«,* Cell Metabolism *27, no. 1 (2018): 10–21.*

Die exakten Auswirkungen von Sport auf Krebs sind noch nicht geklärt. Wahrscheinlich geht es teilweise um Gewichtsabbau, der zur Absenkung von Blutzucker- und Insulinspiegel beiträgt. Eine randomisierte Studie prüfte bei insgesamt 618 Teilnehmenden aus 18 verschiedenen Studien die Wirkung verschiedener Bewegungsinterventionen auf Insulin, IGF-1, und Adiponektin (ein Hormon, das vom Fettgewebe erzeugt wird). Dabei stellte sich heraus, dass körperliche Aktivität lediglich den Insulinspiegel senkt, nicht aber den Blutzuckerspiegel, was auf eine eingeschränkte Wirksamkeit von Sport bei der Verbesserung der Therapie von Krebsarten, die sensibel auf den Zuckerspiegel reagieren, hindeutet.[27]

Körperliche Aktivität zur Vorbereitung auf eine Operation

2020 wurde in einer Studie auf ein wachsendes Bewusstsein für den schwierigen, aber wichtigen Zeitraum zwischen einer Krebsdiagnose und dem Beginn der Therapie oder der Operation hingewiesen.[28] Dieser Zeitraum gilt zunehmend als entscheidender Moment der Vorbereitung. Die »Prähabilitation« kann dazu beitragen, Menschen auf ihre Behandlung vorzubereiten, indem sie ihr körperliches und seelisches Wohlergehen durch Bewegung, Ernährung und psychologische Unterstützung verbessern. Eine Intervention, die adäquate körperliche Aktivität einbezieht, kann bei Krebs auch die Wirksamkeit der Therapie und die Überlebensrate verbessern. Prähabilitation vermittelt Patientinnen und Patienten zudem ein Gefühl der Kontrolle über die eigenen Ressourcen sowie Motivation. Bei Lungenkrebspatienten konnten Studien belegen, dass bei körperlich Aktiven postoperativ weniger Komplikationen auftreten und die Patienten sich in der Klinik schneller erholen. Darüber hinaus kann angemessenes Training dazu führen, dass Patienten, die zunächst als nicht operierbar gelten, letztlich doch operiert werden können.[29]

Körperliche Aktivität bei Krebspatienten

Früher galt körperliche Aktivität während der Krebstherapie als unwichtig. Man neigte zu der Auffassung (die bis heute in vielen Krankenhäusern und Behandlungszentren vorherrscht), dass Krebspatienten, die sich einer Chemotherapie oder anderen Therapien unterziehen, jegliche Anstrengung vermeiden sollten.

1989 ergab jedoch eine randomisierte Studie an 45 Frauen mit Brustkrebs in Stadium 2, in dem die Krebszellen sich nur in der Brust oder auf benachbarte Lymphknoten ausgebreitet haben, die sich einer adjuvanten Chemotherapie unterzogen (also einer chemotherapeutischen Behandlung nach der Operation), dass sie durch zehn Wochen aerober Aktivität nicht nur körperlich insgesamt belastbarer waren, sondern auch weniger Übelkeit durch die Chemotherapie erlebten. Diese Pionierarbeit belegte, dass aerobes Training bei Patientinnen, die eine Chemotherapie erhalten, machbar, sicher und vorteilhaft war.[30]

Seither wurden die positiven Auswirkungen körperlicher Aktivität auf Patienten mit verschiedenen Krebsarten, die mit Chemo- oder Strahlentherapie behandelt werden, detailliert dokumentiert.[31] Körpertraining kann bei Chemo- und Strahlentherapie die Nebenwirkungen lindern (darunter Fatigue und Übelkeit), aber auch die Genesung von einer Operation und den Nachwirkungen einer Strahlentherapie beschleunigen, was die individuelle Lebensqualität verbessert.

Auch nach Behandlungsende sollten die Patienten aktiv bleiben, um das Rückfallrisiko zu senken. Wenn möglich, empfehle ich das Hinzuziehen von Spezialisten, die sich gut mit Sport für Krebspatienten auskennen. Bei Betroffenen, die sich mit sportlicher Aktivität aufgrund von Fatigue oder anderen Nebenwirkungen der Therapie schwertun, ist es am besten, langsam zu beginnen und dauerhaft dabeizubleiben. Untersuchungen haben nämlich ergeben, dass jede körperliche Aktivität besser ist als

Nichtstun, und dass eine längere Unterbrechung des Trainings alle erkämpften Vorteile zunichtemacht.[32]

Dank dieser Untersuchungen ist die These, dass Sport die Nebenwirkungen der Therapie eindämmen und anschließend die Genesung und Rehabilitation unterstützen kann, inzwischen gründlich untermauert. Beobachtungsstudien an Patientinnen und Patienten mit Brustkrebs, Darmkrebs oder Prostatakrebs ergaben konkrete Zusammenhänge zwischen der individuellen Aktivität und einem Rückgang des Sterberisikos der jeweiligen Krebsart. Gleichzeitig geht bei denen, die sich mehr bewegen, auch das Sterberisiko insgesamt zurück.

Wie viel Training in welcher Intensität erforderlich ist, um die Lebenserwartung zu verbessern, scheint stark tumorabhängig zu sein. Bei Brustkrebs ließ sich zum Beispiel bei drei Stunden schnellem Gehen pro Woche ein geringeres Sterblichkeitsrisiko ermitteln; bei Darmkrebs hingegen waren sechs Stunden in der Woche am vorteilhaftesten.[33]

Selbst in späteren Stadien, in denen körperliche Einschränkungen vorliegen können, kann moderate körperliche Belastung die Genesung fördern. Bei Männern, die wegen fortgeschrittenem Prostatakrebs eine Androgendeprivationstherapie (ADT) erhalten, bessert Bewegung auch eine sexuelle Dysfunktion.[34]

Ernährung und Sport kombinieren: die klinische Studie aus Genua

2020 führten wir am Ospedale San Martino in Genua eine klinische Studie durch, die in Zusammenarbeit mit Professor Alessio Nencionis Gruppe und Onkologen aus verschiedenen Kliniken einen Baustein enthielt, der sich mit Muskeltraining befasste.[35] Im Rahmen dieser Studie wurde den Patienten erklärt, was sie beim monatlichen fünftägigen Scheinfasten essen durften. Es ging darum, die in internationalen Vorgaben empfohlenen Mengen an Proteinen (vornehmlich aus Hülsenfrüchten und Fisch), essentiellen Fettsäuren, Vitaminen und Mineralstoffen zu erreichen. Außerdem wurden die Patienten ermuntert, täglich an einem leichten bis mäßig anstrengenden Krafttraining teilzunehmen (je 20 Minuten). Wir überwachten Muskelfunktion und Muskelmasse (Fett und magere Körpermasse).[36]

Das empfohlene Sportprogramm stammte von Dr. Annalisa Arrighi. Die Übungen darin sollten mindestens drei- bis viermal pro Woche für 30 bis 40 Minuten pro Trainingseinheit durchgeführt werden, idealerweise ein bis zwei Stunden vor einer Hauptmahlzeit.

Die Übungen waren einfach und dienten nachweislich der aktiven Mobilisierung des Rumpfes sowie der oberen und unteren Gliedmaßen. Sie umfassten Haltungs- und Dehnübungen, aber auch Aktivitäten zum Training von Armen und Beinen. Die Studie ergab, dass Patienten, die unsere Ernährungs- und Trainingsanweisungen befolgten, Körpergewicht und Greifkraft (als zuverlässiges Instrument zur Messung der Armkraft) erhalten konnten. Außerdem zeigte sich, dass bei Patientinnen mit vielen Zyklen Hormontherapie die Marker für Muskelfunktion und Muskelmasse anstiegen, wohingegen die Fettmasse zurückging, wenn diese Zyklen durch Muskeltraining und Scheinfasten begleitet wurden und die Patientin anschließend eine normale Kalorien- und Proteinzufuhr einhielt.[37] Es ist dabei wichtig, die Wirkung der Kalorien- und Proteinmenge auf die Muskulatur gegen ihre Wirkung auf die Krebszellen abzuwägen, denn hohe Nährstoffmengen (besonders viel Zucker und Proteine) könnten das Krebswachstum beschleunigen und Krebszellen vor dem Absterben schützen.

Nach gegenwärtigem Kenntnisstand bin ich fest davon überzeugt, dass körperliche Aktivität als integraler Bestandteil einer Krebstherapie angesehen werden kann. Sie sollte ergänzend zur konventionellen Krebstherapie ärztlich verordnet werden. Empfehlungen für die anfängliche Belastung und eine angemessene Steigerung der Intensität sollten immer auf einer Beurteilung der individuellen körperlichen Verfassung des Patienten beruhen.

ZUSAMMENFASSUNG: DIE OPTIMIERUNG VON KREBSTHERAPIEN UND DIE GENESUNG DURCH SPORT

Aus wichtigen Forschungsergebnissen des American College of Sports Medicine, der American Cancer Society und 15 weiterer Organisationen wurden Richtlinien für Krebspatienten abgeleitet,[38] die hier zusammengefasst sind:

- Wenden Sie sich stets an Ihre Ärztin, Ihren Arzt oder medizinische Fachkräfte, um sicherzustellen, dass die gewählten Übungen für Ihren persönlichen Zustand angemessen sind.
- Bleiben Sie sowohl vor als auch nach Ihren Therapieabschnitten körperlich aktiv. Das ist ratsam und unbedenklich.
- Nehmen Sie normale Aktivitäten nach der Behandlung so schnell wie möglich wieder auf.
- Vermeiden Sie Inaktivität oder ständiges Sitzen.
- Arbeiten Sie schrittweise auf das empfohlene Aktivitätsniveau hin. Versuchen Sie, dauerhaft aktiv zu bleiben.
- Peilen Sie mindestens die empfohlenen 90 Minuten moderater aerober Aktivität (Walking, Joggen, Radfahren, Tanzen und so weiter) pro Woche an. Wer fit und kräftig genug ist, kann alternativ 45 Minuten intensives aerobes

Training machen oder moderates und intensives Training kombinieren (zum Beispiel 60 Minuten moderate Belastung plus 15 Minuten echte Anstrengung).

- Mindestens zweimal pro Woche sollten Sie zusätzliche Aktivitäten oder Übungen für mehr Kraft und Beweglichkeit einplanen.
- Besprechen Sie mit Ihrem Arzt, welche Form der körperlichen Aktivität für Sie am besten geeignet ist. Das gilt besonders, wenn die Therapie Einschränkungen verursacht oder ein Katheter vorhanden ist.

4.
FASTEN, ERNÄHRUNG UND BRUSTKREBS

Für ihre Beiträge und das Prüfen dieses Kapitels danke ich M.D. Debasish Tripathy, Leiter der brustmedizinischen Onkologie am MD Anderson Cancer Center der University of Texas in Houston; M.D. Giuseppe Curigliano, Leiter der Division of Early Drug Development am European Institute of Oncology, IRCCS in Mailand und Associate Professor für medizinische Onkologie an der Universität Mailand; M.D. Alessandro Laviano, Associate Professor of Medicine am Department of Translational and Precision Medicine an der Sapienza-Universität in Rom; Prof. Dr. med. Andreas Michalsen, Professor für Klinische Naturheilkunde am Institut für Sozialmedizin, Epidemiologie und Gesundheitsökonomie der Charité Universitätsmedizin Berlin und Chefarzt der Abteilung Innere Medizin und Naturheilkunde am Immanuel Krankenhaus Berlin; M.D. Hanno Pijl Internist und Endokrinologe in der Abteilung Innere Medizin des Leiden University Medical Center in den Niederlanden und Professor für Diabetologie an der Universität Leiden; und M.D. Mauro Frigeri, Onkologe und Experte für Palliative Care der Fondacione Ticino Hospice in Lugano, Schweiz.

Brustkrebs: Definition und Behandlung

Brustkrebs ist die am häufigsten diagnostizierte Krebsart bei Frauen. Die Kombination mit Fasten und Scheinfasten ist bei dieser Krebsart sowohl im Labor als auch in Kliniken rund um die Welt bei Weitem am besten untersucht (Abbildung 4.1). Dank dieser internationalen Bemühungen und der positiven Ergebnisse jüngerer randomisierter klinischer Studien, in denen intermittierendes Fasten bei der Brustkrebsbehandlung mit Chemotherapie kombiniert wurde, sind wir dem Zeitpunkt, an dem intermittierendes Fasten in der Brustkrebstherapie mit einer Vielzahl an Therapieoptionen kombiniert wird, hoffentlich nahe. Bei Brustkrebs gibt es drei Hauptvarianten:[1]

Hormonrezeptor-positiv (HR-positiv): HR-positive Krebszellen besitzen entweder den Östrogenrezeptor (ein Protein, das durch Östrogen aktiviert wird), den Progesteronrezeptor (aktivierbar durch Progesteron) oder beide. Östrogen ist das Hormon, das für die Entwicklung der weiblichen Geschlechtsmerkmale, den Menstruationszyklus und die Schwangerschaft zuständig ist, erfüllt aber bei beiden Geschlechtern noch viele weitere gewebespezifische Aufgaben. Bei HR-positivem Brustkrebs sind diese Hormonsignalwege sehr aktiv und tragen zum Überleben und zum Wachstum der Krebszellen bei. Solche Krebserkrankungen werden mit Hormontherapien behandelt, die die Hormonaktivität blockieren.

Epidermaler Wachstumsfaktor-Rezeptor-2-positiv (HER2-positiv): Diese Krebszellen enthalten einen Rezeptor, der sich aktiviert, wenn ein zweites wachstumsförderndes Molekül vorliegt: der epidermale Wachstumsfaktor. Patientinnen mit dieser Form von Brustkrebs können hormonrezeptor-positiv (HR-positiv, siehe oben) sein oder HR-negativ (in diesem Fall besitzen die Krebszellen keine Östrogen- oder Progesteronrezeptoren). Diese Krebsarten werden mit Medikamenten behandelt, die auf den Wachstumsfaktor HER2 abzielen, und häufig mit Chemotherapie oder endokrinen Therapien kombiniert (bei HR-positivem Befund).

Triple-negativ: Diese Krebsarten zählen zu den aggressivsten Formen. Sie haben weder Rezeptoren für die Hormone Östrogen oder Progesteron noch solche für HER2. Die Behandlung besteht in erster Linie aus Operation und Chemotherapie, die gelegentlich durch eine Immuntherapie ergänzt wird.

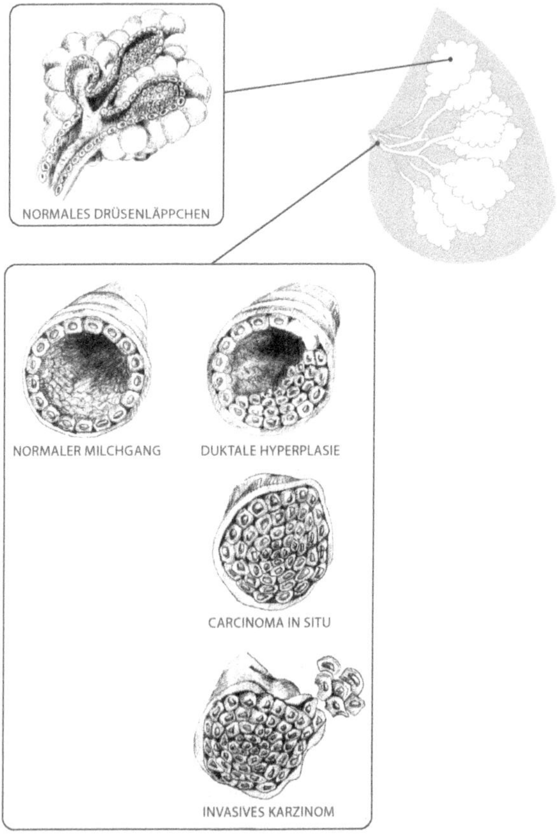

4.1 *Brustkrebs beruht auf einem übermäßigen Wachstum mutierter Zellen in den Drüsenläppchen, dem Bereich in der Drüse, der die Milch produziert. Bei einem Carcinoma in situ sind die Tumorzellen noch nicht ins benachbarte Gewebe oder andere Körperteile eingedrungen. Bei invasivem Krebs sind die Zellen so stark gewuchert, dass sie über das Ursprungsgewebe hinauswachsen.*

Ich gehe davon aus, dass die meisten Patientinnen und ihre Ärztinnen und Ärzte entweder die übliche medikamentöse Behandlung wählen (die von praktisch allen Onkologen befürwortet wird) oder aber alternative Herangehensweisen einschließlich Ernährungseinschränkungen (was in der Onkologie in der Regel abgelehnt wird). Als jemand, der mit vielen führenden Onkologen auf der ganzen Welt zusammenarbeitet, kann ich versichern, dass Ärzte, die alternative Ansätze kritisch sehen, dies *nicht* tun, um den Medikamentenabsatz zu fördern oder Patienten zu schaden. Den meisten ist die Literatur zur Rolle der Ernährung vielmehr nicht bekannt, oder sie wurden nie dafür ausgebildet, Ernährung und andere naturheilkundliche Ansätze einzubeziehen. Unter Umständen halten sie Diätvorschriften auch für wirkungslos und potenziell schädlich für ihre Patienten und tun sich schwer damit, von den offiziellen Leitlinien abzuweichen, die zumeist auf erfolgreichen Zulassungsverfahren fußen. Liegen sie damit falsch? Rein sachlich nicht, aber sie tun möglicherweise nicht das, was besonders für Patienten in fortgeschrittenen Stadien der Erkrankung am wirksamsten wäre.

Die Standardverfahren, die durch Regulierungsbehörden überwacht werden, dienen unzweifelhaft dem Patientenschutz, und die Onkologie führt an, dass fastenimitierende Diäten erst gründlicher getestet werden müssen, ehe sie in der Praxis als sinnvolle Option gelten. Doch wie können Ärzte und Patienten, die für die Ernährung in der Krebstherapie auf einen ganzheitlichen Ansatz setzen wollen, bis dahin vorgehen? Die beste Strategie besteht darin, den Goldstandard für die Therapie zu respektieren und die Ernährung unterstützend einzusetzen, nicht als Ersatz – zumindest bis ausreichend klinische Daten vorliegen, die eine Einbindung der Ernährung in die Standardtherapien sinnvoll erscheinen lassen. Das ist aus meiner Sicht nicht bloß ein Kompromissvorschlag, denn in 20 Jahren Forschung durch mein Labor und viele andere haben wir konsistent beobachtet, dass nur die Kombination von Krebsmedikamenten mit Fasten oder fastenimitierenden Diäten bei Mäusen zum krebsfreien Überleben führt und beim Menschen eine Therapie potenziell wirksamer und weniger toxisch macht. Bei Brustkrebs ist das besonders deutlich, doch auch bei anderen Krebsarten beobachten wir gelegentlich, dass Fasten oder fastenimitierende Diäten bei Mäusen auch ohne Medikamente eine Tumorregression bewirken können.

2012 stellte ich bei einem Workshop in Deutschland Ergebnisse dazu vor. Einer der führenden deutschen Onkologen unterbrach meine Präsentation und erklärte den Anwesenden, dass ich nicht einmal ansatzweise belegt hätte, dass Fasten und Scheinfasten die Krebstherapie wirksamer machen. Ich fragte ihn daraufhin: »Wenn Sie eine Kobra gebissen hätte, und ich hätte ein Gegenmittel, dass erstens bei Mäusen nachweislich gegen Kobragift wirkt und zweitens nachweislich unbedenklich ist, aber niemand wüsste, ob es beim Menschen wirklich hilft, würden Sie es nehmen?« Er antwortete nicht, aber er wusste – wie wir alle wissen –, die Antwort lautete Ja.

Dieses Beispiel verwende ich, weil ein Kobrabiss bekanntlich tödlich ist, der Tod also unvermeidlich wäre. Ein Onkologe könnte fastenimitierende Diäten in Kooperation mit einer versierten Ernährungsfachkraft zwar Krebspatienten jedes Stadiums empfehlen, doch in einem fortgeschrittenen Stadium, in dem die verfügbaren Optionen nur eine begrenzte Wirkung zeigen, können Onkologen den Betroffenen über die Standardtherapie hinaus eine zusätzliche Überlebenschance anbieten, die wissenschaftlich solide untermauert ist.

DIE ROLLE DER NUTRITECHNOLOGIE IM KAMPF GEGEN BRUSTKREBS UND ANDERE TUMOREN

Ernährung wurde lange als »palliative« Intervention betrachtet (und wird es von vielen Ärzten nach wie vor), die nicht konkret gegen die Erkrankung hilft, aber möglicherweise dazu beiträgt, dass es den Patienten besser geht oder sie sich aktiver an der Behandlung beteiligen. Fasten und Scheinfasten werden hierbei in einen Topf geworfen mit »Obst und Gemüse« oder »gesunder Ernährung«. Darum habe ich neue Begrifflichkeiten eingeführt und spreche von *Nutritechnologie, differenzieller Stressresistenz* (DSR) – die auf einen besseren Schutz der normalen Zellen, nicht aber der Krebszellen, vor der Therapie abzielt – und von *differenzieller Stresssensibilisierung* (DSS) – mit deren Hilfe Krebszellen durch die Therapie besser abgetötet werden können –, um klarzustellen, dass es nicht um Ernährungsumstellungen geht, die den Menschen lediglich besser versorgen sollen oder nur kleine Verbesserungen erzielen. Unsere Forschung stützt eine sehr konkrete Form von fastenähnlicher Diät mit einem Ernährungsplan, in dem die Kalorienmenge, die Zutaten und die Häufigkeit des Fastens sorgfältig darauf abzustimmen sind, eine starke krebshemmende Wirkung zu erzielen, insbesondere in Kombination mit Krebsmedikamenten.

Nutritechnologie hat nichts mit »gesunder Ernährung« zu tun, sondern es geht dabei um die vielen Veränderungen auf Molekularebene, die bei normalen Zellen und Krebszellen oft sehr unterschiedlich oder gar entgegengesetzt ausfallen und zumindest bei Mäusen sogar stärker wirken können als Krebsmedikamente. Das liegt in erster Linie daran, dass Scheinfasten in der Lage ist, viele koordinierte Veränderungen anzustoßen, die Krebszellen absterben lassen, normale Zellen jedoch vielfach vor toxischen Medikamenten schützen. Bei Brustkrebs sind diese breiten Veränderungen aus zwei Gründen besonders wichtig: Erstens steigt bei normalen Zellen, die sich in Brustkrebszellen verwandeln, der Energiebedarf. Sie sind auf eine Kombination von Nährstoffen und Wachstumsfaktoren angewiesen, die bei verschiedenen Brustkrebszellen in unterschiedlicher Kombination vorliegen müssen. Zweitens werden die Brustkrebszellen in den meisten Fällen irgendwann resistent gegen die Medikamente, die sie bekämpfen sollen.

Beispielsweise kann eine Tumormasse anfangs sensibel auf das Mittel Doxorubicin reagieren, das in der Brustkrebstherapie häufig verwendet wird. Irgendwann werden einige Zellen in dieser Masse (die entweder von Anfang an dort vorhanden waren oder frisch entstanden sind) nicht nur gegen Doxorubicin resistent, sondern auch gegen die moderaten Veränderungen des Glukosespiegels, die bei der Patientin erreichbar sind. Das kann problematisch werden, weil die Patientin an diesem Punkt schon diverse Zyklen Chemotherapie hinter sich hat, die zwar Krebszellen abtöten konnte, aber auch gesunde Zellen und Organe geschädigt hat, was die Patientin schwächt. Zweitens ist der Krebs ab diesem Punkt weder durch das Medikament noch durch zuckerarme Ernährungsphasen zu beeinflussen. In einer Studie in der Fachzeitschrift *Nature* zeigten die Autoren auf, wie sich Krebszellen im Therapieverlauf verändern und weiterentwickeln und wie das Tumorgeschehen sich innerhalb weniger Monate vom Ausgangsbefund unterscheiden kann.[2] Stellen Sie sich zum Vergleich einen Rasen vor, auf dem das Unkraut sich an dem Wasser und den Nährstoffen bedient, die auch das Gras ernähren. Ein Unkrautvernichtungsmittel tötet das Unkraut ab, schädigt aber auch das Gras, wenn auch nicht so stark wie das Unkraut. Zunächst ist dieser Ansatz erfolgreich: Das Unkraut verschwindet, das Gras überlebt. Auf die Dauer jedoch wird das Gras durch das toxische Mittel krank und stirbt ebenfalls ab, wohingegen das Unkraut resistent wird und die Fläche überwuchert. Wie die Krebszellen wird das Unkraut nämlich irgendwann eine Variante ausbilden, die bei Kontakt mit dem Unkrautvernichter nicht mehr stirbt. Wie das funktioniert, beschreibe ich im nächsten Abschnitt anhand unserer Mäuseexperimente und klinischer Studien.

Fasten und fastenimitierende Diäten bei Brustkrebs und Chemotherapie

2008 veröffentlichten wir unsere Ergebnisse dazu, wie Fasten bei Mäusen gesunde Zellen, nicht aber Krebszellen abschirmt. Anschließend fragten die Onkologen: »Interessant, aber seid ihr sicher, dass ihr nicht auch Krebszellen schützt?« Wir erklärten ihnen, dass wir davon ausgingen, dass das Fasten die Krebszellen nicht nur nicht schützen, sondern sie auch für die Chemotherapie empfänglicher machen würde. Drei Jahre später hatten wir den Beweis. Mit Unterstützung des damaligen Doktoranden Changhan Lee in meinem Labor in Los Angeles und der Forscherin Lizzia Raffaghello von der Ospedale Pediatrico Gaslini in Genua konnten wir belegen, dass Fasten diverse Krebszellen, darunter Brustkrebszellen von Mensch und Maus, deutlich empfindlicher gegenüber einer Chemotherapie macht. Bemerkenswert daran war, dass die Fastenzyklen allein gegen Brustkrebs genauso wirksam waren wie Chemotherapiezyklen, wie sich aus der nachfolgenden Grafik entnehmen lässt (Abbildung 4.2).

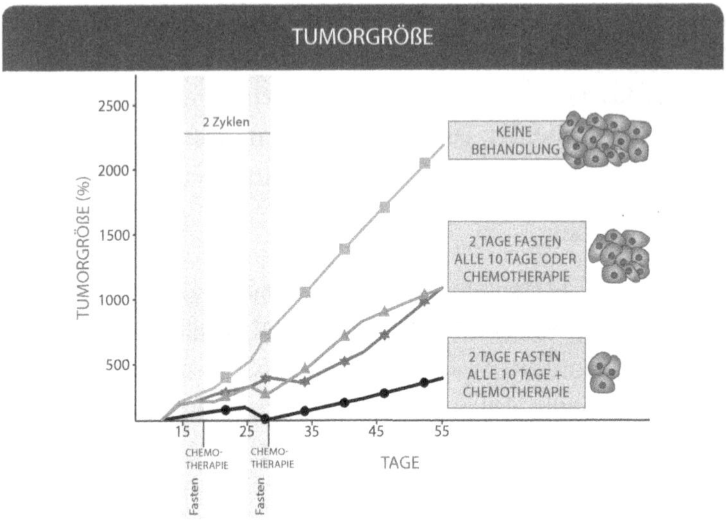

4.2 *Tumorprogression bei Mäusen mit Brustkrebs. Zwei Fastenzyklen allein sind genauso wirksam wie zwei Zyklen Chemotherapie. Allerdings waren zwei Zyklen Fasten in Kombination mit Chemotherapie auch 55 Tage nach Beginn erheblich wirkungsvoller als eine Chemotherapie allein. Modifiziert nach Changhan Lee et al.: »Fasting Cycles Retard Growth of Tumors and Sensitize a Range of Cancer Cell Types to Chemotherapy«,* Science Translational Medicine 4, *no. 124 (2012): 124ra27.*

Bei einer anderen Form von Brustkrebs, deren Zellen vor vielen Jahren einer Patientin entnommen und im Labor gezüchtet wurden (MDA-MB-231) waren die Unterschiede zwischen reinem Fasten und Fasten plus Chemotherapie sehr unterschiedlich.

Wir beobachteten Folgendes:

1. Die Messung der Tumorgröße bei Mäusen, die normales Futter erhielten (Kontrollgruppe) und mit dem chemotherapeutischen Wirkstoff behandelt wurden, wurde an Tag 11 beendet, weil alle Mäuse an der toxischen Chemotherapie (Doxorubicin [DXR]) gestorben waren (Abbildung 4.3).

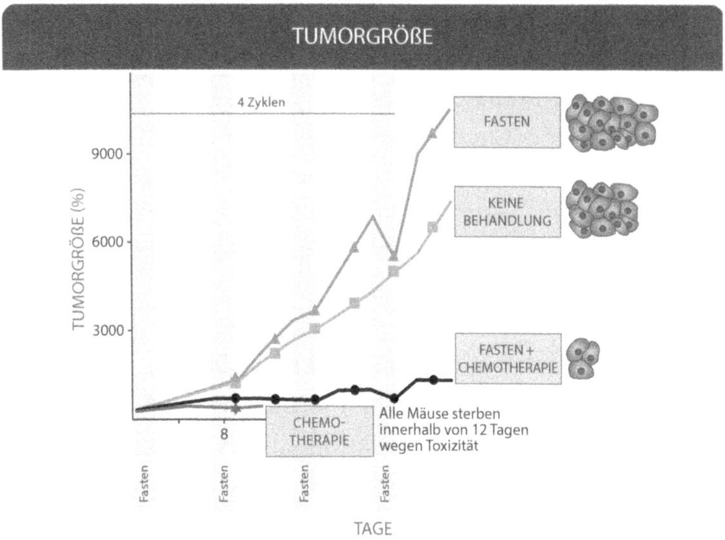

4.3 *Die Chemotherapie bremst das Krebswachstum, kann aber nach einer gewissen Zeit so giftig werden, dass auch gesunde Zellen absterben. Der Krebs wächst schnell, wenn er entweder unbehandelt bleibt oder nur Fasten eingesetzt wird. Bei einer Kombination aus Fasten und Chemotherapie verläuft die Progression deutlich langsamer, was zusammen mit der geringeren Toxizität des Medikaments für die Maus die Überlebenszeit verlängert. Modifiziert nach Changhan Lee et al.: »Fasting Cycles Retard Growth of Tumors and Sensitize a Range of Cancer Cell Types to Chemotherapy«,* Science Translational Medicine 4, *no. 124 (2012): 124ra27.*

2. Das Wachstum des Brusttumors wurde beim Fasten verzögert, doch nach erneuter Nahrungsgabe schien der Tumor noch schneller zu wachsen als unter Standardfutter. Dieses beschleunigte Krebswachstum nach dem Fasten kann bei Mäusen, die nach den Fastenzyklen beliebig fressen durften, auf Überessen, Gewichtszunahme und hohe Wachstumsfaktorspiegel zurückgehen.
3. Wenn das Fasten jedoch mit einer Chemotherapie kombiniert wurde, verlief die Progression bei menschlichen Brustkrebstumoren erheblich langsamer, und der Tumor

wuchs nicht weiter (Abbildung 4.3). Als wir mit einer relativ kleinen Anzahl sehr aggressiver triple-negativer Brustkrebszellen experimentierten, ließ sich keine der Mäuse, die entweder Chemotherapie oder Fasten allein erhielten, heilen, aber bis zu 60 Prozent der Mäuse, die mit Chemotherapie *und* Fastenzyklen behandelt wurden, blieben sehr lange krebsfrei und waren wahrscheinlich geheilt.

Fasten und fastenimitierende Diäten: Die Wirkweise ähnelt Immuntherapien

Immuntherapien, bei denen Wirkstoffe, die als Immuncheckpoint-Inhibitoren bezeichnet werden, Zellen aus dem Immunsystem dazu anregen, Krebszellen anzugreifen, zählen bei bestimmten Tumoren zu den effektivsten Waffen der Krebstherapie. Als einer der vielversprechendsten Bereiche der Krebsforschung brachte die Immuntherapie James P. Allison und Tasuku Honjo, die diese Methode als Erste an Modellversuchen beschrieben haben, 2018 den Nobelpreis für Physiologie oder Medizin ein.

Könnten Fasten oder Scheinfasten eigenständige »Immuntherapie«-Wirkungen entfalten und so das Immunsystem gegen Krebszellen aktivieren? Als Stefano Di Biase in meinem Labor an der USC in Los Angeles triple-negative Brusttumormassen analysierte, bemerkte er, dass bei Mäusen, die in Kombination mit der verabreichten Chemotherapie auch einer fastenimitierenden Diät unterzogen wurden, Immunzellen in die Tumoren vorgedrungen waren und dort Krebszellen töteten (Abbildung 4.4). Bei Mäusen, die nur eine Chemotherapie und weiter normales Futter erhalten hatten, oder bei solchen, die nur gefastet hatten, war das nicht der Fall. Die fastenimitierende Diät unterstützte somit die Aktivierung der Immunzellen, die daraufhin Krebszellen angriffen und an ihrer Neutralisierung mitwirkten. Das ist besonders bedeutsam, weil fastenimitierende Diäten ungiftig sind und sich über viele Zyklen wiederholen lassen, wohingegen Chemotherapie oder Immuntherapie mit starken Nebenwirkungen einhergehen.

Ich möchte dabei betonen, dass eine Immuntherapie allein bisher bei Brustkrebs nur begrenzte Wirkung zu haben scheint. Studien mit fastenimitierenden Diäten zeigen jedoch, dass diese die Wirkung einer Immuntherapie bei Mäusen mit Brustkrebs erheblich verstärken.

Eine Immuntherapie bei Krebs ist extrem kostspielig und geht häufig mit erheblichen Nebenwirkungen einher. Deshalb sollte geklärt werden, ob fastenimitierende Diäten die Wirkung einer Immuntherapie verbessern, Nebenwirkungen vermindern oder

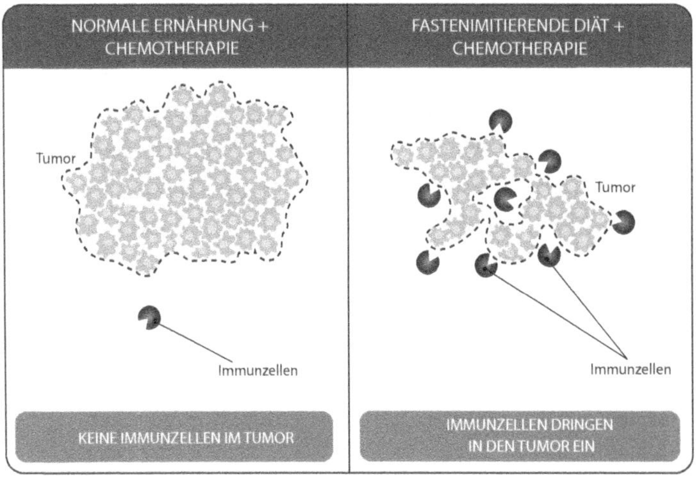

4.4 *Die Reorganisation von Tumor und Immunsystem bei normaler Ernährung (links) und bei fastenimitierender Diät plus Chemotherapie (rechts). Die Kombination einer fastenimitierenden Diät mit einer Chemotherapie, nicht jedoch beides für sich allein, erhöht die Anzahl der Immunzellen, die Krebszellen erkennen und töten, was die Krebsprogression verlangsamt. Modifiziert nach Stefano Di Biase et al.: »Fasting-Mimicking Diet Reduces HO-1 to Promote T Cell-Mediated Tumor Cytotoxicity«,* Cancer Cell 30, *no. 1 (July 11, 2016): 136–46.*

die Immuntherapie bei der Behandlung bestimmter Krebsarten womöglich gar ersetzen könnten, was eine kostengünstige Alternative zu dieser starken Intervention darstellen könnte.

In jüngerer Zeit hat mein Labor ähnliche Ergebnisse erbracht, wenn wir beim sehr aggressiven triple-negativen Brustkrebs bei Mäusen eine Immuntherapie mit einer fastenimitierenden Diät kombiniert haben. Die Kombination von zwei Zyklen Immuntherapie samt fastenimitierender Diät war bei diesem Krebstyp, der in der Regel nicht auf eine Immuntherapie anspricht,[3] weitaus wirksamer als die Immuntherapie allein.

Klinische Studien zu fastenimitierenden Diäten, Ernährung und Brustkrebs

Laborversuche bilden zwar die Grundlage für neue Krebstherapien, doch nur klinische Studien können beweisen, dass eine neue Therapieform wirkt und zugleich unbedenklich und machbar ist. Weil die Medien sich auf erfolgreiche Studien konzentrieren, ist den meisten Menschen gar nicht bewusst, dass ein Großteil aller klinischen Studien zu neuen Medikamenten scheitert, weil die Substanzen entweder wirkungslos oder zu toxisch sind. Nur sehr wenige werden am Ende zugelassen. Deshalb erscheint es vielversprechend, fastenimitierende Diäten mit einer Vielzahl an Krebsmedikamenten zu kombinieren, um deren Wirkung gegen möglichst viele Krebsarten zu verstärken beziehungsweise sie für die Patienten besser verträglich zu machen.

STUDIE 1: HER2-NEGATIVER BRUSTKREBS, STADIUM II/III

An der ersten kleinen klinischen Studie, in der Fasten mit einer Chemotherapie kombiniert wurde, nahmen 13 Patientinnen mit HER2-negativem Brustkrebs, Stadium II bis III, teil. Durchgeführt wurde sie am Medical Center der Universität Leiden in den Niederlanden.[4] Bei HER2-negativen Krebszellen ist das Wachstumsfaktorprotein HER2, das bei normalen Zellen zur Kontrolle des Zellwachstums beiträgt, sehr niedrig oder fehlt komplett. HER2-negative Krebszellen wachsen in der Regel langsamer und neigen weniger zu Rezidiven oder einer Ausbreitung in andere Teile des Körpers als HER2-positive Krebszellen. Stadium II bedeutet, dass der Krebs in der Brust oder in nahen Lymphknoten oder in beiden Geweben vorliegt. Stadium III beschreibt Krebs, der sich von der Brust auf die angrenzenden Lymphknoten, in die Brusthaut oder auf den Brustkorb ausgebreitet hat, nicht aber in entferntere Organe.

Die Studie ergab, dass normale Blutkörperchen bei Patientinnen, die vor der Behandlung fasteten, vor der Toxizität der Chemotherapie geschützt waren und dort weniger DNA-Schäden auftraten oder diese reversibel waren. Diese Ergebnisse lieferten eine erste Evidenz, dass Fasten und fastenimitierende Diäten Patientinnen vor den Nebenwirkungen einer Chemotherapie schützen könnten.

STUDIE 2:
BRUSTKREBS/EIERSTOCKKREBS

In einer anderen klinischen Studie unter der Leitung von Dr. Andreas Michalsen und Kollegen an der Charité Berlin erhielten 34 Frauen mit Brust- oder Eierstockkrebs in Kombination mit Chemotherapie eine modifizierte, sehr kalorienarme, fastenimitierende Diät (36 Stunden vor und 24 Stunden nach der Behandlung). Die Studie ergab eine Verbesserung bei diversen Messwerten zur Lebensqualität und weniger Fatigue.[5] Diese Ergebnisse waren konsistent mit denen aus Studie 1 und bestätigten, dass Fasten die Nebenwirkungen einer Chemotherapie reduzieren und die Lebensqualität der Patientinnen verbessern kann.

STUDIE 3: HER2-NEGATIVER BRUSTKREBS, STADIUM II/III

Die ersten Studien, einschließlich unserer eigenen an der USC in Los Angeles, hatten sich auf die Wirkung von reinem Wasserfasten auf die Krebstherapie beschränkt. Aufgrund von gesundheitlichen Bedenken im Zusammenhang mit Wasserfasten, die zum Beispiel das Risiko eines zu niedrigen Blutzuckers, Blutdrucks oder Natriumspiegels betreffen, ist es außerhalb spezialisierter Kliniken, an denen die Patienten gut überwacht werden können, normalerweise nicht zulässig. Abgesehen von diesen Sicherheitsbedenken ist eine derart strenge Diät schwer zu befolgen, was die Rekrutierung der Patientinnen für diese Studien erschwerte – sie nahm bereits Jahre in Anspruch. Unter anderem dank Zuwendungen durch das National Cancer Institute und das National Institute on Aging der U. S. National Institutes of Health (NIH) in den Jahren 2010 bis 2015 konnten wir jedoch eine spezielle fastenimitierende Diät (auch als »Scheinfasten« oder »Fasten-Mimikry-Diät« bekannt) entwickeln, die der Wirkung von Wasserfasten entsprechen oder sie sogar übertreffen sollte, aber dennoch regelmäßige Mahlzeiten (mit erheblich weniger Kalorien als normal) ermöglicht. Die Entwicklung dieser Ernährungsform ebnete den Weg zu einer standardisierten Fastenmethode, denn nun konnten die Prüfkliniken ihren Patientinnen und Patienten dieselbe Diätform anbieten, um deren Wirksamkeit zu garantieren.

Eine der wichtigsten klinischen Studien zum Scheinfasten bei Krebs wurde am Medical Center der Universität Leiden in den Niederlanden durchgeführt. Mit 131 Patientinnen mit HER2-negativem Brustkrebs im Stadium II bis III war es die größte Studie zur Scheinfasten-Diät (SFD) bei Brustkrebs. Ausgewählt wurden Teilnehmerinnen ohne Diabetes und mit einem BMI über 18 (untergewichtige Frauen wurden ausgeschlossen). Sie nahmen drei Tage vor und einen Tag nach der Chemotherapie entweder die vorgegebene Diät oder ihre normale Ernährung zu sich und erhielten vor der Operation zur Tumorentfernung sechs bis acht Zyklen Chemotherapie. Für diesen Versuch entschied das onkologische Team, bei der fastenden Gruppe auf die Verabreichung des Glukokortikoids Dexamethason zu verzichten (das ist ein Steroid, das allergischen Reaktionen und Übelkeit durch die Chemotherapie vorbeugen soll), weil wir beobachtet hatten, dass Dexamethason den Blutzuckerspiegel hebt, was bei Mäusen, die eine Chemotherapie erhielten, zu erhöhter Sensititivät und zum Tod führte.[6] Auch ohne Dexamethason traten bei den Patientinnen mit der Scheinfasten-Diät keine vermehrten Nebenwirkungen auf. Das ist ein erster Beweis dafür, dass Scheinfasten den Einsatz von Dexamethason zur Minderung bestimmter Nebenwirkungen sicher ersetzen kann. Hinzu kam, dass bei den Teilnehmerinnen, die fasteten, nach der Chemotherapie weniger DNA-Schäden an den Immunzellen vorlagen, wie auch schon die vorherige Wasserfasten-Studie aufgezeigt hatte (Studie 1).

Noch wichtiger aber waren die bemerkenswerten Wirkungen auf die Krebszellen, die bei den Patientinnen, die Scheinfasten plus Chemotherapie erhalten hatten, zu beobachten waren. Der Anteil derer, bei denen die Chemotherapie *nicht* anschlug (kein Schrumpfen des Tumors), war unter denen, die einen oder mehrere Zyklen fastenimitierende Diät plus Chemotherapie durchgeführt hatten, fast dreimal geringer, und bei denen, die in mindestens der Hälfte der Chemotherapiezyklen gefastet hatten (Diät-Compliance = diejenigen, die in der Lage waren, bei mindestens 50 Prozent der Chemotherapiezyklen zu fasten), sogar mehr als fünfmal geringer (Abbildung 4.5).Diese Reaktion wurde radiologisch durch Magnetresonanztomographie (MRT) und durch Ultraschall erfasst.

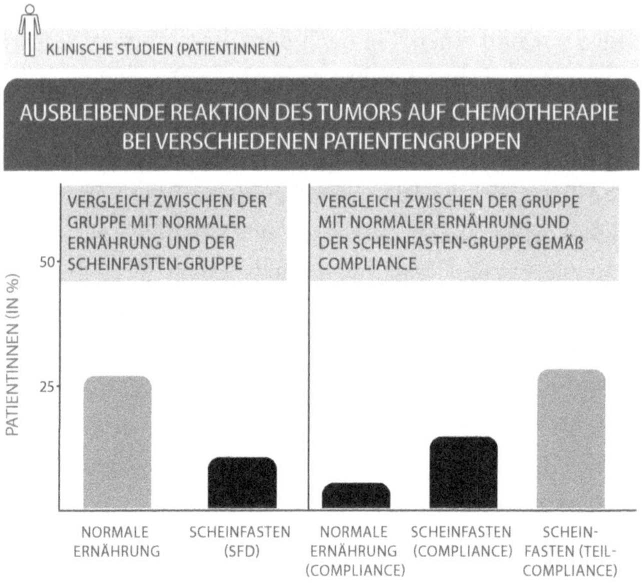

4.5 *Der Prozentsatz der Patientinnen, bei denen die Chemotherapie wirkungslos blieb, war im Vergleich zu der Gruppe, die sich mit Chemotherapie normal ernährte, fünfmal geringer, wenn zusätzlich zur Chemotherapie bei mindestens der Hälfte der Zyklen die Scheinfasten-Diät eingehalten wurde. Modifiziert nach Stefanie de Groot et al.: »Fasting-Mimicking Diet as an Adjunct to Neoadjuvant Chemotherapy for Breast Cancer in the Multicentre Randomized Phase 2 DIRECT Trial«,* Nature Communications *11, no. 1 (June 23, 2020): 3083.*

Diese radiologischen Ergebnisse (CT-Aufnahme und andere) entsprachen den pathologischen Ergebnissen nach der Analyse der bei der Operation entfernten Tumorzellen. Tatsächlich waren bei den Patientinnen, die die meisten Chemozyklen mit Scheinfasten kombiniert hatten, 45 Prozent der entfernten Tumormassen zu 90 bis 100 Prozent krebsfrei. Bei denjenigen, die eine Chemotherapie bei normaler Ernährung erhalten hatten, waren hingegen nur 20 Prozent der entfernten Massen zu 90 bis 100 Prozent krebsfrei (Abbildung 4.6).

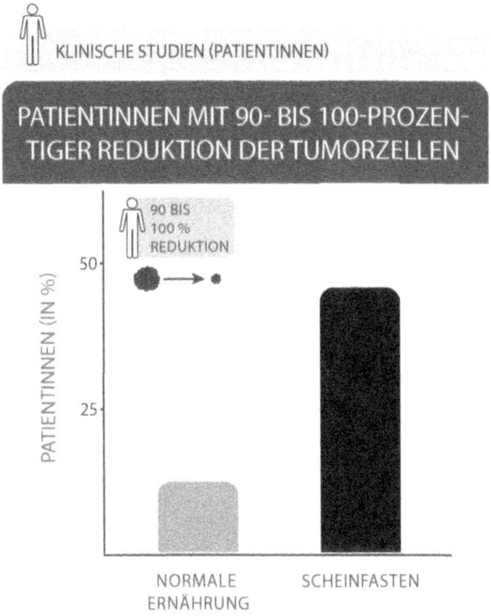

4.6 *Gewebemassen, die Patientinnen entfernt wurden, die eine Chemotherapie erhielten, waren (1) bei 45 Prozent der Patientinnen, die zusätzlich ein Scheinfasten durchführten, und (2) bei 20 Prozent der Patienten, die sich normal ernährten, zu 90 bis 100 Prozent frei von Krebszellen. Modifiziert nach Stefanie de Groot et al.: »Fasting-Mimicking Diet as an Adjunct to Neoadjuvant Chemotherapy for Breast Cancer in the Multicentre Randomized Phase 2 DIRECT Trial«,* Nature Communications *11, no. 1 (June 23, 2020): 3083.*

Bemerkenswerterweise war die Reaktion der Patientinnen auf die Chemotherapie umso besser, je mehr Scheinfasten-Zyklen durchgeführt wurden (Abbildung 4.7).

Diese Studie demonstrierte auch, wie gut Scheinfasten Veränderungen bei den Patientinnen in Gang setzt, darunter den Anstieg der Ketonkörper, also Ketogenese (Ketonkörper sind wasserlösliche Moleküle, die in der Leber als Reaktion auf das Fasten gebildet werden) sowie den Rückgang von Blutzucker, Insulin und IGF-1, also Veränderungen, die das Überleben und das Wachstum von Krebs einschränken, wie wir später in zwei weiteren kli-

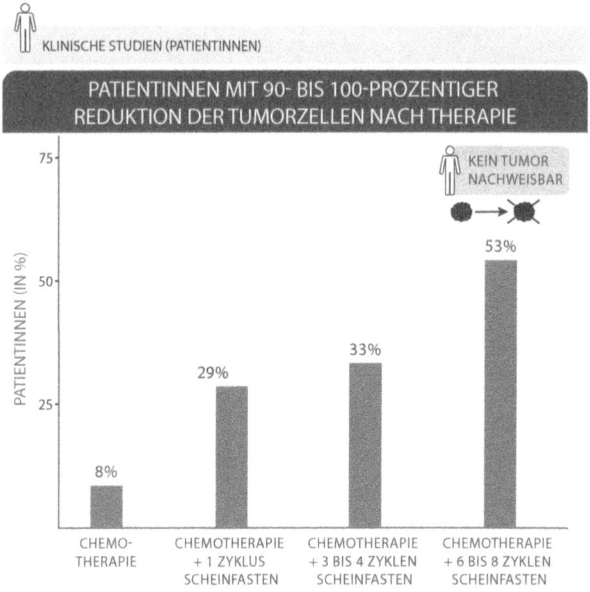

4.7 *90 bis 100 Prozent tumorfreie Massen fand man (1) bei nur acht Prozent der Patientinnen, die eine Chemotherapie ohne Scheinfasten abschlossen, (2) bei 29 Prozent derer, die ihre Chemotherapie mit nur einem Zyklus Scheinfasten abschlossen, (3) bei 33 Prozent derer, die die Chemotherapie mit drei oder vier Zyklen Scheinfasten abschlossen, und (4) bei 53 Prozent derer, die alle Chemotherapiezyklen mit Scheinfasten kombinierten. Modifiziert nach Stefanie de Groot et al.: »Fasting-Mimicking Diet as an Adjunct to Neoadjuvant Chemotherapy for Breast Cancer in the Multicentre Randomized Phase 2 DIRECT Trial«,* Nature Communications *11, no. 1 (June 23, 2020): 3083.*

nischen Studien belegen konnten (4.8).[7] Insgesamt ist die erste, mit 131 Probandinnen relativ große, randomisierte Studie zum Einsatz von Scheinfasten und der Krebsprogression sehr vielversprechend, besonders in Anbetracht der Wirkung des Scheinfastens mit Chemotherapie auf die Größe der Tumormasse und das Überleben aktiver Krebszellen. Dabei ist anzumerken, dass zwar über 80 Prozent der Patientinnen mindestens einen Zyklus Scheinfasten abschlossen, aber nicht einmal 50 Prozent drei oder mehr Zyklen der Diät durchhielten. Ich gehe davon aus, dass dies

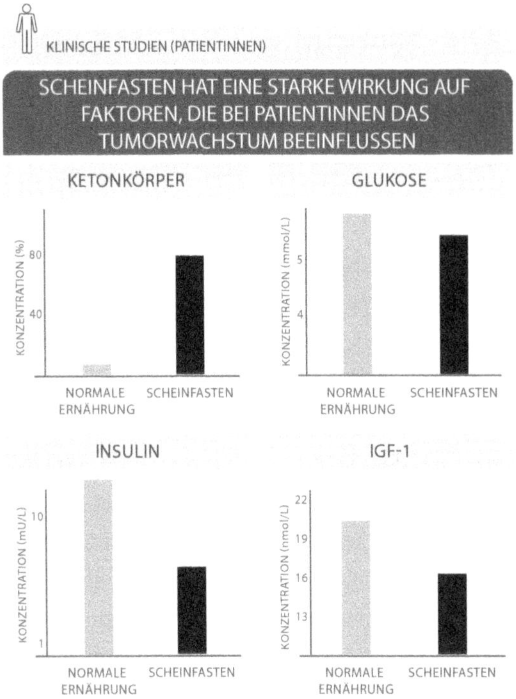

4.8 *Während des Scheinfastens steigt die Menge der Ketonkörper an (die als Energiequelle aus Fett gewonnen werden), wohingegen Glukose-, Insulin- und IGF-1-Spiegel unter den Wert bei einer normalen Ernährung absinken. Diese Veränderungen können das Krebswachstum und das Überleben von Krebszellen hemmen. Modifiziert nach Stefanie de Groot et al.: »Fasting-Mimicking Diet as an Adjunct to Neoadjuvant Chemotherapy for Breast Cancer in the Multicentre Randomized Phase 2 DIRECT Trial«,* Nature Communications *11, no. 1 (June 23, 2020):* 3083.

einerseits daran lag, dass die Ernährungsberatung in vielen niederländischen Zentren, die an der Studie teilnahmen, nicht mit Fasten und Scheinfasten vertraut war und sich mit Ernährungseinschränkungen nicht auskannte. (Die Ausbildung zum Thema Krebs und Ernährung empfiehlt klassischerweise, dass die Betroffenen mehr essen, nicht weniger.) Andererseits haben die Patientinnen eventuell einen bestimmten Bestandteil der Scheinfasten-

Diät mit den Nebenwirkungen der Chemotherapie in Verbindung gebracht und deshalb eine Aversion gegen dieses spezielle Lebensmittel entwickelt. Das würde bedeuten, dass für das Scheinfasten ein Konzept mit einer breiteren Lebensmittelauswahl entwickelt werden sollte.

STUDIEN 4 UND 5: HORMONTHERAPIEN UND BRUSTKREBS

Knapp 75 Prozent aller Brustkrebszellen wachsen und überleben unter anderem dank der proliferativen (wachstumsstimulierenden) Wirkungen von Hormonen, in erster Linie von Östrogen. Das Fortschreiten der Krebsentwicklung lässt sich deshalb oft durch eine Hormonblockade stoppen, bei der bestimmte Arzneimittel die Wirkung dieser Hormone verhindern. Leider können diese Krebsarten jedoch gegen solche Hormonblocker resistent werden und ihr Wachstum dann wieder aufnehmen. Zusammen mit dem Labor von Professor Nencioni an der Universität Genua konnte mein Labor am IFOM in Mailand nachweisen, dass eine Hormontherapie in Verbindung mit dem biologisch ausgerichteten Wirkstoff Palbociclib bei Mäusen das hormonabhängige Wachstum von Brustkrebs verhindern konnte. Aber wie beim Menschen wurden auch hier die Krebszellen irgendwann resistent gegen die Therapie und wuchsen erneut. Hinzu kam, dass die krebshemmende Hormontherapie bei den behandelten Frauen ein anomales Wachstum des Endometriums (Gebärmutterschleimhaut) auslöste. Bei Mäusen verhinderten Fastenzyklen und Scheinfasten nicht nur, dass der Krebs gegen die Medikamente der Hormontherapie resistent wurde, und beugten dem ungewöhnlichen Endometriumwachstum vor, sondern sie konnten sogar das Krebswachstum rückgängig machen, nachdem bereits Krebszellen gegen die verabreichten Medikamente resistent geworden waren (Abbildung 4.9, A und B).

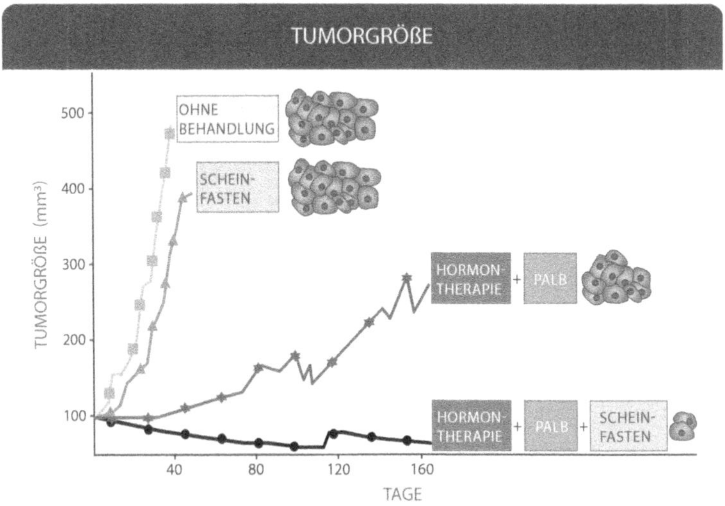

4.9 A *Hormontherapie plus Palbociclib (PALB; ein zielgerichteter Wirkstoff zur Behandlung von Brustkrebs, der HR-positiv und HER2-negativ ist) blockiert bei Mäusen für mehrere Monate das Brustkrebswachstum. Langfristig werden die Krebszellen jedoch resistent gegen die Therapie und wachsen wieder. Wenn diese Behandlung durch eine fastenimitierende Diät ergänzt wird, hält dies den Krebs davon ab, gegen das Mittel resistent zu werden. Dementsprechend bildet er sich zurück, und viele Mäuse sind am Ende krebsfrei.*

Dieselbe Publikation bezog auch 36 Brustkrebspatientinnen mit ein, die an zwei verschiedenen Studien mit einer hormonblockierenden Therapie teilnahmen. Die eine lief am Ospedale San Martino in Genua, die andere am Istituto Nazionale dei Tumori (INT) in Mailand.[8] Auch wenn es sich dabei nicht um randomisierte klinische Studien handelte, lieferten sie sehr vielversprechende Daten, welche die Unbedenklichkeit und die potenzielle Wirksamkeit von Scheinfasten in Kombination mit einer Hormontherapie stützen. Randomisierte Studien müssen dies noch bestätigen.

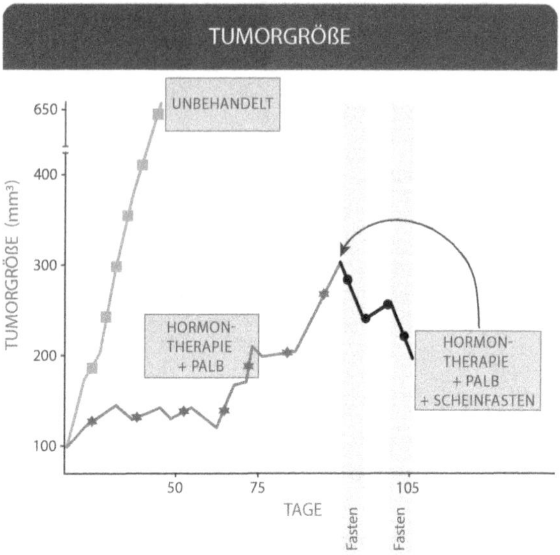

4.9 B *Zyklen mit fastenimitierender Diät konnten bei Mäusen die Tumorgröße reduzieren, nachdem bereits Krebszellen gegen Medikamente resistent geworden waren. Modifiziert nach Irene Caffa et al.: »Fasting-mimicking Diet and Hormone Therapy Induce Breast Cancer Regression«,* Nature *583, no. 7817 (2020): 620–24.*

Bei Mäusen ließ sich beobachten, dass durch Zyklen mit fastenimitierender Diät folgende Faktoren zurückgingen: Insulin, Leptin und IGF-1 (es fördert die Zellteilung, auch bei Krebszellen). Dieses Ergebnis ist klinisch hochsignifikant, weil diese drei Faktoren in den Mäusestudien für die Resistenz von Brustkrebszellen gegen Hormontherapie und für das Wachstum der Krebszellen verantwortlich waren. Ein Rückgang dieser Faktoren sollte daher auch Einfluss auf das Überleben und Wachstum von Krebszellen beim Menschen haben.

Bei der Studie am Ospedale San Martino in Genua erhielten die Patientinnen alle vier Wochen eine fünftägige Scheinfasten-Diät. Durchschnittlich schlossen sie sieben Zyklen dieser Diät ab, wobei manche bis zu 14 Zyklen absolvierten. Wie bei den zuvor geschilderten Studien erwies sich das Scheinfasten als gesundheitlich unbedenklich und ging mit nur leichten unerwünschten Begleiterscheinungen wie Kopfschmerzen (41 Prozent) und Fatigue (21 Prozent) einher. Bei der Studie in Mailand erhielten die Patientinnen alle drei bis vier Wochen eine ähnliche fünftägige fastenimitierende Diät und absolvierten durchschnittlich 5,5 Zyklen ohne schwerwiegende unerwünschte Nebenwirkungen.

Bei Patientinnen aus der Studie in Genua, die zusätzlich Ernährungsempfehlungen und Anleitungen für tägliches Muskeltraining für die Zeiträume zwischen den Scheinfasten-Zyklen bekamen (Abbildung 4.10), blieben Körpergewicht und Greifkraft stabil. Zusätzlich war bei ihnen mit der Zeit ein Zuwachs an Muskelfunktion und Muskelmasse zu beobachten, wohingegen die Fettmasse zurückging. Hervorzuheben ist, dass diesen Patientinnen eine relativ protein- und stärkereiche mediterrane Ernährung zwischen den Scheinfasten-Zyklen empfohlen wurde, was in Kombination mit dem Krafttraining die Erhöhung von Muskelfunktion und -masse erklären dürfte.

Da der eigentliche Zweck dieser Therapieansätze jedoch nicht in mehr Muskelmasse und einer besseren Muskelfunktion besteht, sondern im Muskelerhalt während der Krebstherapie, sollten Patienten eng mit der Ernährungsberatung oder ihrem Arzt zusammenarbeiten und die in Kapitel 3 beschriebenen Ernährungs- und Trainingsempfehlungen für den Alltag befolgen. Überwacht werden sollten (1) die Muskelfunktion (Testung durch Messung des Phase Angle), (2) die Muskelmasse (Testung durch DEXA-Scan), (3) die Greifkraft, (4) Gewicht oder Body Mass Index (BMI) sowie (5) der Bauchumfang. Das medizinische Team sollte darauf achten, dass die Patienten eine Ernährung befolgen, die auf einen niedrigen Spiegel von Aminosäuren und Zucker im Blut abzielt (über

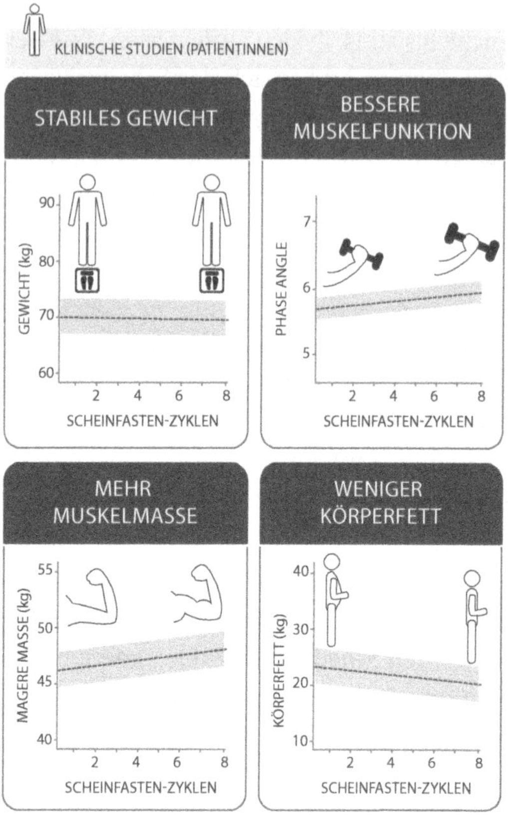

4.10 *Patientinnen, die Empfehlungen zu Ernährung und Muskeltraining für die Zeiträume zwischen den Scheinfasten-Zyklen bekamen und befolgten, hielten ihr Körpergewicht stabil, erhöhten Marker, die einer besseren Muskelfunktion entsprachen, erhöhten die Muskelmasse und bauten mit der Zeit Körperfett ab. Modifiziert nach Irene Caffa et al.: »Fasting-mimicking Diet and Hormone Therapy Induce Breast Cancer Regression«,* Nature *583, no. 7817 (2020).*

einen geringen bis moderaten Verzehr pflanzlicher Proteine, Stärke und Zucker), ohne dass dies den Erhalt des Normalgewichts und der Muskel- und Knochenmasse beeinträchtigt. Das ist gar nicht so einfach, aber in unserer Klinik ist es Routine und durchaus auch von anderen qualifizierten Gesundheitsteams erreichbar.

Wie dargelegt, steigen bei einem hohen Verzehr von Proteinen beziehungsweise Aminosäuren der IGF-1- und der Insulinspiegel, und ein hoher Verzehr von raffinierten Kohlenhydraten und Zucker lässt Blutzucker und Insulin ansteigen. IGF-1, Insulin und Glukose können einer breiten Palette von Tumoren beim Überleben und Wachsen helfen. In der Mäusestudie haben wir jedoch aufgezeigt, dass die deutlich verbesserte Wirkung von Hormontherapie und Palbociclib gegen Tumorwachstum und auf das Überleben sich auf die Absenkung des Insulin-, IGF-1- und Leptinspiegels infolge der fastenimitierenden Diät zurückführen ließ (Abbildung 4.11).

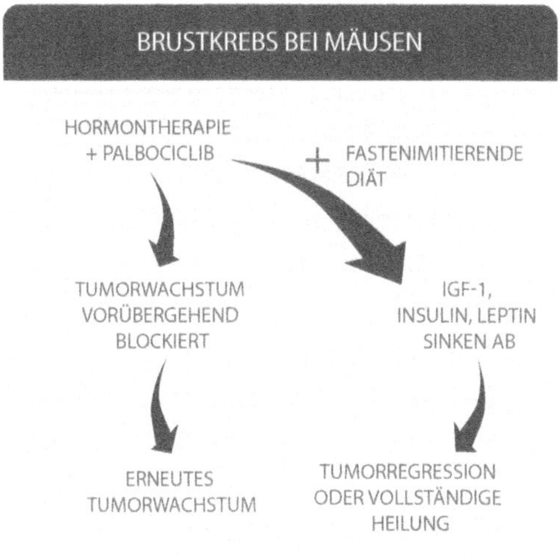

4.11 *Bei Mäusen senkt die fastenimitierende Diät die Insulin-, IGF-1- und Leptinspiegel, was Hormontherapie und Chemotherapie wirksamer gegen Krebswachstum macht (rechts). Modifiziert nach Irene Caffa et al.: »Fasting-Mimicking Diet and Hormone Therapy Induce Breast Cancer Regression,«* Nature *583, no. 7817 (2020).* 620–24.

STUDIE 6: TRIPLE-NEGATIVER BRUSTKREBS: LANGZEITÜBERLEBEN

Jede neue Therapie, die wirklich wirksam ist, muss die durchschnittliche Überlebenszeit derjenigen verlängern, die diese neue Therapie erhalten, und zwar im Vergleich zur bisherigen Standardtherapie. Besonders wichtig ist das bei einer der häufigsten und aggressivsten Krebsarten, dem triple-negativen Brustkrebs. Dr. Claudio Vernieri vom Istituto Nazionale dei Tumori (INT) in Mailand und sein Team verglichen die Überlebensrate von 14 triple-negativen Brustkrebspatientinnen, die eine Chemotherapie (Carboplatin-Gemcitabin) plus zyklisches Scheinfasten erhielten, mit den Überlebensraten von 76 triple-negativen Brustkrebspatientinnen, die nur die Chemotherapie erhielten. Die Patientinnen, die eine Kombination aus fastenimitierender Diät und Chemotherapie bekommen hatten, überlebten fast doppelt so lange wie Patientinnen, die nur chemotherapeutisch behandelt worden waren. Die durchschnittliche Überlebenszeit betrug 30,3 Monate für die Gruppe mit Diät plus Chemotherapie gegenüber 17,2 Monaten für die Gruppe mit reiner Chemotherapie. Nach 40 Monaten war der Anteil der überlebenden Patientinnen in der Gruppe mit Scheinfasten plus Chemotherapie mehr als doppelt so hoch als in der Gruppe, die nur die Chemotherapie erhalten hatte (35,7 Prozent gegenüber 15,7 Prozent).[9]

WEITERE KLINISCHE STUDIEN

Stefanie Zorn und ihr Team führten auch eine klinische Studie zu Fasten bei Brust- und Eierstockkrebs durch, die erfreuliche Ergebnisse erbrachte. (Auf diese Arbeit gehe ich im Folgekapitel zu gynäkologischen Krebsarten näher ein.)[10]

Eine andere Studie zur Wirkung des Fastens bei Krebspatienten beider Geschlechter evaluierte restriktive Diäten und Fastenmethoden bei über 2700 Krebsüberlebenden. Die Analyse der von den Betroffenen ausgefüllten Fragebögen ergab, dass 3,5 Prozent von ihnen nach der Krebsdiagnose ihre Standardtherapien um irgendeine Form von Fasten ergänzten. Ihrem Eindruck nach hatte das Fasten die Krebsprognose deutlich verbessert.[11] Bei Brustkrebspatientinnen entsprang die Motivation zum Fasten in erster Linie dem Wunsch, die negativen Auswirkungen ihrer Chemotherapie zu lindern. Interessanterweise scheint Fasten bei den Patientinnen die Angst einzudämmen, weil es ihnen das Gefühl vermittelt, die Behandlung selbst beeinflussen zu können. Gleichzeitig wirft diese Studie die Frage auf, ob sich Patientinnen, die bei dieser Ernährungsstrategie von ihren Ärzten nicht unterstützt werden, womöglich Heilpraktikern zuwenden.[12]

Die Daten, die diese Studie zusammengetragen hat, unterstreichen, wie wichtig es ist, Patienten handlungsfähig zu machen und ein onkologisches Team zu bilden, das die Standardtherapie mit neuen, unbedenklichen Ansätzen aus der Komplementärmedizin ergänzt, die das Potenzial haben, die Wirksamkeit der Standardtherapie zu erhöhen.

Die zuvor beschriebenen Studien 4 und 5 konzentrierten sich auf multiple Krebsarten und Therapien, und 200 Teilnehmende wurden am Istituto Nazionale dei Tumori in Mailand oder Genua behandelt. Die Unbedenklichkeit von zyklischem Scheinfasten bei der Behandlung vieler Krebsarten und in Kombination mit einer ganzen Bandbreite an Therapien wurde durch sie bestätigt.[13] Darüber hinaus gehen aus Studie 4 zwei wichtige Ergebnisse hervor: (1) Sie bestätigt, dass zyklisches Scheinfasten die Antitumoraktivität von Immunzellen und ihr Vordringen in Tumormassen erhöhen kann. (2) Sie belegt, dass fünf Patientinnen oder Patienten mit fortgeschrittenem Krebs an Lunge, Darm, Brust oder Pankreas, die Scheinfasten mit verschiedenen Therapien kombinierten, in eine unerwartet lange Remission übergingen, was die Onkologen als »Ausnahmereaktionen« bezeichneten.[14] Studie 6 zeigt darüber hinaus, dass triple-negative Brustkrebspatientinnen eine fast doppelt so hohe Lebenserwartung haben können, wenn die Chemotherapie mit zyklischem Scheinfasten kombiniert wird, wobei diese Ergebnisse erst noch durch größere Studien bestätigt werden müssen (Abbildung 4.3).

• • • • • • •

An dieser Stelle möchte ich zwei Fallgeschichten von Patientinnen mit triple-negativem Brustkrebs schildern, die zu den oben erwähnten fünf Personen mit »Ausnahmereaktionen« zählen:

- Fall 1 ist eine 58 Jahre alte Frau mit triple-negativem Brustkrebs im Stadium II. Sie erhielt eine komplexe Therapie einschließlich brusterhaltender Operation. Dem Eingriff ging eine neoadjuvante Therapie voraus, danach folgten Radiation und eine postoperative (adjuvante) Chemotherapie. Trotz dieses aggressiven Vorgehens ergab ein Knochenscan sechs Monate nach der Operation das Vorliegen einer Metastase im Beckenbereich am *Os ilium* (Abbildung 4.14). Die Patientin wurde in die von Dr. Vernieri koordinierte klinische Studie aufgenommen und erhielt eine Chemotherapie in Kombination mit acht dreiwöchentlichen Scheinfasten-Zyklen sowie anschließend eine Erhaltungschemotherapie. Die Bildgebung zur Überprüfung der Tumorgröße (Computertomographie und Knochenscans) am Ende der Kombinationstherapie ergab eine komplette Regression, die selbst 36 Monate nach Behandlungsbeginn noch andauerte. Hinzu kam, dass das Scheinfasten zu einem signifikanten Absinken der IGF-1-Konzentration im Serum führte. Das unter der

Diät abgebaute Körpergewicht wurde in den Zeiträumen mit normaler Ernährung weitgehend wieder aufgebaut.

- In Fall 2 geht es um eine 42 Jahre alte Frau mit genetisch bedingtem triple-negativem Brustkrebs (Trägerin der BRCA1-Mutation) und zwei Lebermetastasen. Die Patientin nahm an derselben Studie teil und begann eine Chemotherapie in Kombination mit zyklischem Scheinfasten. Wegen Fatigue setzte sie die Diät nach fünf Zyklen nicht weiter fort und erhielt zusätzliche Behandlungen mit Chemotherapie. Computertomographie und Magnetresonanztomographie-Scans der Brust nach drei Behandlungszyklen zeigten radiologisch eine ausgezeichnete Reaktion. Folgeevaluationen nach zehn und 17 Zyklen zeigten eine vollständige Reaktion der Läsionen an Brust und Leber (kein Krankheitsnachweis mehr). Nach ungefähr einem Jahr wurde die Chemotherapie aufgrund wiederholter Vergiftungserscheinungen nicht weiter fortgesetzt. Die Patientin ist gegenwärtig unbehandelt und krankheitsfrei.

FASTEN UND DIE FLUCHT VOR DEM VERHUNGERN: DER JOKER-EFFEKT

Wenn man an die Krebsforschung denkt, in der jede Therapie auf unterschiedliche zelluläre Mechanismen abzielt, erscheinen die breiten und konsistenten Wirkungen des Scheinfastens sehr überraschend. Eine Immuntherapie hilft nur gegen bestimmte Krebsarten und auch da wiederum nur bei einem bestimmten Anteil derer, die so einen Tumor entwickeln. Eine Hormontherapie hilft ebenfalls nur gegen ganz bestimmte Krebszellen, die außerdem irgendwann resistent werden. Was also macht Fasten und Scheinfasten zum »Joker«, der so viele Krebstherapien (von Chemotherapie bis hin zu Kinaseinhibitoren, Strahlentherapie, Immuntherapie und Hormontherapie) bei Mäusen und in ersten Patientenstudien auch bei Menschen wirksamer macht – in manchen Fällen sogar ganz erheblich?

Im Gegensatz zur Mehrheit der Krebsmedikamente, die per definitionem spezifisch sind und deshalb erwartbar nur bei bestimmten Tumoren in einem bestimmten Stadium helfen, setzen Fasten und fastenimitierende Diäten auf grundsätzliche Eigenschaften von normalen Zellen und Krebszellen. Normale Zellen wissen genau, wie sie Hungerperioden überstehen, denn diesen Zustand kennen sie seit Urzeiten – seit der Zeit ihrer bakteriellen Vorläufer. Krebszellen hingegen entwickeln sich in Gegenwart eines Überangebots an Nährstoffen und sehen sich unter Fastenbedingungen gezwungen, verzweifelt nach Fluchtrouten zu suchen, denn sie haben so viele Mutationen und DNA-Schäden, dass sie mit Hungerphasen nicht lange überstehen können. Sie brauchen mehr Zucker oder mehr Insulin oder IGF-1, mehr Ferritin oder mehr Leptin und so weiter als normale Zellen. Dabei ist jeder Krebs anders: Manche Zellen sind von hohen Zuckerspiegeln abhängig, andere lassen sich davon nicht beeindrucken, und manche reagieren sehr sensibel auf den Insulinspiegel. Die Sache ist jedoch noch komplexer, denn ein Tumor kann mitunter anfangs empfindlich auf einen niedrigen Glukosespiegel reagieren, diese Schwäche aber überwinden, indem er weiter mutiert oder neue DNA-Schäden entwickelt, sodass ihm ein Mangel an Zucker später nichts mehr ausmacht, wohl aber wenig Insulin oder IGF-1. In unserer Studie zu Hormontherapie und Brustkrebs haben wir beobachtet, dass nur einer der drei Faktoren Insulin, Leptin oder IGF-1, die durch das Scheinfasten abgesenkt wurden, notwendig war, um das Überleben und das Wachstum der Krebszellen zu ermöglichen.

In unserer Studie aus dem Jahr 2021[15] unter der Leitung von Giulia Salvadori in meinem Labor im IFOM Mailand zeigte sich, dass dieser verzweifelte Versuch der Krebszellen, das Scheinfasten irgendwie zu überleben, sich ausnutzen lässt, um (1) von toxischen Medikamenten wie in der Chemotherapie oder der Immuntherapie wegzukommen, und um (2) weniger toxische oder nicht-toxische Inhibitoren einzusetzen, die bestimmte Stoffwechselsignalwege blockieren, die Krebszellen aktivieren, um unter den Bedingungen von Fasten oder einer fastenimitierenden Diät zu überleben. Diese Signalwege bezeichnen wir als »starvation escape pathways« [SEPs], also »Hungerfluchtsignalwege« beziehungsweise »Überlebenssignalwege«.

Wenn wir Krebszellen auf molekularer Ebene untersuchen, können wir nicht sehen, welche Genabschnitte (Signalwege) für ihr Überleben am wichtigsten sind. Unter Fastenbedingungen aktivieren Krebszellen jedoch in ihrer Not eine begrenzte Anzahl an Überlebenssignalwegen. In unserer Studie von 2020[16] zu Hormontherapie und Krebs konzentrierten wir uns auf menschliche Krebszellen und zeigten auf, wie der Einsatz bestimmter Arzneimittel zur Beeinflussung der Signalwege, die nach dem Fasten oder Kurzzeitfasten noch aktiv sind, ausreicht, um nicht nur das Krebswachstum zu verhindern, sondern auch das Tumorwachstum rückgängig zu machen. Das bedeutet, dass Scheinfasten die Überlebenssignalwege von Krebszellen reduziert und die restlichen Wege mit den passenden Mitteln leicht blockiert werden können.

Stellen Sie sich vor, die Polizei wolle eine Diebesbande fangen, die in einer Kleinstadt regelmäßig Supermärkte plündert. Die Identität der Diebe ist unbekannt. Also beschließt die Polizei, sie zu erwischen, indem sie alle Supermärkte schließt. Die meisten Leute im Ort können ein paar Tage mit dem auskommen, was sie selbst im Garten oder auf dem Acker haben. Aber die Diebe kennen sich mit Gartenarbeit nicht aus und haben keine Vorräte. Deshalb brauchen sie nun einen offenen Laden in einer Nachbarstadt. Die Polizei hat jedoch Straßensperren aufgebaut und kontrolliert alle, die die Stadt verlassen wollen, bis sie die Diebe am Ende erwischt. Die Krebszellen sind in dieser Analogie die Diebe, die ihre Nahrung weder speichern noch selbst herstellen können. Normale Zellen können im Gegensatz dazu mittels Eigenleistungen vorübergehend ohne äußere Nährstoffzufuhr durchhalten. Das Schließen der Supermärkte entspricht der »Hungersnot«, die durch das Kurzzeitfasten eintritt, und die Ausfallstraßen, auf denen die Diebe auftauchen, sind die Überlebensstrategien, die Krebszellen einsetzen, um sich die Nahrung zu sichern, die sie unter Hungerbedingungen überleben lässt. Die Straßensperren der Polizei stehen für die Medikamente, die diese Ausweichrouten blockieren. Krebs lässt sich also ganz ähnlich behandeln, wie in diesem Beispiel die Diebe geschnappt werden.

Dieses System haben wir bisher zwar nur für verschiedene Krebsarten bei Mäusen eingesetzt, aber der Einsatz von Kurzzeitfasten bietet sich potenziell bei vielen Krebsarten an, bei denen Medikamente allein nicht ausreichen. Giulia Salvadori und der

Rest meines Teams waren also in der Lage, die Fluchtsignalwege zu identifizieren und Arzneimittel mit relativ geringer Toxizität einzusetzen, um bei Mäusen mit triple-negativem Brustkrebs eine langanhaltende Tumorregression zu bewirken. Damit erscheint es eher möglich, dass wir dieses System bald anwenden können, um herauszufinden, ob bereits für andere Zwecke zugelassene Standardmedikamente in Kombination mit Scheinfasten beim Menschen dieselbe Wirkung haben könnten.

AUSDRÜCKLICHE WARNUNG FÜR KREBSPATIENTEN

Wie alle Krebstherapien, einschließlich Chemo- und Immuntherapie, sind auch die neuen Zyklen mit Scheinfasten kein Wundermittel, das jeden Krebs in jedem Stadium heilen oder die jeweilige Therapie verbessern kann. Deshalb können Krebspatienten, bei denen die Standardtherapie hohe Überlebens- und Heilungsraten verspricht, überlegen, ob sie die Longevità-Diät und andere Lebensstilveränderungen, nicht aber die periodischen Zyklen mit Scheinfasten umsetzen möchten.

Nach Rücksprache mit Ihrer Onkologin oder Ihrem Onkologen kommt Scheinfasten in allen Stadien in Betracht. Wir haben keinerlei Evidenz, dass Kurzzeitfasten die Wirksamkeit einer Standardkrebstherapie herabsetzt, aber denkbar wäre es. Ehe mehr klinische Daten verfügbar sind, gehen Patienten, bei denen eine Operation in Kombination mit einer Chemotherapie 95-prozentige Heilungsaussichten verspricht, durch Hinzunahme von Scheinfasten womöglich ein unnötiges Risiko ein.

Wenn die Überlebenschancen jedoch bei metastasierendem Krebs in einem späteren Stadium ungünstig sind, weil derzeit keine wirksamen Therapien zur Verfügung stehen, sieht dies ganz anders aus. Das war die Ausgangssituation der Patientinnen und Patienten mit den »Ausnahmereaktionen« bei fortgeschrittenem Krebs in der oben beschriebenen Logorio-Studie,[17] in der die Standardvorgehensweise einschließlich Chemo- und Immuntherapie mit Kurzzeitfasten kombiniert wurde. Es galt ebenso für die genannten Patientinnen mit triple-negativem Brustkrebs, unter denen der Prozentsatz derer, die nach 40 Monaten Behandlung noch am Leben waren, unter den Frauen, die Kurzzeitfasten in die Therapie einbezogen hatten, doppelt so hoch war wie unter denen, die nur eine Chemotherapie bekommen hatten. Bei Krebs im fortgeschrittenen Stadium sollte also unbedingt mit dem behandelnden Arzt oder der Ärztin abgewogen werden, ob die Standardtherapie durch Scheinfasten ergänzt werden sollte.

DIE LONGEVITÀ-DIÄT WÄHREND DER BRUSTKREBSTHERAPIE

Mit unserer Mäusestudie von 2021 haben wir bestätigt, dass der Blutzuckerspiegel die Progression von metastasierendem Brustkrebs beeinflusst. Das passt zu der Mailänder Studie des Istituto Nazionale dei Tumori von 2019, für die 1261 Patientinnen mit nicht-metastasierendem Brustkrebs untersucht wurden, und die darauf hindeutete, dass Patientinnen mit einem Glukosespiegel unter 87 mg/dl nur ungefähr halb so oft Fernmetastasen hatten wie die mit einem höheren Glukosespiegel.[18] Auch das Rezidiv- und Sterberisiko war bei Patientinnen mit höherem Glukosespiegel größer, besonders wenn die übergewichtigen Patientinnen gesondert betrachtet wurden. Das behandelnde Team, insbesondere der Onkologe, sollte den Patientinnen helfen, Blutzucker-, Protein- und somit auch den Aminosäurenspiegel auf einem niedrigen Niveau zu halten, dabei aber keine Mangelernährung mit Verlust von Muskel- und Knochenmasse hervorzurufen. Es überrascht nicht, dass in einer Studie an 2413 Brustkrebspatientinnen bei denjenigen, die im Durchschnitt unter 13 Stunden pro Nacht fasteten, der Krebs zu 36 Prozent häufiger zurückkehrte als bei den Frauen, die 13 Stunden und mehr fasteten.[19] Nächtliche Fastenzeiten von über 13 Stunden, periodisches Scheinfasten und die Longevità-Diät zwischen den Diätzyklen ermöglichen gesunde, aber niedrige Blutzucker-, Insulin- und IGF-1-Spiegel und ein gesundes Gewicht. Sie sollten sich in der Kombination als hilfreich gegen das Überleben von Krebszellen und die Metastasenbildung erweisen und dürften potenziell auch die Remissionschancen verbessern.

Auch wenn wir den idealen Blutzuckerspiegel nicht kennen, können wir aufgrund der oben genannten Daten spekulieren, dass ein stabiler Nüchternblutzucker um 70 mg/dl bei Krebs sowohl unbedenklich als auch machbar sein dürfte. Das bedeutet umgekehrt nicht, dass die Mehrzahl der Krebspatienten einfach diesen Wert anstreben sollte. In künftigen Studien könnte sich herausstellen, dass noch niedrigere Glukosespiegel vorteilhaft sind, aber da wir auch die Nährstoffversorgung und die körperliche Stabilität der Patientinnen und Patienten im Auge behalten müssen, sind die 70 mg/dl als Zielwert empfehlenswert. Beachten Sie dabei bitte, dass sehr niedrige Glukosewerte sich negativ auf die Immunzellpopulationen auswirken könnten, die Krebszellen bekämpfen sollen.

Zusammengefasst lauten die Empfehlungen für die tägliche Ernährung und Bewegung während der Krebstherapie zwischen den Behandlungszyklen wie folgt (und sollten unabhängig vom Scheinfasten mit dem behandelnden Arzt besprochen werden):

1. die Longevità-Diät einhalten (siehe Kapitel 3 in meinem Buch *Iss dich jung*)
2. wenig Zucker und raffinierte Kohlenhydrate
3. wenig, aber ausreichend Protein (0,7 bis 0,8 Gramm pro Kilogramm Körpergewicht und Tag aus pflanzlichen Proteinträgern oder Fisch). Diese Menge kann etwas erhöht werden, falls Muskelmasse oder Muskelfunktion zurückgehen.
4. über Nacht 13 bis 14 Stunden fasten
5. Bewegung und Krafttraining (siehe Kapitel 3)

WEITERE ERNÄHRUNGSTHERAPIEN BEI DER BRUSTKREBSBEHANDLUNG: DIE KETOGENE DIÄT

Eine ketogene Ernährung stellt normale Kalorienmengen bereit, enthält jedoch viel Fett und nur sehr wenig Kohlenhydrate. Traditionell wird sie bei Kindern zur Behandlung refraktärer Epilepsie eingesetzt, einer Epilepsieform, die auf Medikamente nicht anspricht.[20] Die Makronährstoffe werden hier im Verhältnis von vier Teilen Fett auf je einen Teil Kohlenhydrate und Proteine aufgenommen.

Ketogene Diäten werden in der Naturheilkunde zunehmend auch für das Krebsmanagement eingesetzt. Klinische Studien zur ketogenen Ernährung haben sich bisher jedoch auf Hirntumoren konzentriert. Die ersten klinischen Studien deuten darauf hin, dass die ketogene Diät für sich allein genommen bei Krebspatienten wahrscheinlich keine substanzielle therapeutische Wirkung entfaltet und dass die möglichen Vorteile dieser Ernährungsform in Kombination mit anderen, konventionellen Ansätzen, je nach

Typ oder Subtyp des Tumors, geprüft werden sollten, darunter Chemotherapie, Radiotherapie, antiangiogene Therapien (die eine Neubildung von Blutgefäßen unterbinden), PI3K-Inhibitoren (Substanzen, die Enzyme hemmen, die zu den Signalwegen für Zellwachstum und Zellstoffwechsel zählen) und Fasten oder Scheinfasten.[21]

In Bezug auf ketogene Ernährung und Brustkrebs möchte ich mich an dieser Stelle auf die Wirkung bei Patientinnen mit und ohne Metastasen konzentrieren. In einer randomisierten, kontrollierten Studie wurden 60 Patientinnen mit lokal fortgeschrittenem oder metastasierendem Brustkrebs und einer geplanten Chemotherapie gebeten, sich drei Monate lang entweder ketogen (Studiengruppe) oder normal (Kontrollgruppe) zu ernähren. Bei den Frauen, die sich ketogen ernährten, gingen Nüchternblutzucker, Gewicht und Körperfettanteil zurück, ohne dass es zu schwerwiegenden unerwünschten Nebenwirkungen kam.[22] In einer anderen Studie erhielten 40 von 80 Patientinnen, die sich einer Chemotherapie unterzogen, zwölf Wochen lang eine ketogene Ernährung, während die anderen normale Kost zu sich nahmen. Dabei gingen bei denen, die eine ketogene Diät einhielten, Entzündungsmarker, Insulin und Tumorgröße zurück.[23]

Trotz der vielversprechenden Ergebnisse bei ketogener Ernährung gibt es keine schlüssigen Daten zu deren Wirksamkeit gegen die Krebsprogression bei Patienten, auch wenn Blutzucker und IGF-1 sinken können. Ein wichtiges Argument dabei ist, dass eine ketogene Ernährung zumeist nicht vornehmlich pflanzlich ist, sondern einen hohen Anteil tierischer Proteine enthält, was bei bestimmten Krebsarten die Progression beschleunigen kann. Bei fortgeschrittenem unheilbarem Krebs und sofern neue klinische Studien positiv ausfallen, sollten Patienten sich ärztlich und ernährungstherapeutisch beraten lassen, ob sie eine weitgehend pflanzliche und relativ proteinarme ketogene Ernährung ausprobieren und dabei ihr Augenmerk auf den Erhalt ihrer Muskelmasse und die Vermeidung einer Mangelernährung richten sollten. Wer sich für eine ketogene Ernährungsform entscheidet, kann zwischendurch zu Zyklen mit Scheinfasten und zur Longevità-Diät wechseln. Diesen Ansatz haben unsere Kliniken bereits bei einer Reihe von Patienten gewählt, besonders solchen mit Gliomen (Abbildung 4.12).[24] Nachfolgend beschreibe ich ein Beispiel für eine sehr aggressive Behandlung, bei der verschiedene Strategien kombiniert wurden.

Woche	**1**							**2**						
Tag	1	2	3	4	5	6	7	8	9	10	11	12	13	14
						Therapie								
Ernährung	Normale Ernährung		Scheinfasten					Longevità-Diät						

Woche	**3**							**4**						
Tag	15	16	17	18	19	20	21	22	23	24	25	26	27	28
Ernährung	Longevità-Diät							Ketogene Ernährung						

4.12 *Beispiel für eine vierwöchige Spezialdiät in Kombination mit einer sehr aggressiven Behandlung bei einem Krebs, der nicht auf Standardtherapien anspricht. Das Schema muss von einem erfahrenen Team oder im Rahmen einer klinischen Studie angepasst werden. In diesem Fall erfolgte die Therapie alle vier Wochen in Kombination mit Scheinfasten, gefolgt von zwei Wochen Longevità-Diät, einer Woche ketogener Ernährung und zwei Tagen normaler Ernährung. Dabei wurden Gewicht, Muskelmasse, Blutmarker und Krebsprogression aufgezeichnet.*

FALLGESCHICHTEN UND ERFAHRUNGEN

Nora Quinn, Kalifornien

Bei Nora wurde im Frühjahr 2009 Brustkrebs diagnostiziert. Was zunächst nach einer Zyste aussah, entpuppte sich als maligner, hochaggressiver triple-negativer Brustkrebs im Stadium I. Die Patientin wurde zweimal operiert und erhielt eine Reihe radiologischer Behandlungen. Vor Beginn der vorgesehenen Chemotherapie las Nora in der *Los Angeles Times* einen Artikel, in dem eine unserer Studien zu Brustkrebs an Mäusen beschrieben wurde.

Die eine Gruppe Mäuse erhielt nur Chemotherapie, die andere fastete zusätzlich vor der gleichen Behandlung zwei Tage. Im Rückblick sagte Nora: »Der Unterschied bei der Überlebensrate war frappierend. Nur ein kleiner Teil der Mäuse, die lediglich eine Chemotherapie erhielten, überlebte. In der zweiten Gruppe hingegen überlebten fast alle Mäuse. Alle Mäuse der ersten Gruppe verloren einen Teil ihrer Haare, wohingegen den Mäusen in der zweiten Gruppe die Haare nicht ausgingen. Ich weiß noch, wie ich dachte: ›Na, ich weiß, zu welcher Gruppe ich gehören will!‹«

Sie überlegte, dass keiner ihrer Ärzte etwas über den Einfluss der Ernährung auf Brustkrebs erwähnt hatte, im Gegenteil: Jede Praxis, die sie aufsuchte, hatte eine Bonbonschüssel auf dem Tresen stehen, und die meisten dort Beschäftigten waren übergewichtig. Nora entschied sich für zweimaliges siebentägiges Wasserfasten (was ich nicht empfehle).

Sie schrieb: »Meine erste Chemotherapie war am 3. Juli 2009. Als ich in den Infusionsraum kam, stand dort ein Tisch voller Feiertags-Cupcakes mit Zuckerguss in den Nationalfarben, Kekse, Brownies, Muffins und Süßigkeiten für die Patientinnen und Mitarbeiterinnen. Auf dem ganzen Tisch gab es kein einziges Stück Obst oder irgendetwas, das man als gesund bezeichnen könnte. Ich fragte eine Angestellte, warum es nur Süßes gäbe, und sie sagte: ›Oh, wir wollen nur, dass alle viel Kalorien aufnehmen, weil sie doch Krebs haben.‹ Das kam mir verrückt vor. Ich bekam viermal Chemotherapie. Immer stand ein Tisch voll Kuchen für die Patienten bereit.«

Ein paar Jahre nach ihrer Diagnose nahm Nora an der University of Southern California (USC) an einer Studie teil, die das Scheinfasten an gesunden Patientinnen testen sollte. Nach Abschluss der Studie versuchte Nora, zeitweilig mit 500 Kalorien pro Tag auszukommen, wobei es ihr jedoch nie annähernd so gut ging, wie während der Studie, als sie nur das gegessen hatte, was sie dort bekam. »Ich bin sehr froh, dass das fünftägige Scheinfastenprogramm inzwischen für alle verfügbar ist«, schrieb sie später. »Inzwischen habe ich es viele Male umgesetzt. Am Anfang ist es hart, aber wenn ich vor dem Einschlafen daran denke, was ich am nächsten Tag zu essen bekomme, wird es viel leichter. Nach dem Zyklus fühle ich mich immer wie neu.«

Bis 2023 war ihr Brustkrebs nicht zurückgekehrt. Vor einigen Jahren fiel bei einer Mammographie eine Läsion in ihrer zweiten Brust auf, und ihr wurde geraten, umgehend eine Ultraschalluntersuchung machen zu lassen. Nora ging nach Hause und fastete sieben Tage. Danach erfolgte der Ultraschall. Die Läsion war weg. »Ich kann mich glücklich schätzen, dass ich die Arbeit von Dr. Longo entdeckt habe«, sagt Nora.

Christopher Gregg, Ph.D., Associate Professor für Neurobiologie und Humangenetik, University of Utah

Christopher ist Wissenschaftler. Er hat Brustkrebs im Stadium IV, was bedeutet, dass der Krebs in andere Teile des Körpers gestreut hat. Im Verlauf der letzten Jahre hat er meinen Rat befolgt, das Scheinfasten in seine Behandlung einzubinden.

Dafür kombiniert er jede Infusionsbehandlung mit Scheinfasten oder einem 48-stündigen Wasserfasten und setzt zusätzlich auf intermittierendes Fasten (der Nahrungsaufnahme nur zwischen zehn und 18 Uhr). Zu Beginn hatte Christopher etliche Knochenmetastasen in Wirbelsäule, Hüften und Femur. Nach sieben Monaten Chemotherapie und Fasten war er in Scans und bei den Tumormarkern frei von Krankheitszeichen. Das ist ein ungewöhnliches Ergebnis, passt aber zu dem, was wir bei Patientinnen und Patienten beobachten konnten, die an klinischen Studien teilnahmen. Bis auf Weiteres befindet Christopher sich in Remission und führt alle drei Monate ein Scheinfasten durch, mindestens einmal im Monat 48 Stunden Wasserfasten und an fünf Tagen pro Woche sein intermittierendes Fasten zwischen zehn und 18 Uhr.

ZUSAMMENFASSUNG: BRUSTKREBS BEHANDELN

- Befolgen Sie die onkologischen Empfehlungen und die Standardtherapie (Operation, Radiotherapie, Immuntherapie, Chemotherapie, Kinaseinhibitoren und so weiter), die auf dem konkreten Stadium und der Biologie Ihres Tumors beruhen.
- Besprechen Sie mit Ihrem Onkologen oder Ihrer Onkologin bei der Festlegung der Standardtherapie, ob eine Kombination mit einer fastenimitierenden Diät angebracht erscheint.
- Wenn aus ärztlicher oder ernährungsmedizinischer Sicht nichts dagegenspricht, fasten Sie während der Therapie für 13 bis 14 Stunden am Tag. (Zum Beispiel könnten Sie nur zwischen 8 Uhr und 18 Uhr etwas essen.)

- Halten Sie zwischen den Behandlungszyklen die Longevità-Diät ein.
- Falls die in diesem Kapitel beschriebenen Therapiekombinationen nicht ausreichen, könnten Sie zusammen mit Ihrem Onkologen und einer Ernährungsfachkraft überlegen, ob Sie die fastenimitierende Diät und die Longevità-Diät zeitweise durch eine proteinarme, auf Pflanzen und Fisch basierende ketogene Ernährungsform ersetzen. Dabei muss jedoch sichergestellt werden, dass diese keine negativen Auswirkungen auf Ihre Körpermasse oder Ihr Immunsystem hat.
- Achten Sie auf ein normales Körpergewicht.
- Bleiben Sie körperlich aktiv und treiben Sie nach Rücksprache mit Ihrem Onkologen Sport.
- Bemühen Sie sich darum, Ihren Phase Angle (PhA, ein Indikator für die Muskelfunktion) über 5 zu halten, indem Sie mindestens drei- bis viermal pro Woche 30 bis 40 Minuten an Ihrer Muskelkraft arbeiten. Dafür können Sie sich an das Video auf der Create-Cures-Website halten (zu finden unter »Exercise and Longevity«).

5.

FASTEN, ERNÄHRUNG UND GYNÄKOLOGISCHE KREBSERKRANKUNGEN

Für ihre Beiträge und das Prüfen dieses Kapitels danke ich M.D. Giuseppe Curigliano, Leiter der Division of Early Drug Development am European Institute of Oncology, IRCCS, in Mailand und Associate Professor für medizinische Onkologie an der Universität Mailand; M.D. Alessandro Laviano, Associate Professor of Medicine am Department of Translational and Precision Medicine an der Sapienza-Universität Rom; Prof. Dr. med. Andreas Michalsen, Professor für Klinische Naturheilkunde am Institut für Sozialmedizin, Epidemiologie und Gesundheitsökonomie der Charité Universitätsmedizin Berlin und Chefarzt der Abteilung Innere Medizin und Naturheilkunde am Immanuel Krankenhaus Berlin, und M.D. Hanno Pijl, Internist und Endokrinologe in der Abteilung Innere Medizin des Leiden University Medical Center in den Niederlanden und Professor für Diabetologie an der Universität Leiden.

Gynäkologische Krebserkrankungen: Was ist das, und wie werden sie behandelt?

In den USA wird jedes Jahr bei rund 94 000 Frauen eine gynäkologische Krebserkrankung diagnostiziert. Darunter versteht man alle bösartigen Neubildungen an den weiblichen reproduktiven Organen und den Genitalien. Die fünf wichtigsten gynäkologischen Krebserkrankungen sind Eierstockkrebs, Gebärmutterhalskrebs, Gebärmutterkrebs, Vaginalkrebs und Vulvakrebs.[1]

1. Global gab es 2020 ca. 314 000 neue Fälle von Eierstockkrebs.[2]
2. Gebärmutterhalskrebs zählt mit über 600 000 Neuerkrankungen im Jahr 2020 zu den häufigsten gynäkologischen Krebserkrankungen der Welt.[3]
3. Gebärmutterkrebs gehört in den Industrienationen zu den häufigsten gynäkologischen Krebserkrankungen mit global steigender Inzidenz (von 320 000 Neuerkrankungen im Jahr 2012 auf über 417 000 neue Fälle im Jahr 2020).[4]

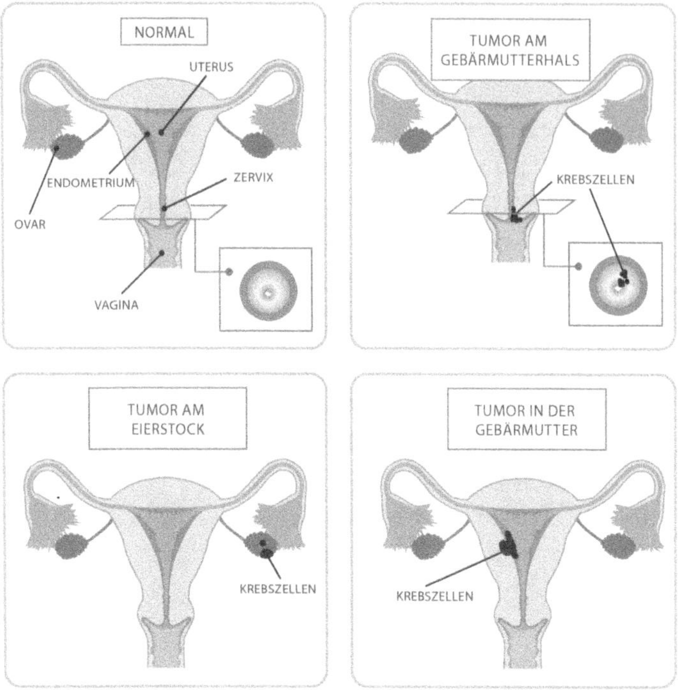

5.1 *Krebserkrankungen der Ovarien, der Zervix und des Endometriums zählen zu den häufigsten gynäkologischen Krebsformen. Ein Ovarialkarzinom entsteht aus der Oberfläche der Eierstöcke. Ein Endometriumkarzinom beginnt in der Zellschicht, die den Uterus auskleidet (Endometrium). Ein Zervixkarzinom bildet sich in den Zellen der Zervix, dem unteren Teil des Uterus, der die Gebärmutter mit der Vagina verbindet.*

Das Ovarialkarzinom und seine Behandlung

Eierstockkrebs betrifft Frauen aller Altersstufen mit einem Schwerpunkt in der Altersgruppe zwischen 50 und 65. Die Inzidenz ist zwar relativ niedrig, aber Eierstockkrebs kann sehr aggressiv sein, was möglicherweise daran liegt, dass er in frühen Stadien oft keine erkennbaren Symptome verursacht und deshalb vielfach erst diagnostiziert wird, wenn er schon fortgeschritten ist.

Zu den wichtigsten Risikofaktoren für ein Ovarialkarzinom bei Frauen zählen Nulliparität (nie ein Kind geboren zu haben), eine Erstschwangerschaft nach dem 35. Lebensjahr, eine Hormonersatztherapie, frühe Menarche (Einsetzen der ersten Regelblutung) und späte Menopause. Schützende Faktoren sind eine Schwangerschaft vor dem 25. Geburtstag, eine hohe Anzahl von Schwangerschaften, die Verhütung mit der Pille und Stillen.

Ovarialkarzinome werden entsprechend der Zellen, von denen sie ausgehen, in unterschiedliche Kategorien aufgeteilt, wobei 90 Prozent der bösartigen Tumoren aus Epithelzellen in der Schleimhaut entstehen, die die äußere Oberfläche der Eierstöcke überzieht (epitheliales Ovarialkarzinom).

Der erste Schritt der Therapie ist eine Operation, deren Ausmaß von Typ und Stadium des Tumors abhängt. Bei fortgeschrittenem Eierstockkrebs geht es darum, alle makroskopisch erkennbaren Teile des Tumors zu entfernen. Wenn das gelingt, besteht eine bessere Prognose und die Chemotherapie kann besser wirken.

Nach der Operation erfolgen in der Regel wiederholte Zyklen Chemotherapie oder eine gezieltere Therapie.[5]

Das Zervixkarzinom und seine Behandlung

Der Hauptrisikofaktor für Gebärmutterhalskrebs ist die in der Regel asymptomatische Infektion mit dem humanen Papillomavirus (HPV), die in erster Linie beim sexuellen Kontakt erfolgt und rasch eigenständig abheilt. Im Verlauf ihres Lebens werden rund 75 Prozent aller Frauen mindestens ein Mal vom HPV infiziert. Mitunter kommt es im Anschluss zu anomalem Gewebewachstum wie Warzen und anderen Zellveränderungen. Unbehandelt können sich diese gutartigen Veränderungen zu Tumoren weiterentwickeln, was jedoch 20 bis 30 Jahre dauern kann. Tumoren, die bei 45- bis 50-jährigen Frauen gefunden werden, können also von Infektionen aus der Teenagerzeit oder den Jahren Anfang 20 herrühren. Weitere Risikofaktoren, die jedoch deutlich weniger Einfluss haben als das Papillomavirus, sind Rauchen und sexuell übertragbare Krankheiten wie Chlamydien, Herpes und so weiter.

Die gute Nachricht ist, dass das Zervixkarzinom zunehmend zu einer vermeidbaren Erkrankung wird, seit es gegen die Papillomavirus-Infektion einen Impfstoff gibt. Ergänzend können Abstriche am Muttermund (HPV-Test, PAP-Test) die Infektion im Frühstadium anzeigen.

Die Therapieoptionen hängen davon ab, wie weit der Tumor vorgedrungen ist und wie alt die Patientin ist. Sie umfassen Operation, Chemotherapie und Radiotherapie sowie bei metastasierenden Tumoren eine Immuntherapie.

Das Endometriumkarzinom und seine Behandlung

Bei der Menstruation wird das Endometrium – die innere Schleimhaut der Gebärmutter – auf natürliche Weise abgestoßen. Für Frauen, die noch menstruieren, ist das ein Schutzfaktor vor Gebärmutterkrebs. Aus diesem Grund wird diese Krebsart häufiger bei Frauen nach der Menopause diagnostiziert. Weitere nachweisliche Risikofaktoren für einen solchen Tumor sind Adipositas und Typ-2-Diabetes. Da ein Endometriumkarzinom Symptome zeigt (zum Beispiel erneute Blutungen nach der Menopause), wird dieser Krebs oft zu einem Zeitpunkt entdeckt, in dem er noch auf den Uterus begrenzt ist. Die Chancen auf eine erfolgreiche Behandlung und Remission sind daher häufig gut.

Die konservative Therapie bei einem Endometriumkarzinom stützt sich auf die Gabe von Hormonen mit Progesteronen (Steroidhormonen), damit die Krebszellen absterben und das Endometrium sich normalisiert.[6]

FASTEN UND SCHEINFASTEN BEI DER BEHANDLUNG GYNÄKOLOGISCHER KREBSERKRANKUNGEN

Laborstudien

In unserer Mäusestudie von 2012 testeten wir die Wirkung von Fasten auf verschiedene Krebsarten, darunter auch Eierstockkrebs. Dabei konnten wir nachweisen, dass Fastenzyklen allein das Wachstum menschlicher Ovarialkarzinomzellen zwar nicht verlangsamen konnten, aber eine Chemotherapie oder die Kombination aus Fastenzyklen und Chemotherapie das Wachstum der Tumoren erfolgreich verhinderten.[7]

Ohne die ergänzenden Fastenzyklen erlagen die behandelten Mäuse allerdings vorzeitig den Nebenwirkungen der Chemotherapie. Die Kombination aus Fasten und Chemotherapie half sowohl gegen das Krebswachstum als auch gegen die Toxizität der Chemotherapie (Abbildung 5.2).

Ausgehend von unseren Studien mit vielen anderen Krebsarten bei Maus und Mensch ist die Kombination verschiedener Therapien gegen ein Ovarialkarzinom mit Scheinfasten wahrscheinlich wirksamer als die Standardtherapien allein. Es ist davon auszugehen, dass der zyklische Einsatz des Scheinfastens nicht nur die Toxizität der Standardbehandlung mindert, sondern zugleich auch deren Wirksamkeit erhöht. Es sind jedoch noch große randomisierte klinische Studien erforderlich, die den Einsatz von Fasten oder einer fastenimitierenden Diät bei gynäkologischen Krebserkrankungen untersuchen und prüfen, ob dieser Ansatz die Wirkung der Krebstherapie beim Menschen genauso verbessert wie bei Mäusen.

2020 beendeten wir eine Mausstudie, in der wir prüften, ob eine fastenimitierende Diät bei einer Tamoxifen-Behandlung die gynäkologischen Nebenwirkungen reduzieren kann. Tamoxifen

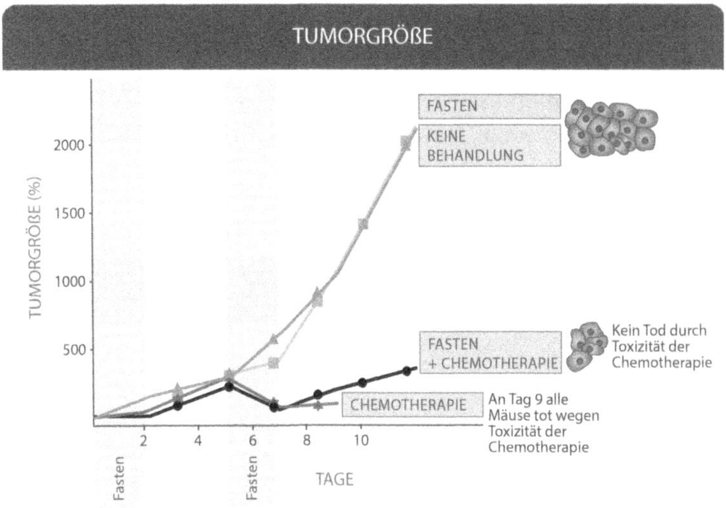

5.2 *Fastenzyklen allein konnten bei Mäusen das Krebswachstum nicht verlangsamen, wohingegen Chemotherapie oder die Kombination aus Fastenzyklen und Chemotherapie das Wachstum von humanen Ovarialkarzinomzellen wirksam stoppen konnten. Allerdings starben alle Mäuse, die nur die Chemotherapie erhielten, frühzeitig an den Nebenwirkungen der Therapie. Modifiziert nach Changhan Lee et al.: »Fasting Cycles Retard Growth of Tumors and Sensitize a Range of Cancer Cell Types to Chemotherapy«,* Science Translational Medicine 4, *no. 124 (2012): 124ra27.*

ist ein Wirkstoff aus der Hormontherapie, der bei Brustkrebspatientinnen die Östrogenwirkung blockiert, aber zu einem übermäßigen Wachstum der Gebärmutterschleimhaut (Endometrium) führen kann. Wir konnten aufzeigen, dass Zyklen mit einer fastenimitierenden Diät bei Mäusen, die Tamoxifen erhielten, nicht nur das Endometriumwachstum und das Gewicht des Uterus reduzierten, sondern dass diese Wirkung sogar bei den Mäusen eintrat, die keine Hormontherapie erhielten. Das erhöht die Chance, dass auch die fastenimitierende Diät potenziell das Endometriumwachstum reduziert (Abbildung 5.3), das für Frauen ohne Krebs einen Risikofaktor für ein Endometriumkarzinom darstellt. Aus diesen Gründen sollten bei Frauen mit gynäkologischen Krebserkrankungen jedweder Art, aber auch Frauen mit atypischem Endometriumwachstum unbedingt die Auswirkungen von Scheinfasten-Zyklen in Kombination mit den Standardtherapien geprüft werden.[8]

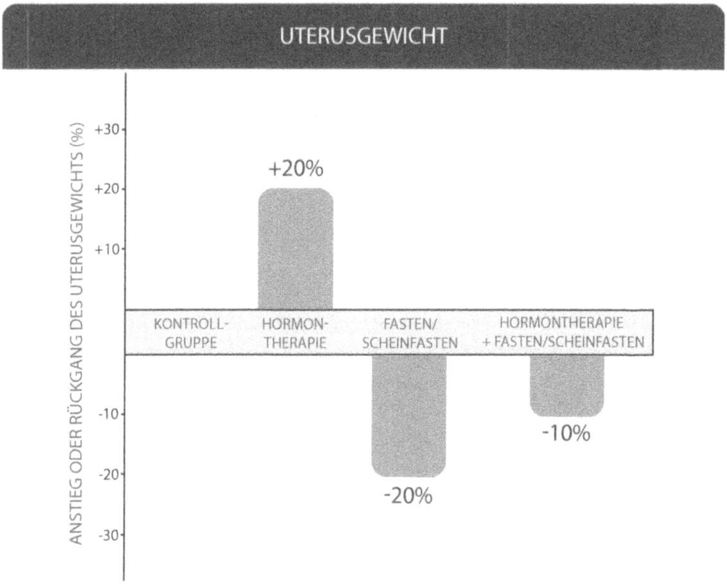

5.3 *Hormontherapie mit Tamoxifen blockiert bei Mäusen mit Brustkrebs nicht nur die Östrogenwirkung, sondern führt auch zu übermäßigem Endometriumwachstum samt erhöhtem Gewicht. Das ist ein Risikofaktor für ein Endometriumkarzinom. Zyklisches Fasten oder Scheinfasten reduzierte nicht nur bei den mit Tamoxifen behandelten Mäusen das Uterusgewicht und das Endometriumwachstum, sondern auch bei Mäusen ohne Hormontherapie. Modifiziert nach Irene Caffa et al.: »Fasting-Mimicking Diet and Hormone Therapy Induce Breast Cancer Regression«,* Nature *583, no. 7817 (2020): 620–24.*

FASTEN UND FASTENIMITIERENDE DIÄTEN BEI GYNÄKOLOGISCHEN KREBSERKRANKUNGEN: KLINISCHE STUDIEN

Auch wenn der Einsatz von Fasten und fastenimitierenden Diäten bei Patientinnen mit gynäkologischen Krebserkrankungen noch in den Kinderschuhen steckt, stellen wir hier Fallbeispiele und klinische Studien vor.

Fallberichte aus gynäkologischen Kliniken

Schon vor der Veröffentlichung unseres ersten Artikels zur Wirkung von Fasten bei der Krebsbehandlung von Mäusen im Jahr 2008[9] begannen der Arzt Fernando Safdie, der damals in meinem Labor an der USC in Los Angeles arbeitete, und ich mit der Sammlung onkologischer Behandlungsdaten zu Patienten, die parallel zu ihrer Krebstherapie (meist einer Chemotherapie) fasteten. Unter den zehn Personen, die in diesen ersten klinischen Bericht zu Fasten und Krebs aufgenommen wurden, waren zwei Frauen mit gynäkologischen Krebserkrankungen (Uterus und Ovarien).[10]

PATIENTIN 1: 74-JÄHRIGE FRAU, UTERUSKARZINOM STADIUM IV

- Während des ersten Chemotherapiezyklus ernährte sich die Patientin normal und berichtete von Fatigue, Schwäche, Haarausfall, Kopfschmerzen und Magen-Darm-Problemen.
- In den Zyklen 2 bis 6 fastete die Patientin parallel zur Chemotherapie und gab weniger Nebenwirkungen an (Abbildung 5.4).

Gewählte Fastenmethode:

1. 36 Stunden vor der Behandlung mit Carboplatin plus Paclitaxel beim zweiten Zyklus Chemotherapie
2. 60 Stunden vor der Behandlung mit Carboplatin plus Paclitaxel in den Zyklen 3 und 4 *und*
3. 60 Stunden vor und 24 Stunden nach derselben Chemotherapie in den Zyklen 5 und 6

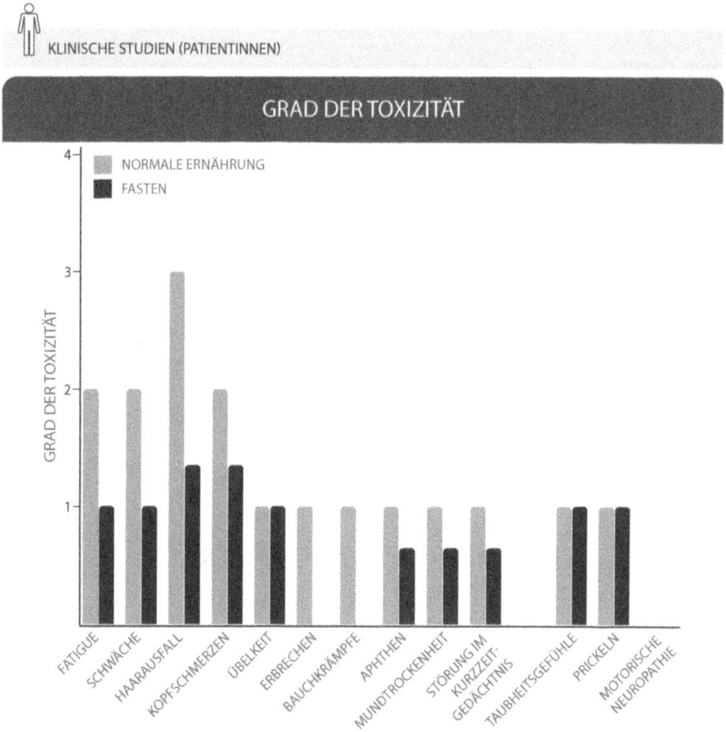

5.4 *Die Nebenwirkungen der Chemotherapie einer 74-Jährigen mit Uteruskrebs Stadium IV (Metastasen in Blase oder Darm) waren generell höher in dem Zyklus der Chemotherapie, in dem sie nicht fastete als in den Zyklen, in denen sie fastete. In manchen Fällen scheinen die Nebenwirkungen ganz auszubleiben.Das Toxizitätsniveau reichte von 0 (nicht toxisch) bis 4 (hochtoxisch). Modifiziert nach Fernando M. Safdie et al.: »Fasting and Cancer Treatment in Humans: A Case Series Report«,* Aging *1, no. 12 (2009): 988–1007.*

Nach den Fastenzyklen zusammen mit der Standardtherapie zeigten die Ergebnisse eine 87-prozentige Reduktion von CA 125 (Cancer Antigen 125), einem der Hauptmarker im Zusammenhang mit der Progression eines Ovarialkarzinoms, und eine Reduktion der Lymphknotengröße (bestimmt durch Computertomographie [CT]). Da diese Wirkungen auch auf die Standardtherapie allein zurückgehen könnten, wissen wir jedoch nicht, wie viel das Fasten zu den positiven Ergebnissen beigetragen hat.

PATIENTIN 2: 44-JÄHRIGE FRAU, EIERSTOCKKREBS STADIUM IA

Bei einer 44-jährigen weißen Frau wurde am rechten Eierstock eine Raumforderung von zehn bis zwölf Zentimetern entdeckt. Es handelte sich um ein Karzinosarkom Stadium IA am Eierstock ohne Krebsnachweis in den Lymphknoten. Ein Karzinosarkom ist ein bösartiger Krebs mit Anteilen eines Karzinoms (Krebs des Epithelgewebes wie Haut und Gewebe, das die inneren Organe überzieht oder auskleidet) und eines Sarkoms (Krebs des Bindegewebes, darunter Knochen, Fett und Knorpel).

Der Fall verlief wie folgt:

- Die Patientin erhielt sechs Zyklen Chemotherapie mit Ifosfamid und CDDP.
- Danach war sie zunächst krankheitsfrei, bis ein MRT ein Jahr später multiple neue Herde in der Lunge aufzeigte. Daraufhin wurde eine Chemotherapie mit Paclitaxel, Carboplatin und Bevacizumab eingeleitet.
- Ein CT-Scan im November ergab eine Krebsprogression.
- Die Behandlung wurde auf Gemcitabin plus Paclitaxel (Handelsname: Taxol) umgestellt und durch G-CSF (Neulasta) ergänzt, das das Wachstum der weißen Blutkörperchen stimuliert und das Infektionsrisiko senkt.

- Nach der ersten Dosis Gemcitabin (900 mg/m^2) kam es bei der Patientin zu einer länger anhaltenden Neutropenie, also einer anomal niedrigen Anzahl an Neutrophilen (ein bestimmter Typ weißer Blutkörperchen), was das Infektionsrisiko erhöht. Außerdem entwickelte sie eine Thrombozytopenie, bei der die Anzahl der Thrombozyten (Blutplättchen), die für die Blutgerinnung erforderlich sind, stark absinkt. Diese beiden Krankheitsbilder erzwangen eine Verzögerung bei der Therapie.
- Im zweiten Behandlungszyklus erhielt die Patientin eine kleinere Dosis Gemcitabin (720 mg/m^2), reagierte jedoch erneut mit anhaltender Neutropenie und Thrombozytopenie, was die weitere Behandlung erneut verzögerte.
- Beim dritten bis sechsten Behandlungszyklus fastete die Patientin 62 Stunden vor und 24 Stunden nach der Chemotherapie.

Nachdem die Standardtherapie durch Fastenzyklen ergänzt worden war, traten folgende Ergebnisse ein:

1. eine raschere Wiederherstellung des Blutbilds, sodass die Chemotherapie planmäßig durchgeführt werden konnte (720 mg/m^2 Gemcitabin an Tag 1 plus 720 mg/m^2 Gemcitabin und 80 mg/m^2 Paclitaxel [Taxol] an Tag 8).
2. Beim fünften Zyklus fastete sie nach demselben Schema und erhielt die volle Dosis Gemcitabin (900 mg/m^2) und Paclitaxel.
3. Ihre Blutkörperchenzahl (Neutrophile, Lymphozyten, Blutplättchen und so weiter) wies in den Zyklen, in denen die Chemotherapie mit Fasten kombiniert wurde, konsistente Verbesserungen auf (Abbildung 5.5).

Bemerkenswert dabei ist, dass die Verbesserungen durch Fasten diejenigen, die durch Neulasta – ein Medikament, das das Wachstum weißer Blutkörperchen stimuliert – erzielt wurden, noch steigerte. Um solche Kombinationstherapien zu überprüfen, sind jedoch noch randomisierte klinische Studien erforderlich.

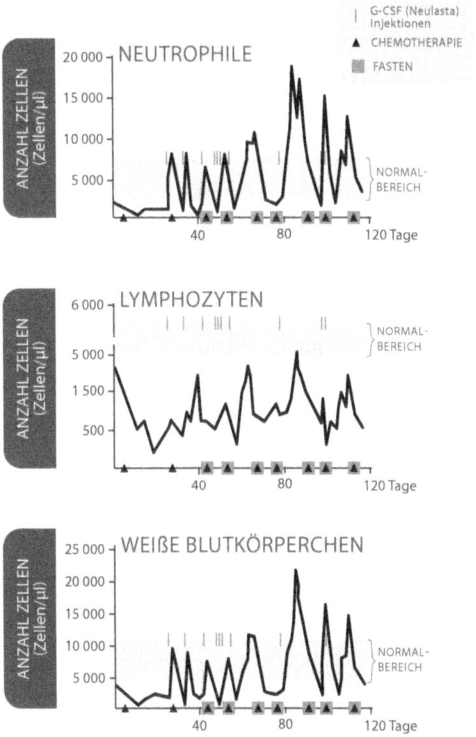

5.5 *Die 44-jährige Patientin mit malignem Ovarialkarzinosarkom zeigte während der Zyklen, in denen die Chemotherapie mit Fasten plus G-CSF (Neuroblasta) kombiniert wurde, nicht aber bei der Kombination von Chemotherapie mit G-CSF und normaler Ernährung, eine Verbesserung bei der Anzahl der weißen Blutkörperchen einschließlich der Neutrophilen (die vor Infektionen schützen) und der Lymphozyten (die ebenfalls Teil des Immunsystems sind). Modifiziert nach: Fernando M. Safdie et al.: »Fasting and Cancer Treatment in Humans: A Case Series Report«,* Aging *1, no. 12 (2009): 988–1007.*

KLINISCHE STUDIE 1: UNBEDENKLICHKEIT UND MACHBARKEIT VON 24- BIS 72-STÜNDIGEM FASTEN IN KOMBINATION MIT CHEMOTHERAPIE

In dieser klinischen Studie der Onkologen Tanya Dorff und David Quinn in Zusammenarbeit mit meiner Gruppe am Norris Comprehensive Cancer Center der University of Southern California in Los Angeles sollten 20 Patientinnen und Patienten (17 Frauen und 3 Männer), die meisten mit gynäkologischen Krebserkrankungen oder Brustkrebs, ergänzend zur Chemotherapie – die zumeist Gemcitabin und Cisplatin enthielt – 24, 48 oder 72 Stunden fasten. Es ging dabei in erster Linie nicht um die Antitumor-Wirkung, sondern um die Toxizität.[11]

Das Hauptziel dieser kleinen Studie bestand in der Prüfung, ob die Kombination von ein- bis dreitägigem Fasten mit Chemotherapie unbedenklich ist. Darüber hinaus ließ sich damit auch beurteilen, ob ein längeres Fasten (72 Stunden) vor diversen Nebenwirkungen der Chemotherapie schützen könnte. Im Vergleich zu den Teilnehmenden, die nur 24 Stunden fasteten, schienen diejenigen, die 72 Stunden fasteten, weniger Übelkeit und Erbrechen zu entwickeln und weniger starke Einbrüche bei der Zahl der Blutkörperchen sowie weniger Neuropathie zu haben, die sich als Taubheit oder Schmerzen vor allem in den Händen und Füßen bemerkbar macht. Die Studie ergab zudem eine Reduzierung der DNA-Schäden an normalen Immunzellen bei Teilnehmenden, die entweder 48 oder 72 Stunden fasteten, gegenüber denen, die nur 24 Stunden fasteten (Abbildung 5.6). Das stimmt mit ähnlichen Ergebnissen bei Brustkrebspatientinnen überein.

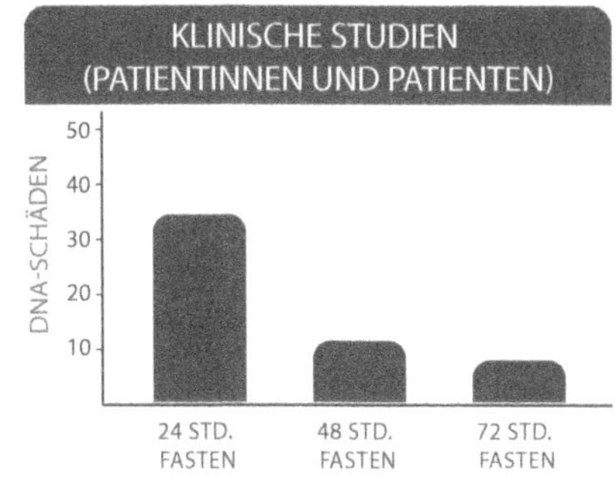

5.6 *Krebskranke, die 48 oder 72 Stunden fasteten, wiesen weniger DNA-Schäden an normalen Immunzellen auf als solche, die nur 24 Stunden fasteten. Modifiziert nach Tanya B. Dorff et al.: »Safety and Feasibility of Fasting in Combination with Platinum-Based Chemotherapy«,* BMC Cancer *16 (2016).*

In vielen Fällen war die Anzahl der Teilnehmenden jedoch zu gering für eine statistische Relevanz. Das unterstreicht die Notwendigkeit größerer randomisierter klinischer Studien, um solche kombinierten Therapien zu testen.

KLINISCHE STUDIE 2: AUSWIRKUNGEN EINER FASTENIMITIERENDEN DIÄT AUF DIE NEBENWIRKUNGEN EINER CHEMOTHERAPIE

In dieser klinischen Studie der Gruppe von Andreas Michalsen und eines onkologischen Teams an der Charité Universitätsmedizin Berlin wurde an Frauen mit Brust- oder Eierstockkrebs parallel zur Chemotherapie eine dreitägige modifizierte fastenimitierende Diät getestet. Die Studie war als randomisierte Crossover-Studie angelegt, das heißt, die Patientinnen erhielten entweder eine Chemotherapie bei normaler Ernährung oder in Kombination mit einer veganen fastenimitierenden Diät. Nach drei Zyklen Chemotherapie gingen diejenigen, die zuvor gefastet hatten, zur normalen Ernährung über, und diejenigen, die sich bisher normal ernährt hatten, erhielten die fastenimitierende vegane Diät.

Im Vergleich zu den Behandlungszyklen mit normaler Ernährung gaben die 34 Patientinnen, die die Studie abschlossen, weniger Nebenwirkungen und Verbesserungen bei der Lebensqualität an, wenn sie die Chemotherapie mit der modifizierten fastenimitierenden Diät kombinierten.

KLINISCHE STUDIEN 3 UND 4: FASTEN UND SEINE AUSWIRKUNG AUF DIE VERABREICHUNG VON CHEMOTHERAPIE BEI GYNÄKOLOGISCHEN TUMOREN

Die erste Studie wurde an 20 Patientinnen durchgeführt, darunter elf mit Eierstockkrebs, acht mit Gebärmutterkrebs und

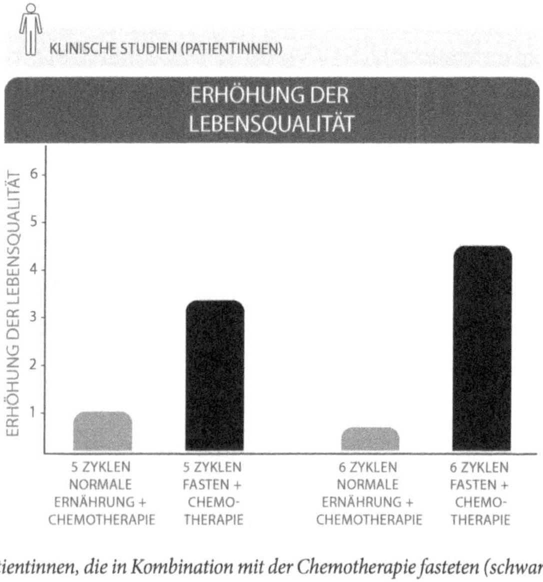

5.7 *Bei Patientinnen, die in Kombination mit der Chemotherapie fasteten (schwarze Balken), verbesserte sich im Verlauf der Behandlung die Lebensqualität, wohingegen bei denen, die sich normal ernährten (graue Balken), keine Verbesserung eintrat. Modifiziert nach: Courtney J. Riedinger et al.: »Water Only Fasting and Its Effect on Chemotherapy Administration in Gynecologic Malignancies«,* Gynecologic Oncology *159, no. 3 (December 2020): 799–803.*

eine mit Gebärmutterhalskrebs. 90 Prozent der Patientinnen bekamen ein Taxan und eine platinbasierte Chemotherapie. Vor und nach jedem Chemotherapiezyklus sollten sie je 24 Stunden fasten. Sie erhielten mindestens sechs Chemotherapiezyklen in Kombination mit Fasten oder ihrer normalen Ernährung.[12]

Dabei erwies sich das Kurzzeitfasten in Kombination mit der Chemotherapie bei Patientinnen mit gynäkologischen Krebserkrankungen ohne signifikante Toxizität oder Gewichtsverlust als unbedenklich. Bei den fastenden Patientinnen verbesserte sich im Laufe der Behandlung die Lebensqualität während der Chemotherapie (Abbildung 5.7), die Chemotherapiedosis musste seltener reduziert werden, und es kam bei ihnen seltener zu Verzögerungen bei den vorgesehenen Behandlungen (Abbildung 5.8).

Bemerkenswert ist zudem, dass in der Hälfte der Studiengruppe, die Chemotherapie und Fasten kombinierten, keine Krebsprogression zu beobachten war, wohingegen die Tumoren bei 20 Prozent der Teilnehmer, die sich normal ernährten, weiter fortschritten (Abbildung 5.9).

2020 stimmte ein BMC Cancer-Artikel mit den genannten Studien überein, dass ein viertägiges sehr kalorienarmes Fasten während der Chemotherapie die Toleranz gegenüber der Therapie erhöhen und ihre Toxizität verringern kann. Das sind die Ergebnisse einer Cross-Pilotstudie an 30 Patientinnen, davon 22 mit Brustkrebs, zwei mit Endometriumkarzinom, zwei mit Eierstockkrebs und vier mit Zervixkarzinom.[13]

Während der Hälfte der Chemotherapiezyklen fasteten die Patientinnen 96 Stunden (mit maximal 400 bis 600 Kalorien pro Tag), während der anderen Hälfte ernährten sie sich normal.

Bei modifiziertem Fasten 96 Stunden vor der Chemotherapie wurde die Therapie besser toleriert. Patientinnen, die fasteten, gaben weniger Nebenwirkungen wie Entzündungen im Mund (Stomatitis), Kopfschmerzen und allgemeine Schwäche

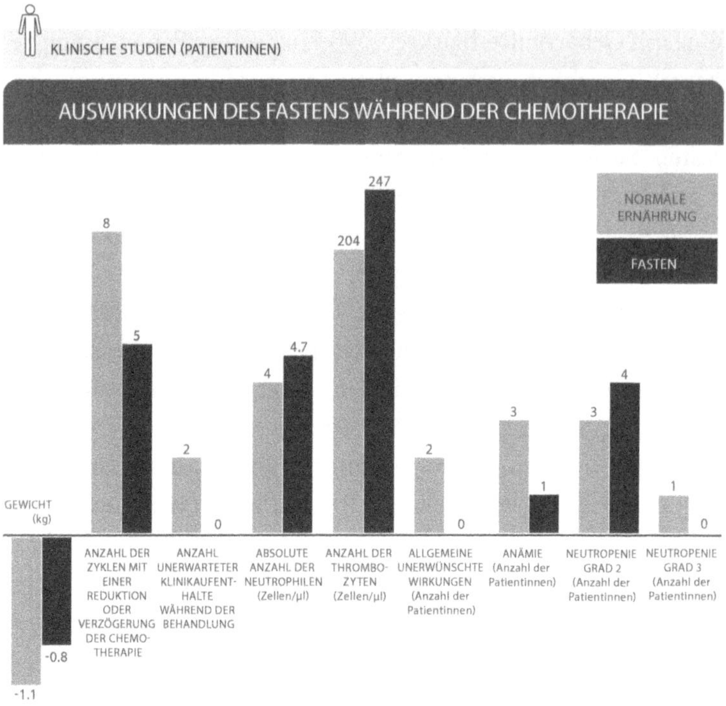

5.8 *Bei Patientinnen, die die Chemotherapie mit Fasten kombinierten, zeigte sich (1) ein geringerer Gewichtsverlust; (2) weniger verzögerte oder reduzierte Chemotherapiezyklen; (3) keine unerwarteten Krankenhausaufenthalte; (4) eine Zunahme der weißen Blutkörperchen (Neutrophile, also Blutkörperchen, die für das Immunsystem wichtig sind, und Blutplättchen, die an der Blutgerinnung beteiligt sind); (5) weniger bis keine schweren Nebenwirkungen; (6) weniger Anämie; (7) weniger Neutropenie dritten Grades (schwerwiegender), aber etwas mehr Neutropenie zweiten Grades (weniger schwerwiegend). Modifiziert nach: Courtney J. Riedinger et al.: »Water Only Fasting and Its Effect on Chemotherapy Administration in Gynecologic Malignancies«,* Gynecologic Oncology *159, no. 3 (2020): 799–803.*

an. Das bestätigt, dass diese Vorgehensweise unbedenklich ist, gut vertragen wird und möglicherweise eine schützende Wirkung entfaltet. Hinzu kam, dass bei den fastenden Patientinnen das durchschnittliche Körpergewicht, Insulin und IGF-1 zurückgingen, wohingegen die Blutkörperchenanzahl im normalen Rahmen blieb.

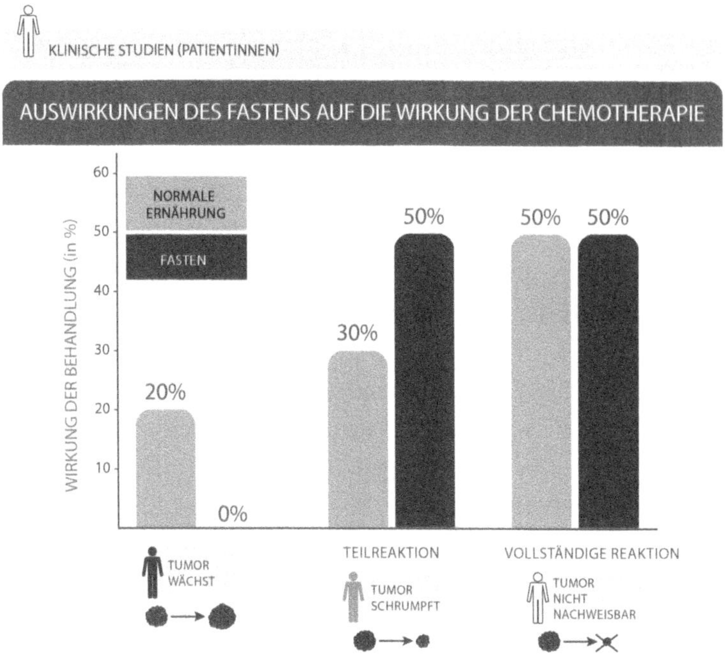

5.9 *Unter den zehn Teilnehmenden, die während der Chemotherapie fasteten, zeigte sich (1) keine Krankheitsprogression, (2) bei 50 Prozent eine Reduktion der Tumorgröße und (3) bei 50 Prozent eine komplette Tumorregression. Unter den zehn Teilnehmenden, die sich während der Chemotherapie normal ernährten, zeigte sich hingegen (1) bei 20 Prozent eine Krankheitsprogression, (2) bei 30 Prozent eine Reduktion der Tumorgröße und (3) bei 50 Prozent eine komplette Tumorregression. Modifiziert nach Courtney J. Riedinger et al.: »Water Only Fasting and Its Effect on Chemotherapy Administration in Gynecologic Malignancies«,* Gynecologic Oncology *159, no. 3 (2020): 799–803.*

Fasten über längere Zeit fällt jedoch schwer. Deshalb entschied sich die Forschungsgruppe für einen Versuch mit ketogener Ernährung, weil Fasten und ketogene Ernährung ähnliche Veränderungen auslösen können, darunter die Produktion von Ketonkörpern (zur Energiegewinnung während des Fastens). Man ließ die Hälfte der Teilnehmerinnen vor jeder Fastenperiode sechs Tage eine ketogene Ernährung befolgen, um zu prüfen, ob dies das Fasten erträglicher machen könnte. Allerdings zeigte sich, dass die ketogene Diät das Fasten nicht erleichterte und auch keine bessere Therapietreue erreichte. Den Patientinnen fiel es vielmehr schwerer, vor dem Fasten die ketogene Diät einzuhalten, anstatt einfach nur zu fasten. Obendrein konnte die ketogene Diät keine mit Fasten vergleichbaren positiven Wirkungen auf die chemotherapieinduzierte Toxizität erzielen oder die anderen Parameter, die diese Studie erhob, günstig beeinflussen.[14]

Insgesamt haben mindestens vier explorative klinische Studien und zwei Fallberichte zu Patientinnen mit verschiedenen gynäkologischen Krebserkrankungen überprüft, wie sich Fasten oder eine fastenimitierende Diät in Kombination mit einer Chemotherapie auswirken. Zwar handelt es sich um zahlenmäßig kleine Studien, aber insgesamt deuten sie darauf hin, dass fastenimitierende Diäten in Kombination mit unterschiedlichen Chemotherapeutika unbedenklich sind. Gleichzeitig liefern sie eine erste Evidenz, dass Fasten und Scheinfasten Nebenwirkungen reduzieren können, die von Übelkeit und Erbrechen bis hin zu Blutbildveränderungen und DNA-Schäden an normalen Zellen reichen, was möglicherweise eine Wirkstoffreduktion oder Therapieverzögerungen und im Einzelfall auch eine Hospitalisierung der Betroffenen verhindern könnte. Zudem deutet die vorläufige Evidenz auf eine bessere Lebensqualität hin, wenn die Chemotherapie durch Scheinfasten ergänzt wird.

Die meisten führenden Forschungseinrichtungen der Welt (auch unsere), die sich mit Fasten bei der Krebstherapie befassen, sind von Wasserfasten abgekommen und untersuchen inzwischen den Einsatz von fastenimitierenden Diäten. Das ist sicherer, weil die Patienten täglich etwas Nahrung zu sich nehmen dürfen und die Diät damit leichter durchhalten als beim reinen Wasserfasten. Der Einsatz einer spezifischen Scheinfasten-Diät

(SFD) dürfte darüber hinaus entscheidend dafür sein, Fasten als standardisierte, von der amerikanischen FDA und anderen Regulierungsbehörden zugelassene Therapie zu etablieren.

Gemeinsam mit den größeren, randomisierten klinischen Studien zu Brustkrebs, die in Kapitel 4 vorgestellt wurden, deuten diese Ergebnisse darauf hin, dass in fastenimitierenden Diäten viel Potenzial steckt, die Therapie für gynäkologische Krebserkrankungen zu verbessern.

Obwohl Scheinfasten die vielversprechendste und am besten umsetzbare Diätintervention in Kombination mit Standardmedikamenten zu sein scheint, ist es wichtig, auch andere Ernährungstherapien zu untersuchen und zu diskutieren, die zur Unterstützung der medikamentösen Behandlung gynäkologischer Krebserkrankungen eingesetzt werden. Das gilt besonders für die ketogene Diät.

NORMALE ERNÄHRUNGSFORMEN EINSCHLIESSLICH KETOGENER ERNÄHRUNG IN DER GYNÄKOLOGISCHEN KREBSTHERAPIE

Eine systematische Übersichtsarbeit, die Forschende aus England und den Niederlanden 2015 in *Gynecologic Oncology* veröffentlichten, analysierte acht Studien mit 255 Überlebenden nach einem Endometriumkarzinom und 122 Überlebenden nach einem Ovarialkarzinom. Die Daten legen nahe, dass Patientinnen mit diesen Krebsarten sowohl Sport als auch eine Ernährungsumstellung helfen können, um (wenn erforderlich) Gewicht abzubauen und die körperliche Fitness zu verbessern.[15]

Für eine neuere randomisierte, kontrollierte Studie von 2018 sollten Frauen mit Ovarial- oder Endometriumkarzinom zwölf Wochen lang entweder eine ketogene Ernährung befolgen, die mit einer starken Reduktion der Kohlenhydratzufuhr einherging (nur fünf Prozent der üblichen Kalorienmenge), oder aber die Empfehlungen der Amerikanischen Krebsgesellschaft (ACS) einhalten, die zu einer fettarmen Ernährung mit hohem Ballaststoffanteil rät. Im Vergleich zur ACS-Diät gingen bei den Frauen, die eine ketogene Ernährung durchhielten, Körper- und Viszeralfett und der Insulinspiegel zurück. Da Viszeralfett (Eingeweidefett) proinflammatorische Moleküle erzeugen kann, die die Ausbreitung von Krebszellen fördern, könnte dessen Rückgang dazu beitragen, das Tumorwachstum zu reduzieren.[16]

In einer Folgepublikation evaluierte dieselbe Forschungsgruppe bei Frauen mit Ovarial- oder Endometriumkarzinom die Wirkungen beider Diätformen auf die körperliche und psychische Gesundheit, auf Hunger- und Sättigungsgefühl sowie auf den Appetit. Die Daten zeigten, dass eine ketogene Ernährung keinen negativen Einfluss auf die Lebensqualität hat, sondern im Gegenteil die körperliche Funktion verbessert und mehr Energie schenkt. Das Verlangen nach bestimmten Lebensmitteln ging zurück, obwohl die Patientinnen, die eine ketogene Diät befolgten, signifikant weniger Kalorien aufnahmen als die Kontrollgruppe. Das lässt wiederum vermuten, dass ein Teil der Auswirkungen der geringeren Energieaufnahme zuzuschreiben ist.[17]

Für ein optimales Behandlungsergebnis sollte ein naturheilkundlich erfahrener Arzt oder eine Fachkraft für Diäten beziehungsweise Ernährungswissenschaften einbezogen werden, um die Patientinnen zu unterweisen, wie sich eine ketogene Ernährung (mit möglichst hohem Pflanzenanteil), Scheinfasten und die Longevità-Diät sinnvoll kombinieren lassen, ohne dass Muskelmasse und Muskelfunktion darunter leiden.

Abschließend lässt sich sagen, dass fastenimitierende Diäten und andere Ernährungsinterventionen eine Krebstherapie wirksam unterstützen können. Dennoch sind weitere Forschungsanstrengungen erforderlich, um ihr ganzes Potenzial auszuloten und zu verstehen.

ZUSAMMENFASSUNG: GYNÄKOLOGISCHE KREBSERKRANKUNGEN BEHANDELN

- Befolgen Sie die Standardkrebstherapien (Chemotherapie, Immuntherapie, Kinaseinhibitoren und so weiter).
- Sprechen Sie bei der Festlegung der Therapie eine denkbare Kombination mit einer fastenimitierenden Diät an.
- Halten Sie sich zwischen den Behandlungen an die Longevità-Diät (siehe Kapitel 3).
- Fasten Sie 13 bis 14 Stunden pro Tag (zum Beispiel indem Sie nur zwischen 8 und 18:30 Uhr essen.).
- Achten Sie auf ein gesundes Körpergewicht.
- Bleiben Sie – nach Rücksprache mit Ihrem Onkologen – körperlich aktiv und treiben Sie Sport.
- Bemühen Sie sich darum, Ihren Phase Angle (PhA, ein Indikator für die Muskelfunktion) über 5 zu halten, indem Sie mindestens drei- bis viermal pro Woche 30 bis 40 Minuten an Ihrer Muskelkraft arbeiten. Dafür können Sie sich an das Video auf der Create-Cures-Website halten (zu finden unter »Exercise and Longevity«).

6.
FASTEN, ERNÄHRUNG UND PROSTATAKREBS

Für ihre Beiträge zu diesem Kapitel und Revision danke ich M.D. Frank Sullivan, Leiter des Oncology Radiation Department der Galway Clinic, Gründer und Direktor des Prostate Cancer Institute (PCI) sowie Adjunct Professor of Medicine an der National University of Ireland in Galway; M.D. David Quinn, Medizinische Leitung Norris Cancer Hospital and Clinics, Leiter der Sektion für Genitourinary Medical Oncology und Associate Professor of Medicine an der Division of Cancer Medicine and Blood Diseases der Keck School of Medicine an der USC; M.D. Tanya Dorff, Onkologin und Professorin am Department of Medical Oncology & Therapeutics Research an der City of Hope Medical Clinic in Duarte, Kalifornien; M.D. Alessandro Laviano, Associate Professor of Medicine am Department of Translational and Precision Medicine der Sapienza-Universität in Rom; Hanno Pijl, M.D., Internist und Endokrinologe am Department of Internal Medicine des Leiden University Medical Center, Niederlande, und Professor für Diabetologie der Universität Leiden.

Prostatakrebs: Definition und Behandlung

Prostatakrebs ist mit 1,4 Millionen neuen Fällen 2020 weltweit der zweithäufigste Krebs bei Männern und der vierthäufigste Krebs überhaupt.[1] In den letzten 25 Jahren stieg die Zahl der Diagnosen an, was u. a. auf die Alterung der Bevölkerung und die Einführung des Screenings auf prostataspezifisches Antigen (PSA) zurückgeht, das zur vermehrten Früherkennung führt.

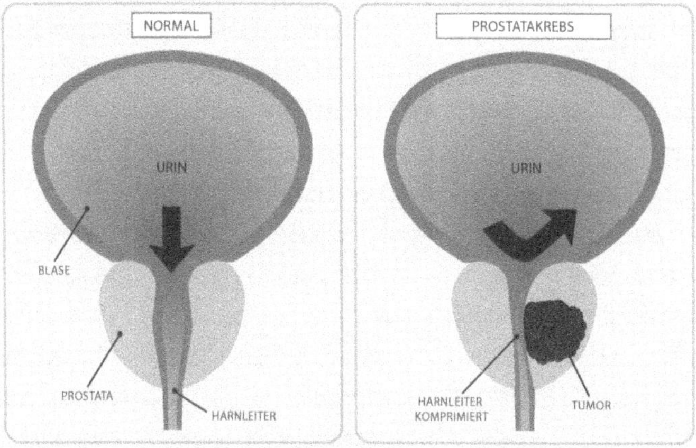

6.1 *Die Prostata ist eine Drüse, die beim Mann unmittelbar unter der Harnblase den oberen Abschnitt des Harnleiters umschließt, der den Urin aus der Blase ableitet. Normalerweise ist die Prostata etwa so groß wie eine Walnuss. Bei Krebs schwillt der mittlere Teil an, und das vermehrte Gewebewachstum drückt den Harnleiter zusammen und erschwert das Abfließen des Urins.*

Wie bei anderen Tumoren wird auch die Inzidenz von Prostatakrebs durch genetische Risikofaktoren (Verwandte ersten Grades mit Prostatakrebs oder anderen Krebserkrankungen) und Umweltfaktoren (wie Schadstoffe) beeinflusst. Weitere Risikofaktoren für Prostatakrebs sind:

1. das Alter (selten unter 45)
2. die Abstammung (häufiger bei Männern afroamerikanischer und afrokaribischer Abstammung)

3. bestimmte genetische Mutationen (zum Beispiel Defekte bei der DNA-Reparatur und ungünstige Reparaturgene)
4. hormonelle Faktoren wie der Konsum exogener Androgene und IGF-1
5. sonstige Gesundheitsfaktoren wie Ernährung (das Risiko steigt bei hohem Fett-, Fleisch- und Kalziumverzehr) und Bewegung

In den meisten Fällen wächst Prostatakrebs sehr langsam, weshalb die erkrankten Männer oft an anderen Ursachen sterben, ehe der Krebs lebensbedrohlich wird. Für die Prävention, aber auch für die Behandlung kann die Ernährung sehr wichtig sein. Wie bereits beobachtet, ist der beste Ansatz nicht die Prävention einer speziellen Krebsart oder Krankheit, sondern vielmehr eine Lebensweise, die insgesamt ein langes, gesundes Leben fördert, wie die Longevità-Diät, sofern keine konkreten Risikofaktoren für Prostatakrebs vorliegen.

Die übliche Diagnosemethode für Prostatakrebs ist ein Screening auf den Biomarker PSA bei Patienten, die entweder asymptomatisch sind oder Beschwerden der ableitenden Harnwege angeben (häufiger oder starker Harndrang, Probleme beim Wasserlassen und so weiter). Bei einem hohen PSA-Wert ist eine Bildgebung der Prostata (MRT) und gegebenenfalls eine Biopsie (Gewebeprobe) erforderlich. Wenn die Biopsie Prostatakrebs ergibt, können weitere Scans helfen, das Krankheitsstadium zu bestimmen und die Behandlungsoptionen abzuwägen. Diese Optionen beruhen auf diversen Faktoren und sollten möglichst von einem multidiziplinären klinischen Team festgelegt werden. Unabhängig von der gewählten Behandlungsweise hängt das Ergebnis für den Patienten von folgenden Faktoren ab:

1. Gesundheit insgesamt und Vorliegen oder Fehlen weiterer Erkrankungen
2. klinische Präsentation, also Größe und exakte Position des Tumors im Körper zum Zeitpunkt der Behandlung
3. Stadium der Erkrankung gemäß Beurteilung nach der Biopsie oder Operation. Die Einteilung erfolgt üblicherweise nach dem Gleason-Score.[2]
4. Alter und Lebenserwartung, denn mitunter geht die Behandlung mit einem so hohen Risiko für schwere Nebenwirkungen einher, dass ab-

zuwägen ist, ob eine bestimmte Therapie unter Einbeziehung von Alter und Lebenserwartung angemessen erscheint

Die Behandlungsmöglichkeiten bei Prostatakrebs können kurativ sein (in Frühstadien / bei lokal begrenztem Krebs) oder sich auf ein Containment beschränken (in späteren Stadien / bei Patienten mit Metastasen / rezidivierenden Tumoren).

Für Patienten mit einem lokal begrenzten Tumor oder einer Erkrankung im Frühstadium kommen normalerweise eine Operation (radikale Prostatektomie) oder eine Strahlentherapie (externe Bestrahlung oder implantierte Strahlungsquellen, sogenannte »Seeds«) oder eine Kombination aus beidem infrage. Weil die Krebszellen bei Prostatakrebs Testosteron zum Wachstum nutzen, wird gern im Zusammenspiel mit der Bestrahlung eine Hormontherapie verordnet, um die Testosteronproduktion in den Hoden zu verringern. Bei ausgedehntem Befund kommt in erster Linie eine körperweite medikamentöse Therapie in Betracht, beispielsweise eine Androgendeprivationstherapie, die die Testosteronaktivität eindämmt, aber auch eine Chemotherapie (zum Beispiel mit Docetaxel oder Cabazitaxel). Auch eine Strahlentherapie kann mit einer Androgendeprivationstherapie kombiniert werden, die sich nach den Bestrahlungen etliche Monate fortsetzen lässt.

Eine umfassende Diskussion all dieser Faktoren übersteigt das Thema dieses Kapitels, daher sollten Patienten und ihre Familien mit dem behandelnden Team zusammen abwägen, was für sie das Beste ist. Denn alle Therapien können Nebenwirkungen haben und sich deutlich auf die Lebensqualität auswirken.

Eine Hormontherapie kann anfangs bei fast allen Patienten hochwirksam sein, aber die Krebszellen werden unweigerlich dagegen resistent. In diesem Stadium kann die Behandlung eine Immuntherapie einbeziehen (zum Beispiel mit Sipuleucel-T), aber auch eine Hormontherapie für fortgeschrittene Fälle (orale Wirkstoffe wie Abirateron oder Enzalutamid) oder aber eine radiopharmazeutische Therapie (wie Radium-223), die jeweils auf die Produktion und Funktion von Testosteron abzielen.

Bei Männern über 50 (bei familiärem oder genetisch erhöhtem Risiko für Prostatakrebs auch früher) ist ein regelmäßiges Screening ratsam, zum Beispiel die Bestimmung des PSA-Spiegels im Blut.[3]

»ALTERNATIVE« ODER KONVENTIONELLE THERAPIE?

In den vielen Jahren unserer medizinischen Forschung haben wir gegenüber der Ärzteschaft naturheilkundliche Ansätze wie Fasten oder Scheinfasten verteidigt oder aber Standardbehandlungen wie Hormontherapie oder Chemotherapie befürwortet, obwohl uns die betroffenen Patienten nach alternativen Vorgehensweisen fragten. Insbesondere in westlichen Gesellschaften setzt bereits das Medizinstudium auf Methoden, die in der Klinik stattfinden, und auf »evidenzbasierte« Behandlungsstandards, wohingegen viele Patienten (zu Recht) oft so verzweifelt nach einer Lösung suchen, dass sie sich bei der Entscheidungsfindung lieber alternativen Therapien zuwenden, als auf wissenschaftliche und klinische Daten zu vertrauen. Mund-zu-Mund-Propaganda und eine anekdotische Evidenz erscheinen ihnen zuverlässiger als qualitative und quantitative Studien, die auf die Beantwortung klinischer Fragen abzielen. Das Gesundheitssystem ist komplex und ständig im Wandel. Eine einzelne Therapie (ob Standard oder alternativ) reicht häufig nicht aus, um einem Patienten mit einer fortgeschrittenen chronischen Erkrankung wie metastasierendem Krebs zu helfen.

Fortgeschrittener und metastasierender Prostatakrebs ist da keine Ausnahme. Aus diesem Grund plädiere ich für die Kombination des »Scheinfasten-Jokers« mit den existierenden Standardtherapien wie Hormontherapie, Chemotherapie und Bestrahlung, um Prostatakrebs wirkungsvoller zu behandeln und den Verlauf der Therapie und die Lebensqualität des Patienten zu verbessern. Wie üblich steht am Anfang der Überprüfung dieses kombinierten Ansatzes das Mausmodell.

LABORSTUDIEN

2007 setzte das Labor von Vernon Steele am National Cancer Institute in Bethesda, Maryland, auf eine Kombination aus Testosteron und Toxinen, um bei Ratten Prostatakrebs zu erzeugen. Anschließend erhielten die Ratten entweder normale Futtermengen oder aber eine Diät mit 15 oder 30 Prozent weniger Kalorien. (Das Futter war identisch, die Tiere bekamen nur weniger Futter.) In dieser Studie entwickelten 74 Prozent der normal ernährten Mäuse Prostatakrebs, 64 Prozent der Tiere, die 15 Prozent weniger Kalorien erhielten, und 72 Prozent derer, die 30 Prozent weniger Kalorien zu sich nahmen. Zusammen mit anderen Ergebnissen kamen die Autoren zu dem Schluss, dass eine Kalorienrestriktion Prostatakrebs nicht vorbeugt.[4]

Eine andere Studie von Melissa Bonorden und ihrem Team beobachtete, dass anhaltende Kalorienrestriktion das Wachstum von Prostatakrebs bei Mäusen nicht verzögert und auch das Überleben nicht verbessert, wohingegen ein wöchentlicher Wechsel zwischen eingeschränkter und normaler Kalorienversorgung das Wachstum von Prostatakrebs geringfügig hinauszögerte und das Überleben leicht verbesserte.[5] Wieder eine andere Studie fand bei Mäusen mit Prostatakrebs, die entweder ständig wenig Kalorien erhielten oder einen bis zwei Tage pro Woche fasteten, keinen Unterschied.[6]

Viele, die dies lesen, werden sich jetzt fragen, ob ich damit sagen will, dass Kalorienrestriktion und Fasten bei Prostatakrebs sinnlos sind. Die Antwort lautet: ja und nein. Die Ergebnisse sind nicht überraschend und entsprechen denen, die in den Kapiteln zu Brust- und Eierstockkrebs dargestellt wurden. Gleichzeitig unterstreichen sie die Notwendigkeit, Krebs und die Zusammenhänge zwischen Nährstoffen, Genen, Krebszellen und Krebsmedikamenten tiefergehend zu verstehen, um der Erkrankung vorzubeugen oder sie erfolgreich zu behandeln. Das bedeutet, dass wir anstelle von lediglich 20 oder 30 Prozent weniger Kalorien das erheblich restriktivere Scheinfasten in Therapien integrieren müssen, die entweder die Schwäche ausgehungerter Krebszellen ausnutzen (Chemotherapie, Radiotherapie, Hormontherapie) oder die Überlebenssignalwege blockieren, die als Reaktion auf fastenimitierende Diäten aktiv werden.

Beim Thema Brustkrebs habe ich aufgezeigt, dass eine zyklische fastenimitierende Diät ohne weitere Therapie bei Mäusen nur geringen Einfluss auf die Brustkrebsprogression hatte, in Kombination mit einer Hormontherapie und dem Wirkstoff Palbociclib oder anderen Wirkstoffen jedoch eine Tumorregression auslösen konnte. Unsere Tierstudien zu Prostatakrebs sind bisher zwar noch nicht veröffentlicht, sind denen zu Brustkrebs jedoch in vielerlei Hinsicht ähnlich. Beide Krebsarten entwickeln sich aus Epithelzellen und werden von Sexualhormonen reguliert.[7] Wie bereits beschrieben, reagieren die meisten Brustkrebsformen auf das Hormon Östrogen, wohingegen die meisten Prostatakrebszellen wachsen, wenn männliche Sexualhormone (Androgene) vorliegen, insbesondere Testosteron.

Tierstudien, die sich nur auf verschiedene Formen der Kalorienrestriktion bei Prostatakrebs konzentrieren, ergaben keine besonderen Vorteile. Das lässt vermuten, dass solche Ansätze bei Prostatakrebs mit gezielten konventionellen Therapien kombiniert werden müssen, wie wir es bei Mäusen und Menschen bei vielen anderen Krebsarten auch getan haben. Zum Zeitpunkt des Erscheinens dieses Buches arbeiten wir noch an den Ergebnissen dieser kombinierten Herangehensweise für Prostatakrebs, die jedoch noch unveröffentlicht sind.

FASTEN UND SCHEINFASTEN IN DER BEHANDLUNG VON PROSTATAKREBS: KLINISCHE STUDIEN

Prostatakrebs zählt zu den Krebsarten, bei denen sich die potenzielle Wirkung fastenimitierender Diäten als Ergänzung zu den etablierten Therapien am besten erforschen lässt.

Zu den Nebenwirkungen einer Hormontherapie gegen Prostatakrebs zählen Stoffwechselstörungen, auch Adipositas. Daher erscheinen fastenbasierte Behandlungsansätze wie das Scheinfasten für diese Patientengruppe besonders naheliegend, weil sie nachweislich zum Abbau von starkem Übergewicht und Diabetesmarkern beitragen. Angesichts der Häufigkeit solcher Stoffwechselfolgen und des potenziellen Nutzens der Therapiekombination führte Dr. Frank Sullivan, Medical Director des Oncology Radiation Department der Galway Clinic in Irland eine klinische Studie durch, in der Patienten mit Prostatakrebs, die auch Anzeichen des metabolischen Syndroms aufwiesen, drei Zyklen fastenimitierende Diät durchlaufen sollten. Die meisten der 34 Teilnehmer erhielten im Rahmen ihrer Krebsbehandlung eine Androgendeprivationstherapie. Die Ergebnisse zeigen, dass die Diätzyklen gut toleriert wurden und bei den meisten Patienten signifikante Verbesserungen der metabolischen Risikofaktoren wie Gewicht, BMI, Bauchumfang und Blutdruck nachweisbar waren. Diese Studie ist der Ausgangspunkt für größere, randomisierte Studien, die untersuchen sollen, wie sich fastenimitierende Diäten auf die Prostatakrebsprogression bei Patienten auswirken, die sich Standardtherapien unterziehen.

Ergänzend zu dieser frühen Pilotstudie haben wir anekdotisch beobachtet, wie Patienten mit metastasierendem Prostatakarzinom von einer Kombination der Standardtherapie mit Fasten profitierten. Im ersten Fall geht es um einen Arzt mit Prostatakrebs, der uns am USC aufsuchte.

Fall 1. Metastasierendes Prostatakarzinom

Bei einem 74-jährigen weißen Mann wurde im Jahr 2000 ein Adenokarzinom der Prostata, Stadium II, diagnostiziert. Zu diesem Zeitpunkt hatte der Krebs sich noch nicht über die Drüse hinaus ausgebreitet, weshalb die Prostata operativ entfernt wurde. Allerdings wurden bei dem Eingriff nicht alle Krebszellen erwischt. Zweieinhalb Jahre später stieg der PSA-Wert (ein Biomarker für Prostatakrebs) auf 1,4 ng/ml. Der Patient erhielt verschiedene Medikamente, die teils die Produktion, teils die Funktion von Testosteron blockieren und so ein weiteres Krebswachstum verhindern sollten. Wegen starker Nebenwirkungen aufgrund der Testosterondeprivation musste diese Behandlung jedoch im April 2024 abgebrochen werden. Auch ergänzende Therapien einschließlich einer Chemotherapie konnten das Fortschreiten der Krankheit nicht verhindern. 2007 erreichte der PSA-Wert 9 ng/ml, und man fand neue Knochenmetastasen. Trotz der Chemotherapie stieg der PSA-Wert weiter an und lag schließlich bei 40,6 ng/ml. Die Chemotherapiezyklen verursachen bei dem Patienten starke Nebenwirkungen wie Fatigue, Schwäche, einen metallischen Geschmack im Mund, Schwindel, Vergesslichkeit, Gedächtnisstörungen und Nervenschäden an den Füßen, die das Gehen erschwerten (Abbildung 6.2).

Nach Abbruch der Chemotherapie stieg der PSA-Wert des Mannes rasch an, was auf eine Progression der Erkrankung hindeutete. Die Chemotherapie wurde wieder aufgenommen und mit einem koloniestimulierenden Faktor (G-CSF) kombiniert, der das Wachstum von weißen Blutkörperchen anregt. Auch dieses Mal litt der Patient an signifikanten Nebenwirkungen. Im Juni 2008 wurde die Chemotherapie trotz eines Rückgangs des Serum-PSA-Werts abgebrochen, weil die Nebenwirkungen zu stark waren. Der Patient wurde daraufhin in eine Phase-III-Studie zu Abirateronacetat aufgenommen, einem hormonellen Wirkstoff

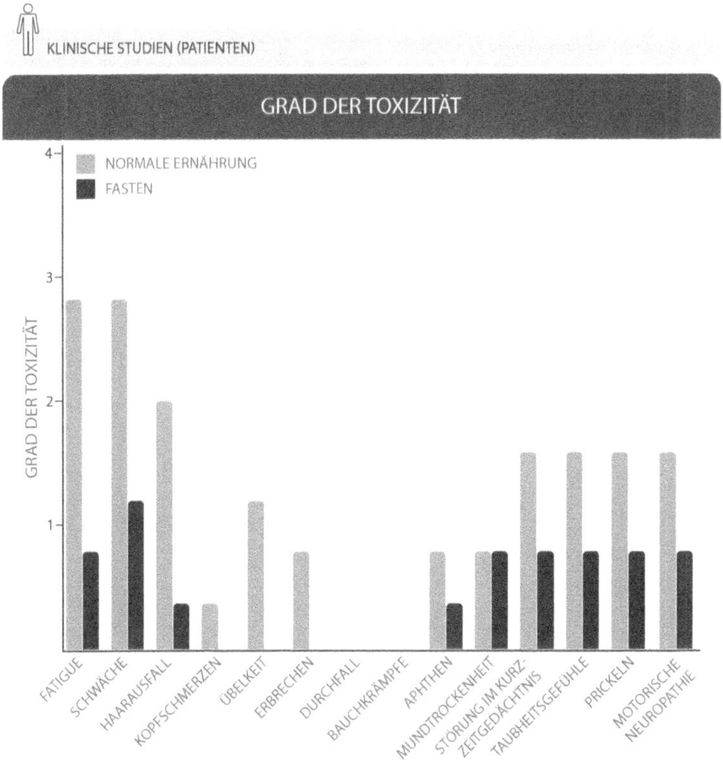

6.2 *Die Nebenwirkungen der Chemotherapie bei einem 74-jährigen Mann mit der Diagnose Adenokarzinom der Prostata, Stadium II, waren in den ersten Zyklen der Chemotherapie, in denen er nicht fastete (graue Balken), stärker als während nachfolgender Zyklen, als er die Chemotherapie mit Fasten kombinierte (schwarze Balken). Manche Nebenwirkungen (zum Beispiel Kopfschmerzen, Durchfall und Bauchschmerzen) blieben aus, als der Patient fastete. Das Toxizitätsniveau reichte von 0 (nicht toxisch) bis 4 (hochtoxisch). Modifiziert nach Fernando M. Safdie et al.: »Fasting and Cancer Treatment in Humans: A Case Series Report«,* Aging *1, no. 12 (2009): 988–1007.*

der zweiten Generation, der die Testosteronproduktion blockiert. Dieses Medikament wirkte jedoch nur vorübergehend, und der Krebs schritt weiter fort, wie sich am PSA-Anstieg auf 20,9 ng/dl ablesen ließ, worauf Chemotherapie und G-CSF-Gabe wieder aufgenommen wurden.

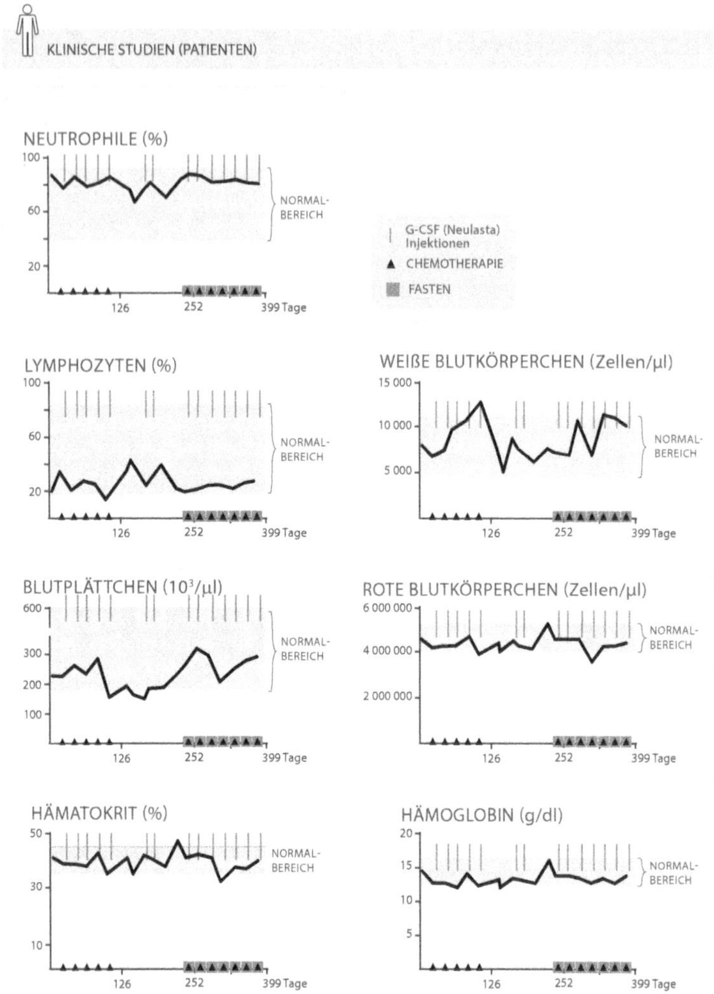

6.3 *Selbst nach sieben Zyklen Chemotherapie in Kombination mit Fasten blieb (1) die Zahl der weißen Blutkörperchen einschließlich Neutrophile und Lymphozyten sowie die Zahl der (2) Blutplättchen, (3) roten Blutkörperchen (die Sauerstoff transportieren), (4) von Hämoglobin und (5) Hämatokrit im Normalbereich. Diese Spiegel zu erhalten, ist wichtig für die normale Funktion der Immunzellen und anderer Blutkörperchen. Modifiziert nach Fernando M. Safdie et al.: »Fasting and Cancer Treatment in Humans: A Case Series Report«,* Aging *1, no. 12 (2009): 988–1007.*

Dieses Mal entschied sich der Patient dafür, vor der Chemotherapie 60 Stunden zu fasten und im Anschluss daran weitere 24 Stunden. Nach der Kombination der Chemotherapie mit Fasten ging der PSA-Wert zurück, und der Patient gab zudem deutlich weniger schwere Nebenwirkungen an als in den vorherigen Zyklen, in denen er sich normal ernährt hatte (Abbildung 6.2). Selbst nach sieben Zyklen Chemotherapie in Kombination mit Fasten blieb die Zahl der weißen Blutkörperchen (Neutrophile und Lymphozyten), aber auch die Zahl der Blutplättchen, roten Blutkörperchen und Hämoglobin im Normalbereich (Abbildung 6.3). Während der letzten drei Zyklen applizierte der Patient, der selbst Arzt war und sich damit vom konventionellen Ansatz löste, an den fünf Tagen vor der Chemotherapie zusätzlich zum Fasten Testosteron (als Creme, 1-prozentig). Das führte zu

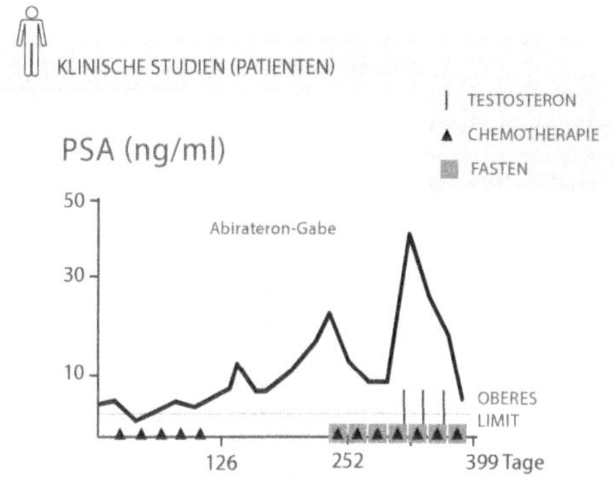

6.4 *Der PSA-Wert eines 74-jährigen Patienten mit einem Adenokarzinom der Prostata, Stadium II, stieg auch nach Chemotherapie und Antikrebs-Therapie (Abirateron) stetig an. Nur die Kombination von Fastenzyklen und Chemotherapie ließ den PSA-Wert absinken. Während drei Zyklen Chemotherapie in Kombination mit Fasten applizierte der Patient eine Testosteronsalbe, um die schweren Nebenwirkungen zu lindern, was einen signifikanten Anstieg von Testosteron und PSA-Wert zur Folge hatte. Doch weitere Chemotherapiezyklen in Kombination mit Fasten konnten den PSA-Wert wieder auf 6,43 ng/ml drücken. Modifiziert nach Fernando M. Safdie et al.: »Fasting and Cancer Treatment in Humans: A Case Series Report«,* Aging *1, no. 12 (2009): 988–1007.*

einem deutlichen Anstieg von Testosteron- und PSA-Wert, der 34,2 ng/ml erreichte. Dennoch konnten die drei Zyklen, die mit Fasten kombiniert wurden, den PSA-Wert wieder auf 6,43 ng/ml drücken (Abbildung 6.4).

Ergänzend zu unseren Daten aus Tiermodellen und klinischen Ergebnissen bei anderen Krebsarten sind diese klinischen Beobachtungen ermutigend. Sie legen nahe, dass Fasten und Scheinfasten eine Hormontherapie oder Chemotherapie zur Behandlung von Prostatakrebs besser tolerierbar und wirksamer machen könnten. Es ist denkbar, dass eine Hormontherapie in Kombination mit zyklischem Scheinfasten und Wirkstoffen, welche die Überlebenssignalwege blockieren, den Krebs in die Regression führen.

Fall 2. Metastasierender Prostatakrebs

In diesem Fall aus dem Juli 1998 geht es um einen 66-jährigen weißen Mann mit Prostatakrebs. Er stellte sich im Frühstadium der Erkrankung einem Onkologen vor und erhielt lediglich eine Hormontherapie, um die Testosteronaktivität zu blockieren. Im Dezember 2000 schritt der Krebs weiter fort. Es wurden eine zweite Phase Hormontherapie und eine Bestrahlung von Prostata und Becken verordnet. Im April 2008 zeigte ein Scan einen Beckentumor von drei mal fünf Zentimetern, worauf der Patient acht Zyklen Chemotherapie kombiniert mit einem Wachstumsfaktor erhielt, der das Wachstum der normalen weißen Blutkörperchen anregen sollte. In diesem Zeitraum fastete der Patient vor jeder Chemotherapie 60 bis 66 Stunden und im Anschluss daran acht bis 24 Stunden, insgesamt also rund drei Tage. Die Nebenwirkungen des Fastens waren ein ganz leichter Schwindel und ein Absinken des Blutdrucks. Obwohl diese Nebenwirkungen nicht gravierend waren, überzeugten uns diese Ergebnisse sowie die vieler anderer Patienten, davon, vom reinen Wasserfasten abzusehen und stattdessen nur noch fastenimitierende Diäten einzusetzen. Mittlerweile konnten wir nachweisen, dass dies die Compliance verbessert und sehr wenig Nebenwirkungen mit sich bringt. Die Nebenwirkungen einer Chemotherapie in Verbindung mit Fasten waren minimal (Abbildung 6.5).

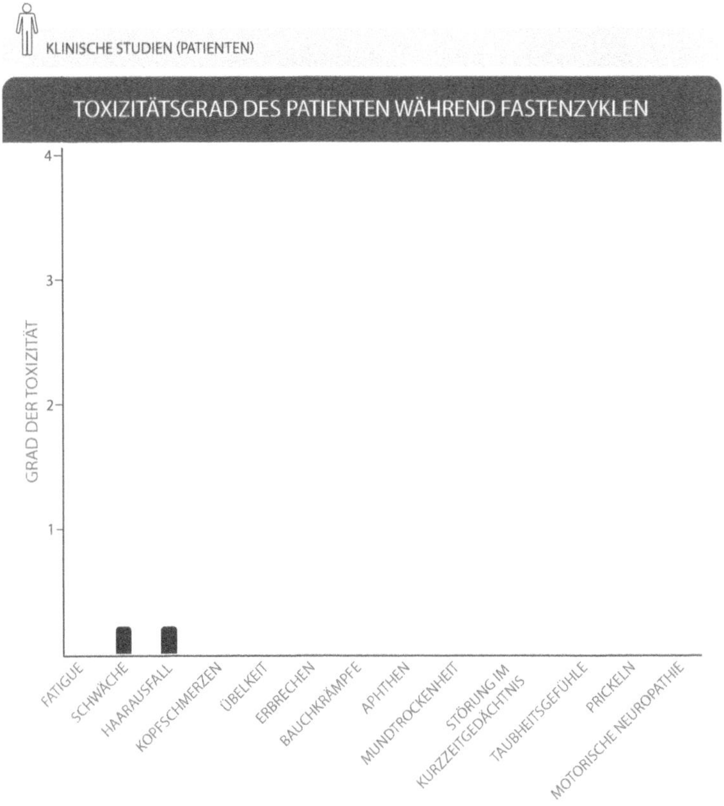

6.5 *Die Nebenwirkungen der Chemotherapie bei einem 66-jährigen Mann mit Prostatakrebs waren bei einer Kombination mit Fasten minimal. Die meisten Nebenwirkungen blieben ganz aus. Das Toxizitätsniveau reichte von 0 (nicht toxisch) bis 4 (hochtoxisch). Modifiziert nach Fernando M. Safdie et al.: »Fasting and Cancer Treatment in Humans: A Case Series Report«,* Aging *1, no. 12 (2009): 988–1007.*

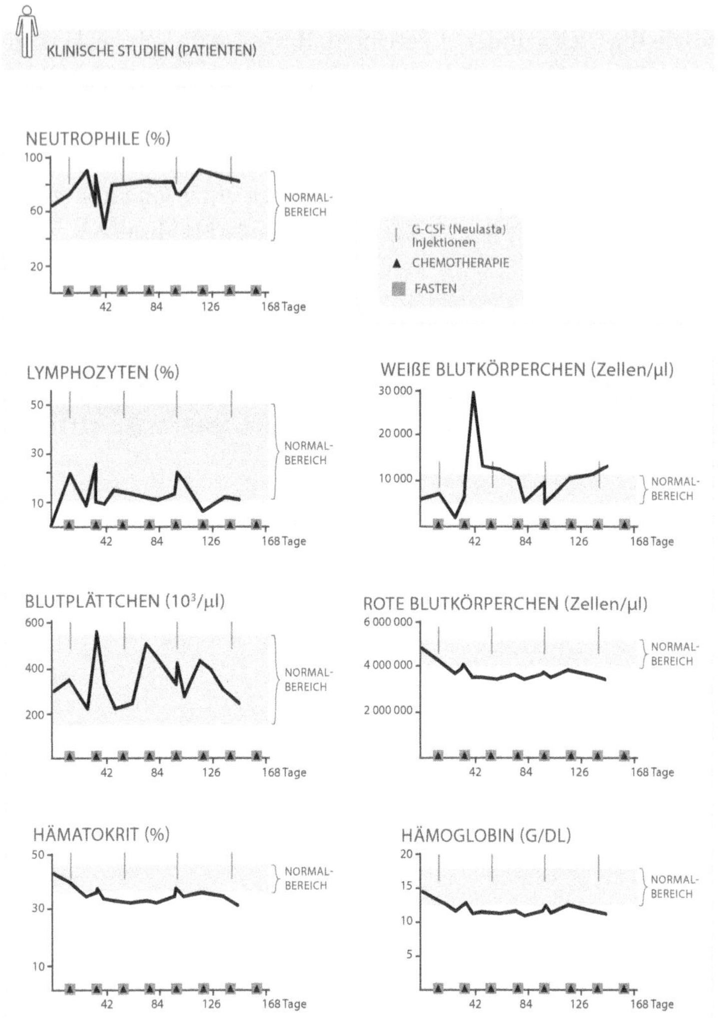

6.6 *Der Patient konnte normale Spiegel von (1) weißen Blutkörperchen einschließlich Neutrophilen und Lymphozyten sowie von (2) Blutplättchen, (3) Hämoglobin und (4) Hämatokrit erhalten. Diese Erhaltung ist wichtig, damit die verschiedenen Blutkörperchen ihre Funktionen erfüllen und Bluttransfusionen vermieden werden können. Modifiziert nach: Fernando M. Safdie et al.: »Fasting and Cancer Treatment in Humans: A Case Series Report«,* Aging *1, no. 12 (2009): 988–1007.*

Der Patient entwickelte zwar eine Anämie (Rückgang der roten Blutkörperchen), aber die weißen Blutkörperchen blieben im Normalbereich (Abbildung 6.6). Sein PSA-Wert sank während der mit Fasten kombinierten Chemotherapie konsistent ab, woraufhin er wieder zur hormonellen Basistherapie zurückkehren konnte (Abbildung 6.7).

Zusammen mit den anderen geschilderten Studien deuten diese beiden Fallberichte darauf hin, dass sich fastenimitierende Diäten mit Prostatakrebstherapien kombinieren lassen. Um festzustellen, ob eine fastenimitierende Diät die Nebenwirkungen reduzieren und die Wirksamkeit von Standardtherapien gegen Prostatakrebs verbessern kann, sind klinische Studien erforderlich.

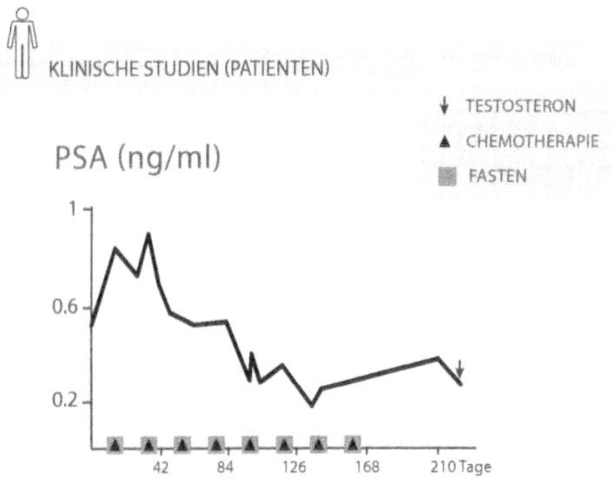

6.7 *Der PSA-Wert ging konsistent zurück, bis die mit Fasten kombinierte Chemotherapie eingestellt wurde, um eine Hormontherapie zu ermöglichen (Abirateron). Modifiziert nach Fernando M. Safdie et al.: »Fasting and Cancer Treatment in Humans: A Case Series Report«,* Aging *1, no. 12 (2009): 988–1007.*

ANDERE ERNÄHRUNGSTHERAPIEN BEI DER PROSTATABEHANDLUNG

Ein bekannter Risikofaktor für Krebs, auch für Prostatakrebs, ist Adipositas, die mit fortgeschrittenen Stadien der Erkrankung assoziiert ist. Es entspricht den in diesem Kapitel beschriebenen Mausmodellen, dass eine Kalorienrestriktion, bei der die übergewichtigen oder adipösen männlichen Patienten, bei denen eine radikale Prostatektomie (also eine vollständige Entnahme der Prostata) vorgesehen war, nur 500 bis 800 Kalorien pro Tag zu sich nahmen, keinen Einfluss auf das Wachstum von Prostatakrebs hatte.[8]

Die Prüfung proteinreduzierter Diäten ergab eine Evidenz für ihre Wirkung auf die Reduktion bestimmter Risikofaktoren. Konkret wurde bei Prostatakrebspatienten beobachtet, dass sich die Insulin- und Leptinreaktion verbesserten und der PSA-Wert sank.[9] Auch eine Kohlenhydratrestriktion schien sich bei Prostatakrebs positiv auf den PSA-Wert auszuwirken. Eine randomisierte, kontrollierte Studie mit sechsmonatiger Kohlenhydratrestriktion untersuchte übergewichtige Patienten mit Prostatakrebs und evaluierte die Wirkung der Diät auf ein etwaiges Rezidiv. Von den insgesamt 57 Teilnehmern sollten sich 31 zufällig ausgewählte Männer streng kohlenhydratarm ernähren (maximal 20 Gramm pro Tag). Die anderen 26 sollten eine Kontrolldiät einhalten. Beide Gruppen konsumierten ähnliche Mengen Proteine und Fette, aber diejenigen mit der kohlenhydratarmen Ernährung bauten in den sechs Monaten rund zwölf Kilogramm Körpergewicht ab (gegenüber einem halben Kilogramm in der Kontrollgruppe). Außerdem gingen bei ihnen das HDL-Cholesterin (das »gute« Cholesterin), Triglyzeride und HbA1c zurück (glykiertes Hämoglobin, ein Marker für den Blutzucker). Wichtiger jedoch war, dass sich der PSA-Wert in der Gruppe mit der kohlenhydratarmen Ernährung signifikant langsamer verdoppelte als in der Kontrollgruppe (in 28 Monaten gegenüber 13 Monaten), was eine erste Evidenz darstellt, dass eine starke Kohlenhydratrestriktion das Wachstum von Prostatakrebs verlangsamen kann.[10]

Da die Longevità-Diät ideal ist, um im Alltag den Blutzucker und den Aminosäureanteil im Blut niedrig zu halten, und zugleich für die meisten Patienten leichter einzuhalten sein dürfte als eine streng kohlenhydratarme Ernährung, ist es wichtig, ihre potenzielle Wirkung gegen Prostatakrebs im Vergleich zu einer kohlenhydratarmen Ernährung zu überprüfen.[11] Fasten und fastenimitierende Diäten haben zudem das Potenzial, sich in der Behandlung von Prostatakrebs zu bewähren, besonders in Kombination mit Krebsmedikamenten, die auf die Überlebenssignalwege abzielen. Insgesamt haben wir bisher lediglich einige Fallberichte präsentiert, die potenzielle Vorteile aufzeigen, und diese durch eine interessante klinische Studie ergänzt, die die Machbarkeit dieses Ansatzes bei Männern mit Prostatakrebs belegt, die aufgrund von Hormonbehandlungen an Stoffwechselstörungen leiden.

ZUSAMMENFASSUNG: PROSTATAKREBS BEHANDELN

- Halten Sie sich an die Standardtherapie, die häufig eine Hormontherapie beinhaltet, aber auch viele andere Ansätze umfassen kann (Chemotherapie, Radiotherapie, Operation und so weiter).
- Sprechen Sie bei der Festlegung der Therapie die mögliche Kombination mit einer fastenimitierenden Diät an.

- Halten Sie sich zwischen den Behandlungen an die Longevità-Diät (siehe Kapitel 3).
- Fasten Sie während der Therapie 13 bis 14 Stunden pro Tag, indem Sie beispielsweise nur zwischen 8 und 18 Uhr etwas essen.
- Achten Sie auf ein gesundes Körpergewicht.
- Bleiben Sie körperlich aktiv und treiben Sie nach Rücksprache mit Ihrem Onkologen Sport.
- Bemühen Sie sich darum, Ihren Phase Angle (PhA, ein Indikator für die Muskelfunktion) über 5 zu halten, indem Sie mindestens drei- bis viermal pro Woche 30 bis 40 Minuten an Ihrer Muskelkraft arbeiten. Dafür können Sie sich an das Video auf der Create-Cures-Website halten (zu finden unter »Exercise and Longevity«).

7.
FASTEN, ERNÄHRUNG UND DARMKREBS

Für ihre Beiträge zu diesem Kapitel und die Revision danke ich M.D. Heinz-Josef Lenz, Professor of Medicine and Preventive Medicine an der Keck School of Medicine der USC, J. Terrence Lanni, Vorsitzender von Gastrointestinal Cancer Research, Co-Director am Center for Cancer Drug Development und mitverantwortlich für das Translational and Clinical Sciences Program am USC Norris Comprehensive Cancer Center und der Keck School of Medicine der USC; M.D. Filippo de Braud, Professor für medizinische Onkologie und Direktor der Graduate School in Medical Oncology an der Universität Mailand sowie Direktor des Department of Medical Oncology and Hematology am Istituto Nazionale dei Tumori in Mailand; M.D. Ana Luisa de Castro Baccarin, Onkologin und Gründerin des Instituto Ana Baccarin – Oncologia e Qualidade de Vida in Sao Paulo; und Ph.D. Lizzia Raffaghello, forschende Biologin am Istituto Giannina Gaslini in Genua.

Darmkrebs: Definition und Behandlung

Mit 1,9 Millionen diagnostizierten Fällen im Jahr 2020 ist Darmkrebs (Kolorektalkarzinom) der dritthäufigste Krebs der Welt und zugleich einer der tödlichsten.[1] Er entwickelt sich entweder im Kolon oder im Rektum (Enddarm). Beide Abschnitte gehören zum Dickdarm und bilden den abschließenden Teil des Verdauungssystems. Das Kolon ist ein etwa 1,5 Meter langer Schlauch. Darmkrebs beginnt in der Regel mit Polypen, die im Inneren des Kolons oder des Rektums wachsen. Oftmals sind diese Polypen gutartig (Adenome), können aber mit der Zeit kanzerös werden.

Die Behandlungsstrategien von Darmkrebs umfassen Chemotherapie (Fluoropyrimidin, Oxaliplatin, Irinotecan und Trifluridin/Tipiracil) und biologische Wirkstoffe (Anti-VEGF: Bevacizumab, Aflibercept, Ramucirumab und Regorafenib), die die Überlebensrate insgesamt verbessern.

Kanzeröse Polypen im Frühstadium können chirurgisch entfernt werden, wohingegen Krebs ab Stadium II normalerweise sowohl operativ als auch mit Chemotherapie und mitunter Radiotherapie angegangen wird. Bei Darmkrebs in Stadium IV, der sich von Kolon oder Rektum weit ausgebreitet hat (zum Beispiel in die Lunge), werden onkologisch oft zusätzliche Therapien empfohlen, die bestimmte Faktoren blockieren, die bei Krebs sehr aktiv sind. Dies sind zum Beispiel der vaskuläre endotheliale Wachstumsfaktor (VEGF), der an der Bildung von Blutgefäßen beteiligt ist, die den Tumor mit Nährstoffen versorgen, oder Wirkstoffe wie Cetuximab oder Panitumumab, die beispielsweise auf den epidermalen Wachstumsfaktor-Rezeptor (EGFR) abzielen, der bei verschiedenen Krebsarten am Wachstum mitwirkt.

1931 wurde Otto Warburg, einem Chemiker und Arzt aus Berlin, der Nobelpreis für Physiologie und Medizin zuerkannt, weil er etwas entdeckt hatte, das später als der »Warburg-Effekt« bezeichnet werden sollte. Es beschrieb die Fähigkeit von Krebszellen, weniger auf die Energieproduktion durch die Mitochondrien zu setzen, sondern Energie bevorzugt über Zuckerverbrennung zu beziehen. Erst viel später stellte sich heraus, dass Krebszellen Zucker nicht nur zur schnellen Energiegewinnung für die gesamte Aktivität der Zelle nutzen, sondern auch zur Erzeugung der Schlüsselkomponenten der Zelle einschließlich der DNA und anderen Molekülen, die für das schnelle Krebswachstum erforderlich sind. Zucker liefert also sowohl die Energie als auch die Kohlenhydrate, die als »Bausteine« für neue Zellen benötigt werden. Wir wissen somit seit 100 Jahren, dass Nährstoffe das Krebswachstum beeinflussen können, aber dieses Allgemeinwissen reicht nicht aus und wurde (wenig überraschend) in der Klinik bisher kaum umgesetzt.

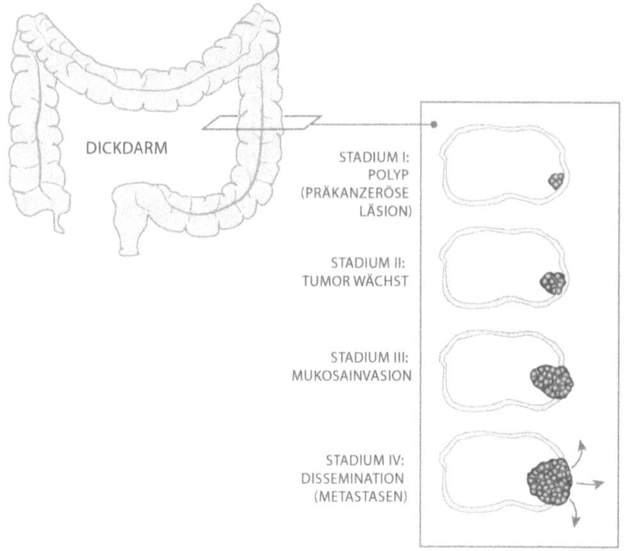

7.1 *Darmkrebs entsteht aus der bösartigen Entartung von Polypen, die anfangs gutartig sein können. In den verschiedenen Tumorstadien wird der Tumor größer (Stadium II und III) und breitet sich dabei auf die Lymphknoten und nachfolgend auch auf andere Organe aus, wo er besonders in Leber und Lunge Metastasen bildet (Stadium IV).*

Auch wenn sich dies gerade ändert, so galt die Ernährung in der Wissenschaft und der Onkologie historisch lange als marginale oder unwichtige Intervention – ein Lebensstilfaktor, der die »echte Medizin« wie Chemo-, Hormon- oder Immuntherapie allenfalls ein wenig unterstützen kann. Das liegt unter anderem daran, dass onkologische Studien auf das Überleben insgesamt und auf das progressionsfreie Überleben abzielen. Es ist sehr schwer, belastbare Studien zur korrekten Analyse des Einflusses von Ernährungsinterventionen durchzuführen, wenn die Standards, die Regulierungsbehörden wie die FDA zugrunde legen, in erster Linie auf pharmakologische Medikamentenstudien zugeschnitten sind. Deshalb haben viele Onkologinnen und Onkologen, die mir bei diesem Buch geholfen haben, eine Scheinfasten-Diät geprüft.

In Zusammenarbeit mit führenden onkologischen Kliniken auf der ganzen Welt beginnen wir gegenwärtig auch bei Darmkrebs mit Studien an Tier und Mensch zur Wirkung des Scheinfastens auf das Überleben insgesamt und auf das progressionsfreie Überleben.

FASTEN UND SCHEINFASTEN IN DER BEHANDLUNG VON DARMKREBS

Seit Warburg die Bedeutung von Zucker für Krebszellen entdeckt hat, sind 100 Jahre vergangen, doch erst heute wächst das Interesse daran, wie die Ernährung – speziell Fasten und andere Diäten – beeinflusst, ob wir Krebs entwickeln und wie wir ihn behandeln. Dass so viel Zeit verstrichen ist, liegt daran, dass eine Zuckerreduktion allein Krebszellen nicht ausreichend (und in vielen Fällen gar nicht) schadet. Auch normale Zellen sind auf Zucker angewiesen, manche von ihnen – wie die Neuronen – auch auf hohe Zuckerspiegel.

2012 veröffentlichten wir zusammen mit Changhan Lee (Ph.D.), damals Postdoktorand, eine Studie, in der es um den Nutzen von Fasten bei einer Chemotherapie mit Doxorubicin zur Behandlung von Darmkrebs ging. Diese Studie wurde in meinem Labor in Los Angeles durchgeführt, belegte allerdings nicht, dass Fasten die Darmkrebszellen besser auf dieses spezifische Medikament ansprechen ließ. Während Fasten allein bei bestimmten Krebsarten, auch einigen Darmkrebszellen, genauso wirksam sein kann wie eine Chemotherapie, sahen wir hier keinerlei Wirkung.[2] Erst Jahre später konnten wir zeigen, dass Fasten sehr gut gegen Darmkrebs hilft, wenn man es mit einem anderen Medikament kombi-

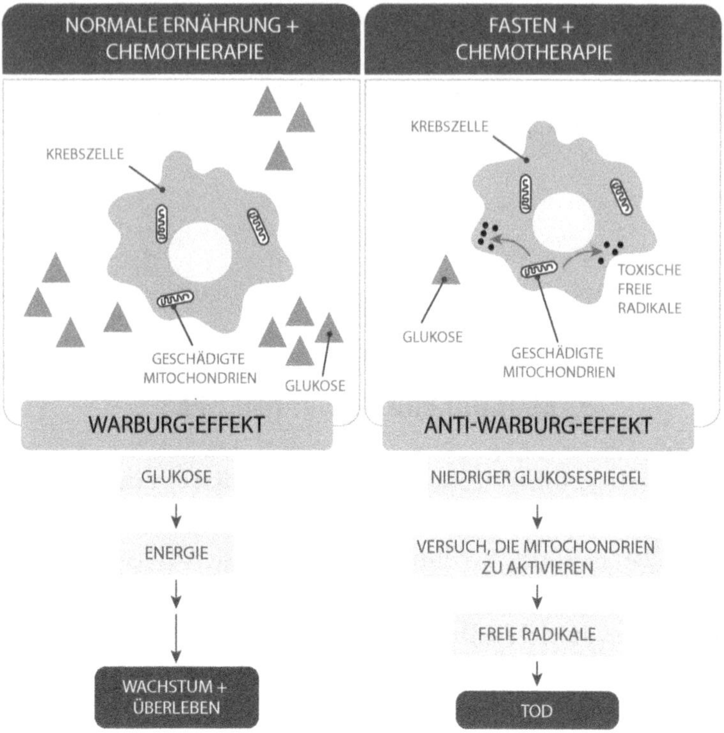

7.2 *Die Mitochondrien und damit der Verbrennungsmotor, in dem die Zellen Energie erzeugen, sind bei den meisten Krebszellen stark geschädigt. Mit dem Warburg-Effekt versuchen Krebszellen, die sich nicht mehr auf diesen Motor verlassen können, unter Umgehung der Mitochondrien aus Nährstoffen, besonders aus Zucker, Energie zu gewinnen. Beim Fasten bildet die Krebszelle, die aus den Mitochondrien nicht genug Energie bezieht und jetzt auch nicht mehr ausreichend Zucker bekommt, stattdessen toxische freie Radikale in großer Menge. Das lässt die Krebszelle absterben. Dieser Anti-Warburg-Effekt scheint speziell bei bestimmten Arten von Krebszellen aufzutreten. Modifiziert nach Giovanna Bianchi et al.: »Fasting Induces Anti-Warburg Effect That Increases Respiration but Reduces ATP-synthesis to Promote Apoptosis in Colon Cancer Models«,* Oncotarget *6, no. 14 (2015): 11806–19.*

niert, das bei Darmkrebs sehr viel häufiger zum Einsatz kommt als Doxorubicin (Oxaliplatin, siehe unten).

Der Einsatz von Scheinfasten muss also auf dem Verständnis für die molekularen und metabolischen Funktionen von Krebszellen beruhen, die eine Kombination mit den wirksamsten Medikamenten gestatten. Sehr wichtig ist hierbei die Einbeziehung der Wirkungsweise jedes Arzneimittels, denn manche entfalten unter Fastenbedingungen eine bessere Wirkung. In den letzten zehn Jahren haben wir bei der Identifizierung von Biomarkern, die die Wirksamkeit gezielter medikamentöser und chemotherapeutischer Behandlungsschemata vorhersagen, signifikante Fortschritte gemacht. Die Onkologie ist auf dem Weg zu zunehmend personalisierten Behandlungsstrategien, denn sie kann heute nicht nur die DNA-Sequenzen von Krebs bestimmen, sondern auch die Anzahl der zirkulierenden Krebszellen oder die Art und Weise, wie Krebszellen durch die Behandlung neu programmiert werden. Für ein möglichst individuelles und wirkungsvolles Vorgehen muss man die jeweiligen molekularen Eigenschaften von Darmkrebszellen verstehen.

DER ANTI-WARBURG-EFFEKT

In unseren frühen Experimenten beobachteten wir einen signifikanten Anstieg der sogenannten »freien Radikale«, giftiger Moleküle, die die DNA und viele andere Bestandteile der Zelle schädigen können, wenn wir Krebszellen hungern lassen und mit Wirkstoffen aus der Chemotherapie behandelten. Dank der Arbeiten der Doktorandin Giovanna Bianchi und Ph.D. Lizzia Raffaghello, die am Ospedale Pediatrico Gaslini in Italien forschen, entwickelten wir die Hypothese, dass Fasten Darmkrebszellen durch eine Senkung des Blutzuckers zwingt, den Warburg-Effekt rückgängig zu machen, um die Energieproduktion wieder auf die normalen Kraftwerke, die Mitochondrien, zurückzustellen. Fasten führte zu einer Stoffwechsellage, die wir deshalb als den »Anti-Warburg-Effekt« bezeichneten: Die Zellen werden gezwungen, wieder mehr Energie aus den Mitochondrien zu beziehen. Dieser Teil der Krebszellen ist jedoch stark geschädigt und zumeist nicht mehr in der Lage, auf diese Weise ausreichend Energie zu produzieren. Wir beobachteten in unseren Studien, dass die ausgehungerten Krebszellen somit noch weniger Energie, dafür aber große Mengen giftiger freier Radikale erzeugten, die sie rasch absterben ließen. In ihrem verzweifelten Kampf ums Überleben begehen die Krebszellen also Suizid (Abbildung 7.2).

FASTEN, SCHEINFASTEN UND NEUE THERAPIEN GEGEN DARMKREBS

Eine Chemotherapie kann Krebszellen abtöten, aber leider auch viele gesunde, besonders schnell wachsende Zellen, wie Haarzellen oder Zellen im Inneren des Verdauungstraktes. Die Forschung fahndet deshalb mit viel Aufwand nach Wirkstoffen, die möglichst gezielt bestimmte Rezeptoren oder Signalwege angreifen, von denen Tumoren abhängig sind. Solche Mittel – zum Beispiel Antikörper, die die Funktion eines bestimmten Signalwegs blockieren – haben nicht dieselben starken Nebenwirkungen wie Chemotherapeutika. Zusätzlich zu Antikörpern wurden kleine Moleküle entwickelt, die als Kinaseinhibitoren bezeichnet werden und auf aktivierte Wachstumssignalwege abzielen, die nur bestimmte Krebsarten ausbilden. Die große Masse der Krebszellen besitzt daueraktive Kinaseenzyme, die (oft aufgrund von DNA-Mutationen) immer »angeschaltet« sind. Kinaseinhibitoren blockieren diese intensiven Signalwege bei Krebs und können so das Wachstum von Krebszellen entweder stoppen oder diese sogar ganz abtöten.

In Zusammenarbeit mit der Universität Genua und dem Ospedale Pediatrico Gaslini in Italien konnte mein Labor belegen, dass zyklisches Fasten die Wirksamkeit dieser Kinaseinhibitoren gegen Darmkrebszellen verbesserte, was darauf hindeutet, dass Fasten und Scheinfasten in Kombination mit vielen Krebsmedikamenten jenseits der Chemotherapie wirksam sein könnten (Abbildung 7.3).[3]

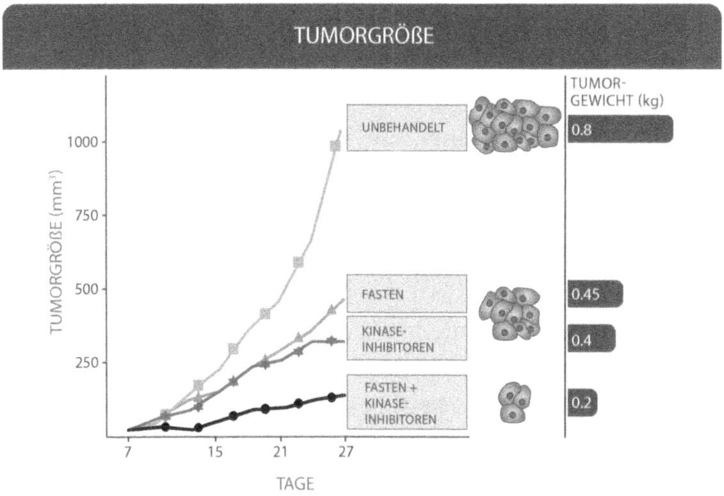

7.3 *Fasten steigert die Aktivität des KINASEINHIBITORENs, der auf aktivierte Wachstumsgene bei Mäusen mit Darmkrebs abzielt. Kinasen sind Enzyme, die Wachstumssignale aktivieren. Modifiziert nach Irene Caffa et al.: »Fasting Potentiates the Anticancer Activity of Tyrosine Kinase Inhibitors by Strengthening MAPK Signaling Inhibition«* Oncotarget *6, no. 14 (May 20, 2015): 11820–32.*

NICHT-TOXISCHE ANTIAGING-THERAPIEN, DIE KREBSZELLEN ABTÖTEN

Berühmt für seine Antiaging-Eigenschaften wurde Vitamin C dank des Chemikers Linus Pauling, Professor am California Institute of Technology in Pasadena, dem gleich zweimal ein Nobelpreis verliehen wurde (einer für Chemie und der Friedensnobelpreis). Pauling nahm selbst täglich mehrere Gramm Vitamin C zu sich und zählte zu den Ersten, die den Einsatz von Vitamin C in der Krebsbekämpfung vorschlugen. Er wusste, dass Vitamin C die Produktion der toxischen freien Radikale erhöhen kann, die Krebszellen abtöten können. Nach wenig zufriedenstellenden klinischen Reaktionen von Krebspatienten, denen man hohe Dosen Vitamin C injizierte, ging das Interesse an diesem Vitamin jedoch zurück, bis 2015 das Labor Lewis Cantley in *Science* eine Mäusestudie veröffentlichte,[4] die zeigte, dass Vitamin C bei Darmkrebs mit bestimmten Mutationen, die den RAS-Signalweg aktivieren (einer der bereits beschriebenen Signalwege der Gene beziehungsweise Proteine), eine Wirkung zeigte.

Im Rahmen unserer Suche nach einem nicht-toxischen, antibiotikaähnlichen Verfahren gegen Krebs wollten wir prüfen, ob Scheinfasten die Wirkung von Vitamin C gegen Krebs verstärken kann. Dank Fördergeldern der Italienischen Krebsforschungsgesellschaft AIRC konnte Maira Di Tano diese These sowohl an Darmkrebs als auch an anderen Krebsarten mit einer KRAS-Mutation testen (KRAS ist ein Gen, das bei fast 30 Prozent aller Krebsarten vorliegt).[5] Die Studie bestätigte, dass Vitamin C allein nur eine geringe bis mäßige Wirkung auf das Absterben von Krebszellen hat, wohingegen diese Wirkung sich durch Fasten oder unter Einfluss einer fastenimitierenden Diät bei drei verschiedenen Darmkrebsarten bei Mensch und Maus im Einzelfall verzehnfacht (Abbildung 7.4).[6]

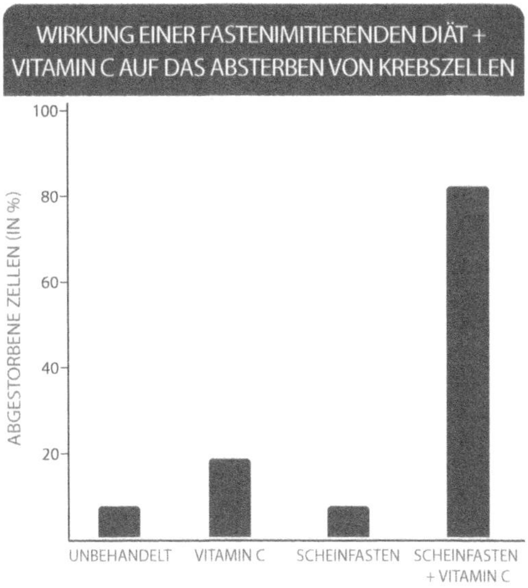

7.4 *Bei verschiedenen Arten von Darmkrebszellen hat Vitamin C allein nur eine begrenzte bis moderate Wirkung auf das Absterben von Krebszellen. In Kombination mit Fasten oder einer fastenimitierenden Diät steigt diese Wirkung stark an (bis zum Zehnfachen). Modifiziert nach Maira Di Tano et al.: »Synergistic Effect of Fasting-Mimicking Diet and Vitamin C Against KRAS Mutated Cancers«* Nature Communications *11, no. 2332 (May 11, 2020).*

Warum konnten Fasten und Vitamin C im Zusammenspiel Krebszellen so effektiv abtöten? Wenn in menschlichen Zellen Vitamin C und Eisen aufeinandertreffen, erzeugen sie toxische Mengen freier Sauerstoffradikale, die diese Zelle töten (Abbildung 7.5). In meinem Labor fand Maira Di Tano jedoch heraus, dass Krebszellen, die mit Vitamin C behandelt werden, die Ferritin-Produktion erhöhten. Dieser Faktor wirkt auf Eisen wie ein Schwamm, schützt es vor der Reaktion mit Vitamin C und verhindert so die Entstehung von freien Radikalen, die der Zelle gefährlich werden könnten. Deshalb wirkt Vitamin C auf Krebszellen zwar bis zu einem gewissen Grad toxisch, aber die Toxizität bleibt gering, weil die Zelle reichlich Ferritin bildet. Fasten reduziert das Ferritin und macht das Vitamin C damit sehr toxisch – aber nur für Krebszellen, nicht für normale Zellen.

Doch die Kombination von Vitamin C und zyklischem Fasten reichte nicht aus, um die Mäuse zu heilen. Erst als Di Tano diese um eine Chemotherapie ergänzte, ließ sich eine noch stärkere Wirkung gegen Krebs beobachten (Abbildung 7.6).

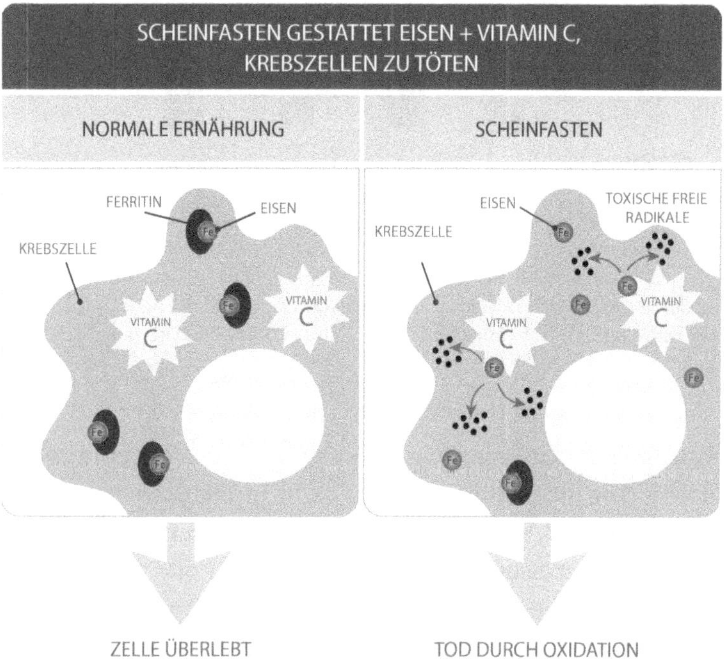

7.5 *Unter normalen Ernährungsbedingungen ist Ferritin an Eisen gebunden und verhindert, dass Vitamin C mit Eisen reagiert. Beim Fasten geht das Ferritin zurück, der Anteil des freien Eisens steigt, dieses reagiert mit dem Vitamin C und erzeugt toxische Mengen freier Radikale, die die Krebszelle töten. Modifiziert nach Maira Di Tano et al.: »Synergistic Effect of Fasting-Mimicking Diet and Vitamin C Against KRAS Mutated Cancers«* Nature Communications *11, no. 2332 (May 11, 2020).*

Weil Fasten auch zusammen mit Vitamin C und Chemotherapie Darmkrebs bei Mäusen nicht heilt, befasste sich mein Labor mit der Identifizierung von Überlebenssignalwegen für Darmkrebszellen. Bei Brustkrebs und anderen Krebsarten war uns dies bereits geglückt, wodurch wir in der Lage sind, eine Kombination nicht-toxischer Arzneimittel festzulegen, die bei Patienten eine Remission einleiten könnten.

2020 bestätigten Mei-lin Weng und Team, dass Fasten und Scheinfasten mit dem Kinaseinhibitor Rapamycin kombinierbar sind, um bei einer Maus mit Darmkrebs ein Langzeitüberleben zu erreichen (Abbildung 7.7). Zu beachten ist dabei, dass Rapamycin zu den wichtigsten Wirkstoffen zählt, die bei Mäusen die

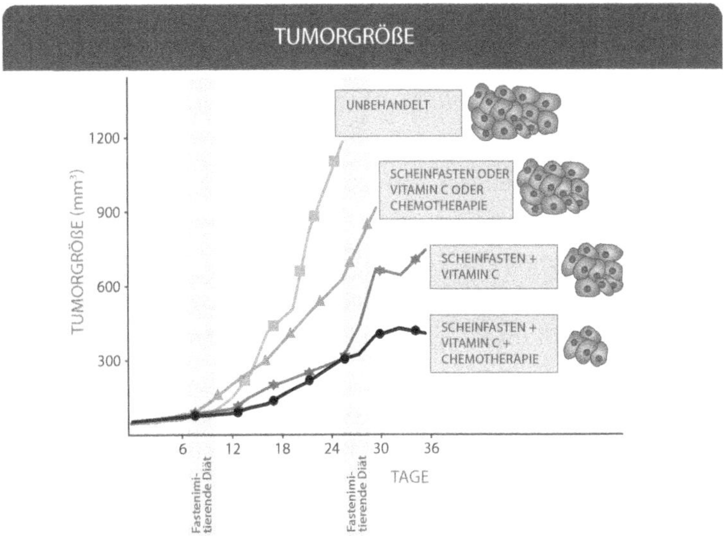

7.6 *Vitamin C in Kombination mit Zyklen einer fastenimitierenden Diät verzögert bei Mäusen zwar das Krebswachstum, reicht aber nicht aus, um es zu stoppen. In Kombination mit einer Chemotherapie ist beides wirksamer. Modifiziert nach Maira Di Tano et al., »Synergistic Effect of Fasting-Mimicking Diet and Vitamin C Against KRAS Mutated Cancers«,* Nature Communications *11, no. 2332 (May 11, 2020).*

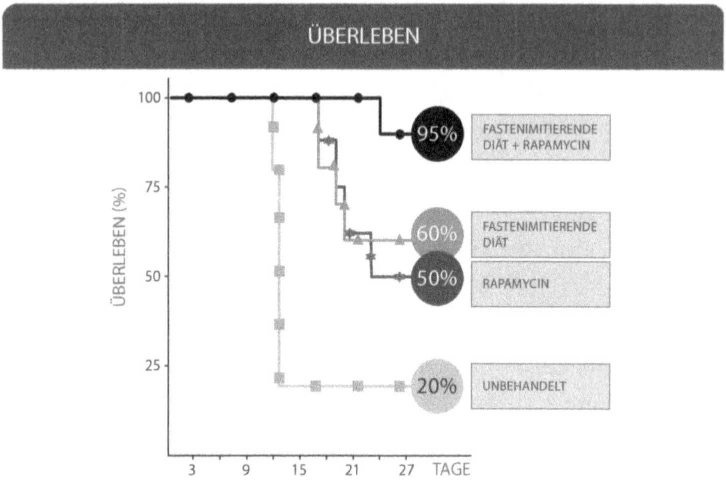

7.7 *Gesamtüberlebensrate von Mäusen mit Darmkrebs bei normaler Ernährung und bei Fasten mit und ohne Rapamycin. Rapamycin ist einer der wichtigsten Wirkstoffe, die die Lebensspanne von Mäusen durch die Hemmung des alterungsbeschleunigenden Signalwegs mTOR-S6K verlängern können. Modifiziert nach M. L. Weng et al.:* Nature Communications *11, no. 1 (2020): 1869*

Lebensspanne verlängern können, indem sie den mTOR-S6K Signalweg hemmen, dessen zentrale Bedeutung für die Alterung 2001 von meinem Labor entdeckt wurde.[7] Dagegen lässt Rapamycin bei Mäusen und Menschen den Blutzuckerspiegel steigen, was das Krebswachstum fördern kann. Die Kombination einer fastenimitierenden Diät mit Rapamycin kann Zellen besser gegen eine Chemotherapie schützen, aber gleichzeitig das Krebswachstum bremsen, das teils über die mTOR-S6K-Aktivität und teils über einen hohen Zuckerspiegel stimuliert wird.

Auch Dexamethason, ein häufiges Mittel gegen Therapienebenwirkungen, erhöht den Blutzuckerspiegel. Daher ist es sinnvoll, den speziellen Nutzen von Scheinfasten zu bedenken, um den Glukosespiegel zu senken und so eventuell Nebenwirkungen zu verringern und das Krebswachstum hinauszuzögern.[8]

FASTEN UND SCHEINFASTEN BEI DARMKREBS: KLINISCHE FÄLLE

Leider liegen zur Scheinfasten-Diät bei Darmkrebs noch keine abgeschlossenen randomisierten klinischen Studien vor. Die hohe Wirksamkeit in Mausmodellen sowie vielversprechende erste klinische Daten deuten jedoch darauf hin, dass Scheinfasten das Potenzial hat, die Standardtherapien merklich zu verbessern.

In den laufenden Studien waren bei der Behandlung von Darmkrebspatienten keine signifikanten Nebenwirkungen durch Scheinfasten zu beobachten. Darmkrebspatienten, die ihre Therapie durch Scheinfasten ergänzen möchten, sollten dies unbedingt vorab mit ihrem Onkologen oder ihrer Onkologin besprechen.

Zum Zeitpunkt der Veröffentlichung dieses Buches liefen zwei klinische Studien zur Wirkung von Fasten bei Darmkrebs. Eine Gruppe in China startete 2020 eine randomisierte Studie, für die 2400 Patientinnen und Patienten rekrutiert wurden, die eine operative Behandlung von Darmkrebs mit Fasten verknüpften.[9] Eine zweite Studie, die ebenfalls seit 2020 läuft, rekrutierte 100 Patienten in Madrid, die 24 Stunden vor ihrer Chemotherapie mit einem 44- bis 48-stündigen Kurzzeitfasten beginnen sollten.[10] Geplant ist zudem eine weitere Studie von Dr. Lenz und Kollegen an der USC in Zusammenarbeit mit meinem Team, bei der Vitamin C, Scheinfasten und eine Immuntherapie kombiniert werden sollen.

Insgesamt sind die Daten aus Tiermodellen zum Einsatz von Fasten und einer fastenimitierenden Diät in Kombination mit Standardtherapien von Chemotherapie über Kinaseinhibitoren bis hin zu hochdosierten Vitamin-C-Injektionen sehr aussagekräftig und wurden von diversen Laboren bestätigt. Hinzu kommt, dass bereits einige Patienten mit dieser Kombination behandelt wurden und sehr davon profitierten. Doch die großen klinischen Studien laufen noch und sollen binnen der nächsten Jahre abgeschlossen werden.

Da die Kombination von Vitamin C und Scheinfasten nur bei Darmkrebszellen mit der KRAS-Mutation gut anschlägt, sollten Patienten stets mit einem erfahrenen Team zusammenarbeiten, wenn sie eine Ernährungsintervention in Betracht ziehen.

Bei metastasierendem Darmkrebs besteht ein hohes Ernährungsrisiko und mitunter eine signifikante anabole Resistenz. Das heißt Strategien, die auf Kalorienrestriktion setzen, lösen einen katabolen Prozess (eine Abbaureaktion komplexer Moleküle im Stoffwechsel) aus, der die Prognose verschlechtert. In den Zeiträumen zwischen den Fastenzyklen sollten die Patienten engmaschig überwacht werden, um eine angemessene Kalorien- und Proteinzufuhr sicherzustellen. Ratsam ist außerdem regelmäßiges Krafttraining, das von einer systematischen Ermittlung und Beobachtung von Muskelmasse und Muskelkraft begleitet werden solle. Eine Chemotherapie erzeugt außerdem viele Nebenwirkungen im Magen-Darm-Trakt (Übelkeit, Erbrechen, Schleimhautentzündungen, Durchfall, Anorexie), was das individuelle Ernährungsrisiko verschlimmern könnte.

WEITERE ERNÄHRUNGSTHERAPIEN BEI DARMKREBS: DER EINFLUSS DES MIKROBIOMS IM DARM

Der Einfluss bestimmter Ernährungsfaktoren, chemischer Substanzen und Antibiotika auf die Mikrobiota im Darm sowie auf das Darmkrebsrisiko ist bekannt. Die Mikrobiota spielen auch bei der Entwicklung und Progression von Darmkrebs eine wichtige Rolle.

Zum Beispiel besteht bei Darmkrebspatienten in der Regel ein Ungleichgewicht der bakteriellen Zusammensetzung: Sie haben zu wenig nützliche Bakterien und zu viele schädliche Populationen im Darm, die Entzündungen Vorschub leisten (proinflammatorische Pathogene). Dieses Ungleichgewicht kann subklinische (nicht konkret nachweisbare) und chronische Entzündungen hervorrufen, die DNA-Mutationen und damit das Wachstum von Darmkrebs begünstigen.[11]

Eine personalisierte Diät, die das Mikrobiom neu moduliert und beispielsweise viele Ballaststoffe, mehrfach ungesättigte Fettsäuren, Polyphenole und Probiotika bereitstellt (wie eine pflanzenbetonte pescetarische Ernährung), könnte ein sinnvoller Ansatz sein, um die Wirksamkeit einer Antitumortherapie zu verbessern, wie eine Übersichtsarbeit in *Cancers* im Mai 2020 diskutierte.[12]

So kam eine klinische Studie mit 40 Teilnehmenden, die 2015 in *Nature Communications* veröffentlicht wurde, zu dem Schluss, dass eine Ernährung mit einem hohen Faseranteil eine Diversifizierung der Darmflora förderte und die Biomarker für Zellproliferation und Entzündung zurückgehen ließ.[13]

In einer Studie an 992 Patienten mit Darmkrebs im Stadium III war die Befolgung der Vorgaben der American Cancer Society für Ernährung und Sport nach Krebs (darunter ein gesundes Körpergewicht, Bewegung und eine Ernährung mit Gemüse, Obst und Vollkorn) innerhalb der Laufzeit der Studie mit einem 42 Prozent niedrigeren Sterberisiko und einer höheren Fünf-Jahres-Überlebensrate assoziiert.[14]

Eine andere Übersichtsarbeit unterstützt ballaststoffreiche Ernährungsformen bei Darmkrebspatienten, die eine Immuntherapie erhalten, und liefert damit eine Ausgangsbasis für künftige Forschungsprojekte zur Rolle von Ernährungsinterventionen zur Verbesserung des Therapieerfolgs bei Krebs.[15] Ein noch junger Forschungszweig ist die Metagenomanalyse (die Untersuchung von Mikroorganismen in ihrer Umgebung) von Stuhlproben durch 16S-rRNA-Gensequenzierung, die es Ärzten in Zukunft ermöglichen sollte, auf die Modellierung des individuellen Mikrobioms ihrer Patienten abgestimmte therapeutische Herangehensweisen zu wählen.[16]

Zur Rolle von Fasten, Scheinfasten und anderen Ernährungsinterventionen bei Darmkrebs ist weitere Forschung erforderlich, doch die verfügbaren Resultate sind vielversprechend.

Nachfolgend stelle ich den Fallbericht einer Ausnahmereaktion vor, die im Rahmen einer klinischen Studie unter der Leitung von Francesca Ligorio und ihrem Team auftrat.[17] Außerdem präsentiere ich drei Fallgeschichten, die unterstreichen, wie wichtig Teamarbeit und die Kombination von traditioneller und naturheilkundlicher (Ernährung, Lebensstil) Herangehensweise ist.

Fallbericht

Im Juli 2016 unterzog sich ein 47-jähriger Mann einer transversen Kolektomie bei KRAS-mutiertem Darmkrebs. Nach acht Zyklen adjuvanter Chemotherapie mit Capecitabin/Oxaliplatin ergab ein PET-Scan (Positronenemissionstomographie) ein Rezidiv mit Metastasen im Peritoneum (eine Membran, die die Bauchhöhle überzieht).

Daraufhin wurde der Patient in eine klinische Studie mit Scheinfasten aufgenommen und erhielt ab August 2017 zwölf Zyklen Erstlinientherapie Capecitabin-Irinotecan (XELIRI) plus Bevacizumab in Kombination mit acht dreiwöchentlichen Zyklen Scheinfasten und nachfolgend weitere sechs Monate eine Erhaltungstherapie mit Capecitabin-Bevacizumab. Zwei Monate nach Beginn der Studientherapie ergab ein PET-Scan die vollständige Remission, also keinen Nachweis von Krebs.

Trotz einer Behandlungsunterbrechung im August 2018 blieb die vollständige Tumorremission bis Januar 2021 erhalten, als der PET-Scan ein aktives Rezidiv anzeigte. Daraufhin wurde erneut Chemotherapie plus Bevacizumab (das ein Wachstum der Blutgefäße blockiert) in Kombination mit einer zyklischen Scheinfasten-Diät verordnet. Bemerkenswerterweise erbrachte die Behandlung eine erneute vollständige Remission, die bisher anhält.

FALLGESCHICHTEN UND ERFAHRUNGEN

Klinischer Fall eines metastasierenden KRAS-mutierten Rektumkarzinoms

Dr. Ana Luísa de Castro Baccarin:
»Als Onkologin bin ich täglich mit der Endlichkeit des Lebens konfrontiert. Wenn wir das Leben nicht verlängern können, ist unser Ziel eine bessere Lebensqualität. Ich bemühe mich auch um eine multidimensionale Perspektive und biete meinen Patientinnen und Patienten ergänzend zu konventionellen Therapien eine einzigartige Kombination an Behandlungsoptionen inklusive Ernährung und Stoffwechselgesundheit an. So kam ich mit den Forschungen von Dr. Valter Longo und seinem Team und dem Scheinfasten in Berührung. Mich hatte ein Beitrag von Dr. Longos Gruppe überrascht, in dem es um Mäuse mit starker Antitumoraktivität nach der Kombination von hochdosiertem Ascorbat (Vitamin C) und einer fastenimitierender Diät gegen Darmkrebs mit KRAS-Mutation ging.

2020 entwickelte eine meiner Patientinnen metastasierenden Darmkrebs mit KRAS-Mutation. Viele Behandlungsoptionen gab es nicht, und die Krankheit schritt weiter fort. Gleichzeitig ging es der Patientin klinisch gut, sodass sie in der Lage war, eine Zusatztherapie zu erhalten. Meine Patientin war 48 Jahre alt. 2017 war bei ihr metastasierender Rektumkrebs festgestellt worden, der sich auf Schilddrüse und Leber ausgebreitet hatte. Sie begann eine Chemotherapie mit FOLFIRINOX, wechselte dann zu FOLFOX und schließlich zu FOLFIRI und Bevacizumab. Dennoch griff die Krankheit im September 2020 auf Leber und Lunge über.

Da keine neuen therapeutischen Angriffsmöglichkeiten vorlagen, schlug ich nach der Veröffentlichung von Dr. Longo und Kollegen folgendes modifiziertes Behandlungsschema vor: Scheinfasten (fünf Tage) + Chemotherapie + Bevacizumab (zur Blockade des Gefäßwachstums) + Vitamin C an Tag 1 bis Tag 3. Diese Zyklen wurden alle drei Wochen wiederholt. Der CEA (ein spezieller Marker für Darmkrebs), der im September 2020 bei 2436 gelegen hatte (Ausgangswert) war im November 2020 auf 1798 gefallen. Der Tumormarker CA 19–9 blieb stabil. Ein anderer Tumormarker, Laktatdehydrogenase (LDH), ging von 1322 auf 841 zurück.

Bemerkenswert ist, dass die Tumormarker damit erstmals seit Fortschreiten der Erkrankung im September 2020 zurückgingen und sich gleichzeitig Marker für die Leberfunktion verbesserten. Das Behandlungsschema wurde von der Patientin relativ gut toleriert. Die relevanteste Nebenwirkung war Fatigue am Ende des Fünf-Tage-Zyklus, was wegen des durch dieses Protokoll erzeugten oxidativen Stresses zu erwarten war. Die Muskelmasse der Patienten blieb während der durchgeführten Zyklen stabil. Die Patientin wurde dazu ermuntert, in den Phasen zwischen den Behandlungszyklen Krafttraining zu machen und mehr Proteine zu sich zu nehmen, insbesondere aus pflanzlichen Quellen. Zur Appetitregulierung während der fünf Tage Scheinfasten erhielt sie ergänzend 0,6 Milligramm Liraglutid, ein Diabetesmedikament, das den Hunger unterdrückt. Diese Strategie schien die Wirksamkeit des Protokolls nicht zu beeinträchtigen. Meine Patientin blieb vier Mo-

nate krankheitsfrei und konnte noch einmal mit ihrer Familie Weihnachten feiern.

Im Januar 2021 bemerkten wir leider einen Anstieg der Tumormarker und der Leberenzyme. Weitere Untersuchungen ergaben ein Fortschreiten der Krankheit in Leber und Lunge. Im Dezember 2020 war in Brasilien eine Kombination der neuen Krebsmedikamente Trifluridin + Tipiracil zugelassen worden, die die Patientin nun erhielt. Angesichts eines progressiven Anstiegs der Tumormarker und einer klinischen Verschlechterung wurde der Patientin im April 2021 Palliativpflege angeraten.

Auch wenn der Krebs am Ende zurückkam, hat die Patientin vier Monate länger gelebt, als laut onkologischen Leitlinien möglich erschien. Im Kontext ihrer Erkrankung hätte kein Einzelmedikament einen solchen Verlauf möglich gemacht, und ihr Fall wird andere Ärzte und Patienten sicher motivieren. Die Komplexität von Krebs zeigt, dass die Zukunft der Onkologie darin liegt, vergleichbar komplex vorzugehen und verschiedene Signalwege der Tumoraktivierung parallel anzugehen. Die Stoffwechselunterstützung bei der Krebstherapie ist therapeutisch ein faszinierendes Werkzeug, und ich bin dankbar, dass ich von Dr. Longos Forschung profitieren konnte.«

In Bezug auf den oben geschilderten Fall frage ich mich, was wohl geschehen wäre, wenn die Patientin nach der Rückkehr des Krebses erneut auf Vitamin C + eine mit Scheinfasten gekoppelte Therapie zurückgegriffen hätte. Der Patient in der Studie von Ligorio ging in Remission, als er eine Therapie erhalten hatte, die Scheinfasten mit verschiedenen Medikamenten kombinierte. Als der Krebs Jahre später zurückkehrte, konnte man mit derselben Kombination erneut eine vollständige Remission erreichen.

Gabriele, Schweiz

Gabriele war 58, als er wegen anhaltender Erschöpfung einen Arzt aufsuchte und daraufhin eine Eiseninjektion erhielt. Zusätzlich wurden eine Gastroskopie und eine Koloskopie angesetzt. Einige Tage später erhielt Gabriele telefonisch eine unerwartete Diagnose: Darmkrebs. Weitere Untersuchungen (MRT- und PET-Scan) ergaben auch drei Lebermetastasen. Er war schockiert, denn er achtete auf seine Gesundheit: Er war Nichtraucher, hatte Normalgewicht, trank nur gelegentlich Alkohol und trieb Sport.

Als Gabriele sich genauer über seine Erkrankung und mögliche Therapien informierte, fand er diverse Berichte von Menschen, die während der Chemotherapie fasteten. Nach Rücksprache mit den behandelnden Onkologen entschied er sich für ein Fastenintervall von 36 Stunden vor und 36 Stunden nach der Oxaliplatin-Infusion. Außerdem stellte er seine normale Ernährung um und verzichtete auf bestimmte Milchprodukte und Zucker.

Von Februar bis Oktober befolgte Gabriele diese Diät (samt Fasten) parallel zu einer Chemotherapie und zwei Operationen. Während der ersten Serie Chemotherapie litt er unter einigen typischen Nebenwirkungen (Kopfschmerzen, metallischer Geschmack, Fatigue, Durchfall und so weiter). Während der restlichen Therapie hatte er keine unerwünschten Nebenwirkungen und konnte weiterhin täglich Spaziergänge machen. Nach der Behandlung nahm Gabriele wieder an Gewicht zu, konnte nach 20 Physiotherapiebehandlungen wieder Ski fahren und arbeitet heute in Teilzeit als Computerwissenschaftler.

Massimiliano Longo

Massimiliano ist ein bekannter Creative Director, bei dem mit 43 ein Kolonkarzinom, Stadium IV, diagnostiziert wurde. Nach einer schwierigen Operation, bei der 33 Zentimeter seines Dickdarms, ein Teil des Peritoneums und 65 Lymphknoten entfernt wurden, kam er in die Valter- Longo-Foundation-Klinik in Mailand, wo Dr. Romina Inès Cervigni ihn zu seiner täglichen Ernährung beriet. Außerdem stellte sie den Kontakt zu Ärzten her, die am Ospedale San Martino in Genua im Rahmen einer klinischen Studie Scheinfasten mit Standardtherapien kombinierten.

Innerhalb weniger Monate setzte Massimiliano eine Mehrfachstrategie gegen seinen Krebs um: Standardtherapie (Operation und zwölf Zyklen Chemotherapie), Scheinfasten, verschiedene Nahrungsergänzungsmittel gegen die neurotoxischen Wirkungen der Chemotherapie, Genanalyse und Schmerztherapie mit medizinischem Cannabis. Zusätzlich hielt er sich zwischen den Chemotherapiezyklen an die Longevità-Diät.

Diese Strategie half ihm, die Behandlung zu bewältigen. Zum Zeitpunkt des Erscheinens dieses Buches erhielt Massimiliano zusätzliche Zyklen Chemotherapie und stellt sich weiterhin mutig seiner Erkrankung.

ZUSAMMENFASSUNG: DARMKREBS BEHANDELN

- Befolgen Sie die Standardkrebstherapien (Operation, Chemotherapie, Kinaseinhibitoren und so weiter).
- Sprechen Sie bei der Festlegung der Therapie eine denkbare Kombination mit einer fastenimitierenden Diät an.
- Überlegen Sie zusammen mit Ihrem Onkologen, ob (bei Vorliegen der KRAS-Mutation) eine experimentelle Therapie mit hochdosierten Vitamin-C-Injektionen infrage kommt.

- Halten Sie sich zwischen den Behandlungen an die Longevità-Diät (siehe Kapitel 3 zu Prävention).
- Fasten Sie täglich 13 bis 14 Stunden (zum Beispiel nur zwischen 8 und 18:30 Uhr essen), und achten Sie auf den Erhalt der normalen Muskelmasse und eines gesunden Körpergewichts.
- Bleiben Sie körperlich aktiv und treiben Sie nach Rücksprache mit Ihrem Onkologen Sport.
- Bemühen Sie sich darum, Ihren Phase Angle (PhA, ein Indikator für die Muskelfunktion) über 5 zu halten, indem Sie mindestens drei- bis viermal pro Woche 30 bis 40 Minuten an Ihrer Muskelkraft arbeiten. Dafür können Sie sich an das Video auf der Create-Cures-Website halten (zu finden unter »Exercise and Longevity«).

8.
FASTEN, ERNÄHRUNG UND LUNGENKREBS

Für ihre Beiträge zu diesem Kapitel und die Prüfung danke ich M.D. Filippo de Braud, Professor für Medizinische Onkologie und Direktor der Graduate School in Medical Oncology an der Universität Mailand sowie Direktor des Department of Medical Oncology and Hematology am Istituto Nazionale dei Tumori in Mailand; M.D. Shadia Jalal, Associate Professor of Medicine an der Indiana University; und M.D. Alessandro Laviano, Associate Professor of Medicine im Department of Translational and Precision Medicine an der Sapienza-Universität in Rom.

Lungenkrebs: Definition und Behandlung

Lungenkrebs ist in den Industrieländern der tödlichste Krebs. Laut Angaben der American Cancer Society ist er in den USA der am häufigsten tödlich verlaufende Krebs bei Männern und hat inzwischen auch bei Frauen den bisher führenden Brustkrebs überholt.[1] Die Lungenkrebsinzidenz steigt mit zunehmendem Alter: Das durchschnittliche Alter der Erkrankten liegt zum Zeitpunkt der Diagnose zwischen 60 und 70 Jahren.

Was sind die Hauptursachen und Risikofaktoren für Lungenkrebs?

1. **Rauchen**. Dass das Rauchen von Zigaretten eine der Hauptursachen von Lungenkrebs ist, ist breiter Konsens. Laut Aussage der Centers for Disease Control and Prevention (CDC) kann bereits das Rauchen weniger Zigaretten am Tag das Lungenkrebsrisiko um das 15- bis 30-Fache erhöhen.[2]

   Fünf Jahre nach dem Rauchverzicht sinkt das Lungenkrebsrisiko, ist jedoch selbst 25 Jahre später noch mehr als dreimal so hoch als bei Menschen, die nie geraucht haben, wie eine Studie mit knapp 9000 Teilnehmenden erklärt, die das *Journal of the National Cancer Institute* 2018 veröffentlicht hat. Nichtraucher sind allerdings auch durch Passivrauchen gefährdet.[3]

2. **Radonexposition**. Die International Agency for Research on Cancer (IARC) hat Radon – eine radioaktive, chemische Substanz, die weltweit Innenräume kontaminiert – als wichtigen Risikofaktor eingestuft, der bei Rauchern die Krebsinzidenz erhöhen kann. Radon entweicht in erster Linie aus dem Boden und verteilt sich dann in der Umgebung, wobei es sich in geschlossenen Räumen ansammelt.
3. **Luftverschmutzung** und Kontakt mit Schadstoffen industrieller Herkunft.[4]

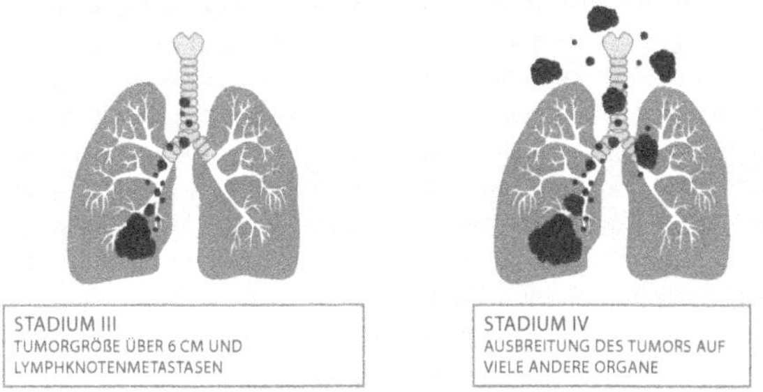

8.1 *Lungenkrebs kann sich überall in der Lunge entwickeln und eine Tumormasse bilden, die den Luftstrom behindert. In Stadium I und II sind die Tumoren klein und lassen sich normalerweise durch minimalinvasive chirurgische Eingriffe entfernen. Stadium III umfasst für gewöhnlich Metastasen in den Lymphknoten der Brust. In Stadium IV sind beide Lungenflügel und entfernte Organe befallen.*

Gemäß der Definition der Centers for Disease Control and Prevention werden bösartige Lungentumoren in zwei Hauptgruppen unterteilt:

1. kleinzelliger Lungenkrebs (SCLC) oder Mikrozytome (kleinere Krebszellen), die ungefähr 15 bis 20 Prozent der Fälle ausmachen
2. nicht-kleinzelliger Lungenkrebs (NSCLC) oder Nicht-Mikrozytome (größere Krebszellen), die ungefähr 70 Prozent der Fälle ausmachen

Die meisten Patienten, bei denen der Krebs sich nicht auf die Lymphknoten ausgebreitet hat (Stadium I und II) werden mit minimalinvasiver Operation behandelt. Patienten in Stadium II, bei denen nach der Operation eine Therapie ratsam erscheint, erhalten normalerweise eine platinbasierte Chemotherapie, weil diese nachweislich die Überlebenschancen insgesamt verbessert.[5]

In Stadium IIIA mit Metastasen in den Lymphknoten erhält der Patient für gewöhnlich eine Chemotherapie oder im Einzelfall auch eine Chemotherapie und eine Radiotherapie vor der Operation. Das Ziel einer präoperativen Therapie besteht darin, die Tumoren schrumpfen zu lassen, Mikrometastasen zu erwischen und das Behandlungsergebnis zu verbessern. Nicht-kleinzelliger Lungenkrebs in Stadium IIIA ist variabler. Die onkologischen Behandlungsentscheidungen sollten Medikamente, Thorax-OP und Radiation einbeziehen. Die Stadien IIIB und IV sind in der Regel inoperabel. Bei Patienten in Stadium IIIB kommt eine Kombination aus Chemotherapie mit Radiation und anschließender Immuntherapie in Betracht. Patienten in Stadium IV erhalten eine systemische Therapie, die sich auf alle Teile des Körpers bezieht. Es kommt jedoch auch Bestrahlung infrage, um die Symptome zu kontrollieren und zu lindern, die der Primärtumor oder die Metastasen hervorrufen können, und so die Lebensqualität zu verbessern.

Ein paar Jahre nach der Veröffentlichung unserer Arbeit von 2008 zu Fasten und Krebs kontaktierte mich ein Freund eines namhaften Krebsforschers an einer führenden Forschungsklinik. Bei diesem Forscher war Lungenkrebs im fortgeschrittenen Stadium entdeckt worden. Die Behandlung schlug nicht gut an, und er hatte nicht mehr lange zu leben. Ich riet zu einer Kombination aus Fasten und Chemotherapie, um die Wirkung der Behandlung zu verbessern. Das setzte der Forscher um, und ein Jahr später ging es ihm so gut, dass er wieder arbeiten konnte. Die Fünf-Jahres-Überlebensrate für Lungenkrebs liegt bei zehn Prozent, und seine erwartbare Überlebenszeit war vermutlich deutlich kürzer, da er auf die ersten Chemotherapiezyklen nicht gut angesprochen hatte. Dass dieser Patient nach der Diagnose eines so aggressiven Lungenkrebses also noch acht Jahre überlebt hat, ist sehr ungewöhnlich und deutet darauf hin, dass das längere Überleben wahrscheinlich auf die Fastenzyklen zurückzuführen ist (wie wir in einem formelleren Fallbericht noch sehen werden).

Ein weiterer Vorteil der Kombination einer fastenimitierenden Diät mit anderen Krebstherapien ist ihr Potenzial, Nebenwirkungen zu verringern, die bei manchen Patienten sehr schwer und sogar lebensbedrohlich sein können. In den meisten Fällen meldeten Onkologen oder klinische Studien bei der Kombination von Krebstherapien mit einer fastenimitierenden Diät bisher Verbesserungen der therapeutischen Wirkungen und/oder eine Verringerung der Nebenwirkungen, doch bis weitere klinische Studien abgeschlossen sind, kennen wir noch nicht alle Konsequenzen dieser Kombination. Bei dem Krebsforscher mit Lungenkrebs war uns allen und auch den behandelnden Onkologen an seinem Krankenhaus klar, dass die Zeit drängte und er nicht auf abschließende Forschungsergebnisse warten konnte. Bei einem aggressiven Krebs in fortgeschrittenem Stadium sollten Patienten und Onkologen daher die Kombination der üblichen medikamentösen Therapie mit Scheinfasten in Betracht ziehen.

FASTEN UND SCHEINFASTEN BEI LUNGENKREBS: LABORSTUDIEN

In unseren Mäusestudien von 2008 und 2011 haben wir Lungenkrebs nicht untersucht. Einige Jahre später publizierte eine Forschergruppe aus der Schweiz eine Studie mit Mäusen zum Einsatz von Fasten in Kombination mit Chemotherapie gegen zwei Krebsarten, die die Lunge befallen: (1) das humane Mesotheliom, einen malignen Tumor des Mesothelioms (der dünnen Gewebeschicht, die die Lunge und die Brustinnenwand überzieht) und (2) Lungenkrebs.[6] Dabei ging es nicht nur um das Tumorwachstum, sondern auch um die Heilungsrate. Der Artikel schilderte folgende Beobachtungen:

1. Beim Mesotheliom wurde (a) keine der Mäuse geheilt, die entweder nur eine Chemotherapie erhielten oder nur zyklisch fasteten, wohingegen (b) fast 60 Prozent der Tiere, die Chemotherapie plus zyklisches Fasten bekamen, geheilt wurden (Abbildung 8.2).
2. Bei Mäusen mit Tumorzellen von einem Lungenkrebspatienten wurde (a) keine der Mäuse geheilt, die entweder nur eine Chemotherapie erhielten oder nur zyklisch fasteten, wohingegen (b) fast 40 Prozent der Tiere, die Chemotherapie plus zyklisches Fasten bekamen, geheilt wurden (Abbildung 8.2).

Auch hier haben weder das »Aushungern« des Krebses durch Fasten noch die Standardtherapie allein am besten geholfen, sondern die Kombination beider Methoden, die darauf beruht, wie die beiden Ansätze sich auf molekularer Ebene ergänzen.

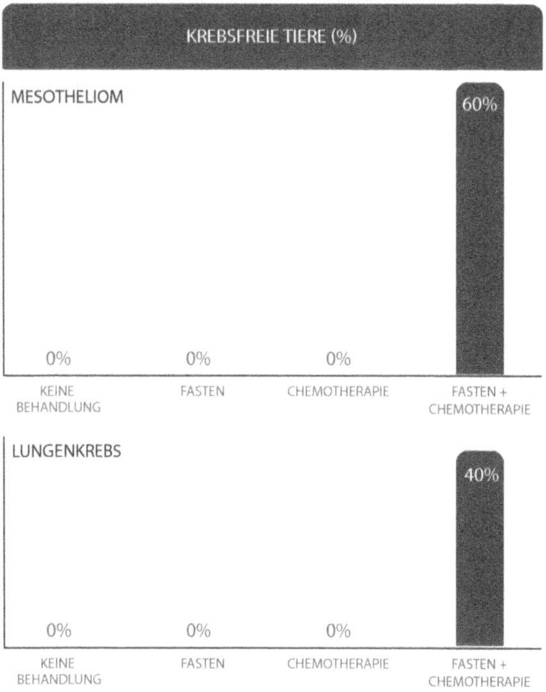

8.2 *Eine vollständige Krebsremission bei Mäusen ist nur bei einer kombinierten Behandlung mit Chemotherapie und Fasten zu beobachten: (1) bei 60 Prozent der Tiere mit Pleuramesotheliom und (2) bei 40 Prozent der Tiere mit Zellen eines Adenokarzinoms der Lunge (Subtyp des nicht-kleinzelligen Lungenkrebses). Modifiziert nach Yandong Shi et al.: »Starvation-Induced Activation of ATM/Chk2/P53 Signaling Sensitizes Cancer Cells to Cisplatin«,* BMC Cancer *12, no. 571 (2012).*

FASTEN, SCHEINFASTEN UND KINASEINHIBITOREN

Einige Jahre später konnten wir in Zusammenarbeit mit einem Team der Universität Genua zeigen, dass Fasten auch sehr erfolgreich dazu beiträgt, die Wirkung des Kinaseinhibitors Crizotinib gegen Lungenkrebszellen zu verstärken. Konkret blockiert Crizotinib bestimmte Wachstumssignale in Zellen und kann somit das Wachstum von Krebszellen hemmen. Kinaseinhibitoren gehören zu den Mitteln, die gezielt bestimmte Funktionen in der Krebszelle angreifen. Diese Studie bestätigte somit, dass Fasten und Scheinfasten eine breite Palette an medikamentösen Behandlungsmöglichkeiten unterstützen können, nicht nur die giftigere

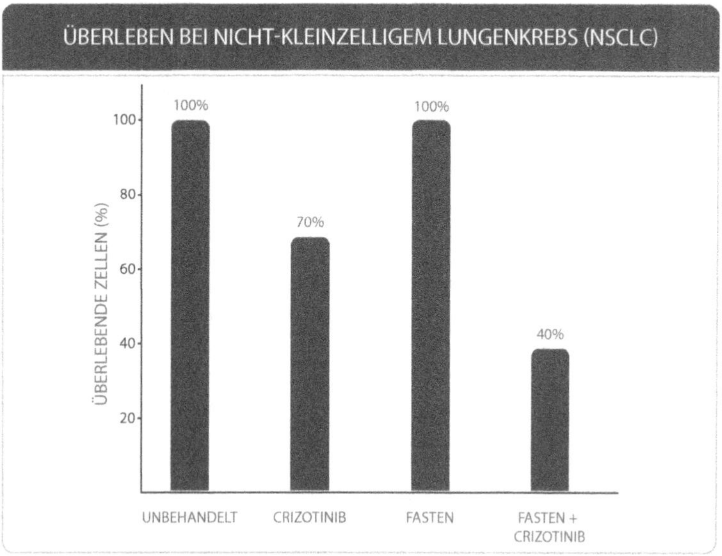

8.3 *Kombiniert mit Fasten senkt der Kinaseinhibitor Crizotinib das Überleben von Zellen aus nicht-kleinzelligem Lungenkrebs (NSCLC) wirksamer als Crizotinib oder Fasten allein. Modifiziert nach Irene Caffa et al.: »Fasting Potentiates the Anticancer Activity of Tyrosine Kinase Inhibitors by Strengthening MAPK Signaling Inhibition«,* Oncotarget 6, *no. 14 (2015): 11820–32.*

Chemotherapie (Abbildung 8.3).[7] Wie unsere Studie zu Brustkrebs unter der Leitung von Giulia Salvadori zeigte, können auch Kinaseinhibitoren toxisch wirken,[8] was die fastenimitierende Diät bei den Mäusen jedoch abwenden konnte (siehe Kapitel 4).

FASTEN, SCHEINFASTEN UND VITAMIN C BEI LUNGENKREBS

Die oben beschriebenen Kinaseinhibitoren sind weniger toxisch als Chemotherapie oder Radiotherapie, können aber auch Nebenwirkungen haben. Hinzu kommt, dass sie Krebszellen nicht zwingend töten, sondern unter Umständen nur ihr Wachstum blockieren – aber auch das von normalen Zellen. Wenn wir unser Wissen über die Unterschiede zwischen normalen Zellen und Krebszellen nutzen, könnten wir Medikamente einsetzen, die für normale Zellen ungiftig sind und die Patienten vor Nebenwirkungen schützen, für Krebszellen aber stark toxisch sind.

In Kapitel 7 wurde beschrieben, wie Maira Di Tano Vitamin C mit Scheinfasten kombinierte – also zwei nachgewiesene Verfahren gegen Alterung und Zellschäden – und sie so gegen Lungenkrebs einsetzte. Dr. Di Tano konnte aufzeigen, dass dieses Therapieschema auch sehr effektiv verschiedene Arten von Lungenkrebszellen tötete (Abbildung 8.4). Vitamin C oder Scheinfasten jeweils für sich allein konnten lediglich etwas mehr Lungenkrebszellen abtöten, aber gemeinsam waren sie sehr wirksam und konnten Lungenkrebszellen absterben lassen, ohne die normalen Zellen zu schädigen. Allerdings funktionierte dies nur bei einem spezifischen, aber sehr verbreiteten Typ von Krebszellen mit KRAS-Mutation.[9]

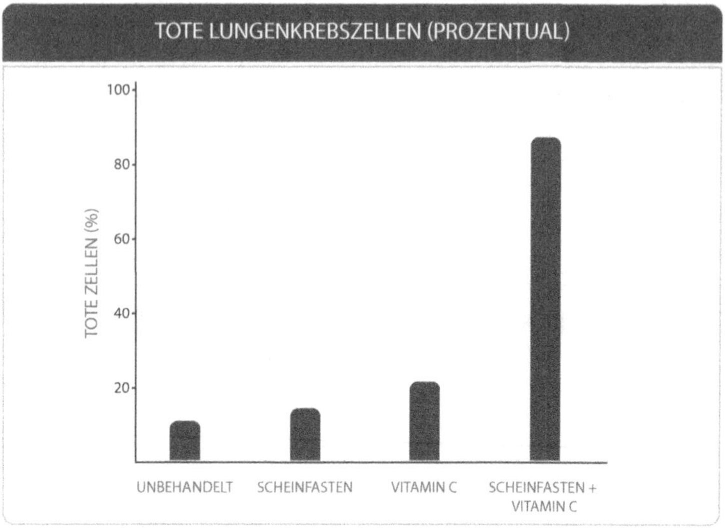

8.4 *Fasten und Vitamin C zusammen führten zu einem erheblichen Anstieg abgestorbener KRAS-mutierter Lungenkrebszellen. Modifiziert nach Maira Di Tano et al.: »Synergistic Effect of Fasting-Mimicking Diet and Vitamin C Against KRAS Mutated Cancers«,* Nature Communications *11, no. 1 (2020): 2332.*

FASTEN, SCHEINFASTEN UND IMMUNTHERAPIE BEI LUNGENKREBS

Obwohl die Immuntherapie, bei der das Immunsystem durch bestimmte Wirkstoffe zum Angriff auf Krebszellen animiert wird, derzeit zu den aussichtsreichsten Krebstherapien zählt, werden die meisten Betroffenen dadurch nicht geheilt. Viele entwickeln zudem starke Nebenwirkungen, besonders wenn mehrere verschiedene Immuntherapeutika zum Einsatz kommen. Forschungseinrichtungen arbeiten daran, die Wirksamkeit von Immuntherapien gegen Krebs zu erhöhen und sie bei mehr Patienten anwendbar zu machen. Viele dieser Strategien zeigen erstes Potenzial, darunter auch zyklisches Kurzzeitfasten, dessen Wirkung auf das Immunsystem wir 2016 in Kombination mit Chemotherapie bei Mäusen mit Brustkrebs und Melanom belegen konnten.[10] Ein Ergebnis, das sich inzwischen auch bei Menschen abzeichnet.[11]

Zu den effektivsten Immuntherapien zählen Mittel zur Blockade von PD-1, einem Protein, das in den T-Zellen (ein Immunzelltyp) vorkommt. Normalerweise verhindert PD-1, dass die Immunzellen andere Zellen angreifen. Für Krebszellen kann die Immuntherapie diesen Schutz ausschalten. Ein Problem bei Immuntherapeutika ist, dass sie nicht nur Krebszellen attackieren, sondern auch diverse Typen normaler Zellen beeinträchtigen, was ihre Einsatzmöglichkeiten beschränkt.

Aber was geschieht, wenn man Fasten oder eine fastenimitierende Diät mit einer Immuntherapie kombiniert? Könnte eine solche Diät die Immuntherapie gefährlicher für Krebszellen, aber harmloser für normale Zellen machen? Die erste Studie zu dieser Frage kam 2020 aus dem Labor von Ruben Pio Oses von der Universität Navarra in Spanien, wo man Fasten mit einer der wichtigsten Substanzen der Immuntherapie, einem Anti-PD-1-Mittel, kombinierte. Das Anti-PD-1-Mittel allein hatte bei Mäusen nicht gegen Lungenkrebs geholfen.[12] Unabhängig davon, ob die Immuntherapie verabreicht wurde oder nicht, wuchs der Krebs bei den Tieren gleich schnell. Ließ man die Mäuse in Kombination mit der Immuntherapie jedoch mehrere Tage fasten, so wuchs der Tumor nicht weiter und ging sogar bei etwa der Hälfte der Mäuse in Remission, worauf bei ihnen mindestens 80 Tage lang keine Anzeichen von Krebs mehr nachweisbar waren (Abbildung 8.5).

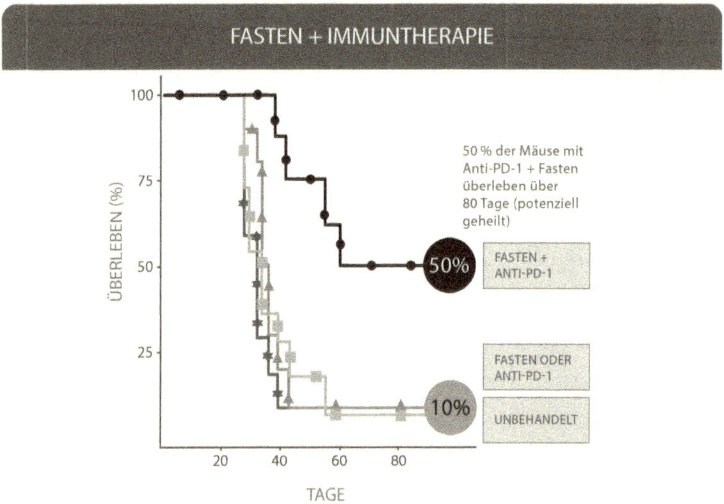

8.5 *Fasten in Kombination mit einer Immuntherapie (Anti-PD-1-Mittel) sorgt bei 50 Prozent der Mäuse mit Lungenkrebs für mindestens 80 Tage krebsfreies Überleben. Sie gelten damit als potenziell geheilt. Modifiziert nach Ajona et al.: »Short-Term Starvation Reduces IGF-1 Levels to Sensitize Lung Tumors to PD-1 Immune Checkpoint Blockade«,* Nature Cancer 1 *(2020): 75–85.*

FASTEN UND SCHEINFASTEN BEI LUNGENKREBS: KLINISCHE STUDIEN UND FALLBERICHTE

In unserem ersten klinischen Bericht zu Fasten und Krebs war unter den zehn beobachteten Patienten eine Frau mit einem wenig differenzierten, nicht-kleinzelligen Bronchialkarzinom in Stadium IV, das bereits Metastasen in Knochen, Leber, Milz und Pankreas gebildet hatte.[13]

Die Patientin erhielt alle 21 Tage die Chemotherapeutika Docetaxel + Carboplatin. In den ersten fünf Chemotherapiezyklen ernährte sie sich normal und baute bei jedem Zyklus knapp zwei Kilo Gewicht ab, die sie in den nachfolgenden drei Wochen wieder zulegte. Weitere unerwünschte Wirkungen waren starke Muskelkrämpfe, Fatigue, Taubheitsgefühle, Neigung zu Blutergüssen und Darmprobleme. Beim sechsten Behandlungszyklus fastete die Patientin 48 Stunden vor und 24 Stunden nach der Chemotherapie. Während des Fastens baute sie knapp drei Kilogramm Gewicht ab, das jedoch innerhalb von zehn Tagen zurück war. Im Gegensatz zu den vorherigen Zyklen beklagte die Patientin diesmal nur milde Fatigue und Schwäche.

Die von der Patientin angegebenen Nebenwirkungen gingen konsistent zurück, als die Chemotherapie im Rahmen einer 72-stündigen Fastenperiode verabreicht wurde (Abbildung 8.6). In dem Zyklus, in dem die Patientin fastete, berichtete sie, dass ihre Kraft schneller zurückgekehrt sei und dass sie schon drei Tage nach der Chemotherapie viereinhalb Kilometer gehen konnte. Der letzte Scan (sechs Monate nach Ende der Chemotherapiezyklen) ergab im Haupttumor in der Lunge ein stabiles Krankheitsgeschehen und in Milz und Leber eine nachlassende Krankheitsaktivität (im Vergleich zum Zustand vor Beginn der Chemotherapie).

Zusammen mit den Lungenkrebsfällen aus den Studien von Claudio Vernieri[14] sowie Francesca Valdemarin[15] und deren

Teams, in denen die Patienten sowohl zyklisches Scheinfasten erhielten als auch verschiedene andere Therapien, deutet dieser Fall darauf hin, dass zyklisches Scheinfasten in Kombination mit einer Standardtherapie als grundsätzlich unbedenklich und potenziell wirksam einzustufen ist.

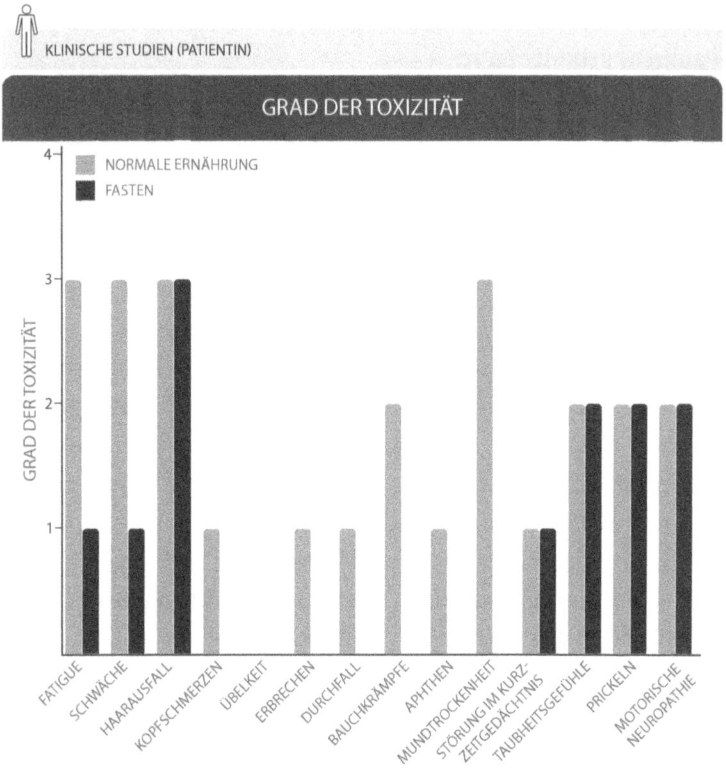

8.6 *Die Nebenwirkungen der Chemotherapie einer Patientin mit Lungenkrebs, Stadium IV, waren während der ersten Zyklen der Chemotherapie, in denen sie nicht fastete (graue Balken), stärker als während nachfolgender Zyklen, als sie die Chemotherapie mit Fasten kombinierte (schwarze Balken). In einigen Fällen blieben die Nebenwirkungen beim Fasten vollständig aus (zum Beispiel Erbrechen, Durchfall, Aphthen, Kopfschmerzen). Das Toxizitätsniveau reichte von 0 (nicht toxisch) bis 4 (hochtoxisch). Modifiziert nach Fernando M. Safdie et al.: »Fasting and Cancer Treatment in Humans: A Case Series Report«,* Aging *1, no. 12 (2009): 988–1007.*

60-jähriger Mann mit ausgedehntem kleinzelligen Lungenkrebs[16]

Nach vier Zyklen Chemotherapie wurde dieser Patient in eine klinische Studie aufgenommen und mit einer Immuntherapie plus zyklischem Scheinfasten behandelt. Nach diesem Schema absolvierte er acht dreiwöchentliche Zyklen ohne schwerwiegende unerwünschte Nebenwirkungen. Sein Pleuraerguss (eine Flüssigkeitsansammlung zwischen den Pleurablättern, die die Lunge und den Brustraum auskleiden) und die Lungen- und Lymphknotenmetastasen gingen in Remission, was 40 Monate nach Behandlungsbeginn noch anhält. Bestimmte Tumor-Biomarker wurden nach drei Behandlungszyklen ebenfalls negativ und blieben anschließend im Normalbereich.

Manche Studien konzentrierten sich auf den Einfluss des Blutzuckerspiegels auf die Krebsprogression. Juhua Luo und ihr Team untersuchten 342 Patientinnen und Patienten mit nicht-kleinzelligem Lungenkrebs (NSCLC) und berichteten, dass bei denjenigen mit einem Nüchternblutzucker über 126 mg/dl im Vergleich zu denen mit normalem Nüchternblutzucker (unter 99 mg/dl) ein 69 Prozent höheres Sterberisiko bestand.[17] In dieser Studie ging es zwar nicht konkret um den Einfluss von Fasten und Scheinfasten auf die Lungenkrebsprogression, aber wir wissen aus zahlreichen klinischen Studien am Menschen, dass zyklisches Scheinfasten den Nüchternblutzucker senken und bei vielen Patienten in den Normalbereich zurücklenken kann. Die obigen Ergebnisse lassen vermuten, dass Fasten die Mortalität bei Lungenkrebs durch eine Senkung des Blutzuckerspiegels beeinflussen könnte. So etwas ließe sich natürlich nur über große, randomisierte klinische Studien nachweisen.

Auch wenn zyklisches Fasten die Situation der Krebszellen zu verschlechtern scheint, ist ein niedriger Blutzucker nicht immer vorteilhaft für die Patienten. Jin-Rong Yang und Team führten 2019 eine Studie durch, aus der hervorging, dass Patienten mit nicht-kleinzelligem Lungenkrebs und einem Blutzuckerspiegel unter 91 mg/dl im Vergleich zu Patienten mit einem höheren Blutzuckerspiegel ein erhöhtes Sterberisiko hatten.[18] Diese Beobachtung lässt sich möglicherweise durch den starken körperlichen Abbau und dessen negative Auswirkungen auf die Immunlage von Patienten mit einem Blutzucker unter 91 mg/dl erklären, weil in diese Gruppe womöglich auch diejenigen fallen, die unterernährt sind. Dies ist ein weiteres Beispiel dafür, wie komplex die Krebstherapie, aber auch – unabhängig vom Krebs – der Gesundheitszustand von Patienten ist, weshalb die Behandlung stets in die Hände eines versierten Teams gehört. An dieser Stelle sei erwähnt, dass unter Leitung der Onkologin Shadia Jalal von der Indiana University, die an diesem Kapitel mitgearbeitet hat, seit 2023 eine klinische Studie zur Behandlung von nicht-kleinzelligem Lungenkrebs mit einer Kombination aus Chemotherapie, Immuntherapie und Scheinfasten läuft.[19]

WEITERE ERNÄHRUNGSTHERAPIEN BEI LUNGENKREBS: KETOGENE ERNÄHRUNG UND NAHRUNGSERGÄNZUNGSMITTEL

Dass auch ketogene Diäten kombiniert mit Standardtherapien gegen Krebs untersucht werden, wurde bereits angesprochen. Solche Studien am Tiermodell und am Menschen laufen vor allem bei Hirntumoren. In Bezug auf ein Bronchialkarzinom zeigte sich jedoch bei Patienten mit lokal fortgeschrittenem nicht-kleinzelligem Lungenkrebs (NSCLC) eine schlechte Verträglichkeit.

Ein Team der University of Iowa führte 2017 eine Phase-I-Studie durch, um sechs Wochen lang die Verträglichkeit einer ketogenen Diät in Kombination mit Bestrahlung und Chemotherapie zu prüfen. Rekrutiert wurden dafür inoperable Patienten mit nicht-kleinzelligem Lungenkrebs in Stadium III und IV.[20]

Die ketogene Diät stellte 90 Prozent der Kalorien aus Fett bereit, acht Prozent aus Protein und zwei Prozent aus Kohlenhydraten. Von den sieben Teilnehmenden schlossen zwei die klinische Studie ab. Vier brachen die ketogene Diät während der Therapie wegen Verstopfung, Fatigue, Blähungen und Übelkeit ab, und eine Person wurde wegen einer ernsthaften Komplikation (anomale Mengen Harnsäure im Blut) aus der Studie ausgeschlossen.

Dass so wenige Teilnehmer diesen Therapieansatz abgeschlossen haben, deutet darauf hin, dass die ausgesprochen fettreiche ketogene Ernährungsform schwer durchzuhalten war, weil sie mit diversen Nebenwirkungen einherging. Das schließt jedoch nicht aus, dass weniger extreme Versionen einer ketogenen Diät infrage kämen, gegebenenfalls im Wechsel mit Scheinfasten. Wenn die Standardtherapien allein nicht ausreichen, um sehr aggressive Krebsarten wie Lungenkrebs zu bekämpfen, könnten Onkologen in Zusammenarbeit mit Ernährungsexperten einen Wechsel zwischen der Longevità-Diät, einer weniger extremen ketogenen Diät und zyklischem Scheinfasten erwägen, um Krebszellen zu töten, zugleich aber die Muskelmasse und den allgemeinen Körperzustand zu schonen.

Verschiedene vielversprechende Studien haben auch die potenziellen Wirkungen einer Supplementierung mit Vitaminen und essentiellen Fettsäuren untersucht. 2014 wurde in Mexiko an Probanden mit fortgeschrittenem nicht-kleinzelligem Lungenkrebs unter Chemotherapie eine randomisierte Studie zu Parametern aus Ernährung, Entzündung, klinischen Symptomen und Lebensqualität durchgeführt. Dabei wurden zwei ähnliche Ernährungsweisen verglichen. Der einzige Unterschied war, dass die eine Gruppe ergänzend oral die konzentrierte Omega-3-Fettsäure EPA (Eicosapentaensäure) erhielt, die andere Gruppe nicht. Teilgenommen haben 92 Personen zwischen 18 und 80 Jahren mit nicht-kleinzelligem Lungenkrebs, teilweise in Stadium IIIB (in dem der Krebs sich auf die Lymphknoten oberhalb des Schlüsselbeins oder Knoten auf der anderen Brustseite ausgebreitet hat) oder in Stadium IV (in dem der Krebs den anderen Lungenflügel oder andere Bereiche des Körpers befallen hat). Es wurden zwei Gruppen gebildet. Im Vergleich zu der Gruppe, die kein EPA einnahm, zeigten sich in der Gruppe mit EPA-Supplementierung ein verbesserter Appetit und ein Rückgang von Fatigue und Neuropathie (eine Fehlfunktion eines Nervs oder auch mehrerer Nerven, die in den betroffenen Bereichen vor allem Schmerzen, Muskelschwäche, Taubheit und Prickeln auslöst). Die Studie konnte belegen, dass die Gabe von EPA ein allgemeines Zusammenspiel von Kriterien verbessern konnte, die messbar zur Lebensqualität beitragen.[21] Dabei muss sehr deutlich betont werden, dass es bei den beiden Gruppen keinen Unterschied beim Ansprechen auf die Chemotherapie oder der Überlebensrate insgesamt gab.

Höhere Vitamin-D-Spiegel sind im Frühstadium eines nicht-kleinzelligen Lungenkarzinoms auch mit besseren Überlebenschancen assoziiert. Da diese Studie jedoch lediglich der Beobachtung diente, lässt sich daraus nicht ableiten, ob der Vitamin-D-Spiegel das Überleben von Krebspatienten begünstigt oder ob diejenigen, die besser auf die Therapien ansprechen, lediglich einen höheren Vitamin-D-Spiegel haben.

Um diese Frage zu klären, wurden 2018 in einer randomisierten Doppelblindstudie aus Japan 155 Patienten mit nicht-kleinzelligem Lungenkrebs zufällig zwei Gruppen zugeordnet, die nach der Operation ein Jahr lang entweder Vitamin D (1200 IE pro Tag) oder ein Placebo erhielten (mehr für den psychologischen als für den physiologischen Effekt). Anschließend wurden die Teilnehmenden etwa drei Jahre lang über Follow-up-Termine überwacht, um herauszufinden, ob die Supplementierung die Überlebensrate verbessern würde.[22] Bei Eingrenzung der Analyse auf die Untergruppe mit einem Adenokarzinom (Krebs, der in den sekretorischen Drüsenzellen beginnt) im Frühstadium und niedrigen Ausgangswerten für 25(OH)D (25-Hydroxyvitamin D) zeigte sich bei der Gruppe, die Vitamin D erhielt, gegenüber der Placebogruppe eine signifikant bessere rezidivfreie Fünf-Jahres-Quote (86 Prozent gegenüber 50 Prozent) und eine bessere Überlebensrate (91 Prozent gegenüber 48 Prozent).

Grundsätzlich können bestimmte Nahrungsergänzungsmittel für an Krebs erkranktePatienten hilfreich sein. Im Gegensatz zu zyklischem Fasten oder auch einer fastenimitierenden Diät haben Vitamine und andere Nahrungsergänzungsmittel jedoch lediglich wenig Potenzial, zu einer anhaltenden Remission zu führen, was unter anderem auch daran liegt, dass nicht davon auszugehen ist, dass sie das Absterben von Krebszellen maßgeblich erhöhen.

FALLGESCHICHTE UND ERFAHRUNGEN

Maggie Jones

Diese Patientin schrieb mir und interviewte mich später im Rahmen der Dokuserie *CANCER/EVOLUTION*, in der es um Fasten und Ernährung für Krebspatienten ging. Ihr erster Brief lautete wie folgt:

Mein Name ist Maggie Jones, und ich bin aus beruflichen Gründen eine Woche vor meinem 40. Geburtstag von Los Angeles nach Hongkong gezogen. Genau einen Monat später, im Oktober 2018, wurde bei mir nicht-kleinzelliger Lungenkrebs in Stadium IV diagnostiziert, der bereits Metastasen in Gehirn und Auge gebildet und zahlreiche Lymphknoten in Brust und Hals befallen hatte. Bald zeigten sich weitere Tumoren in meinem Gehirn, in der Leber und im Bauchraum. Zum damaligen Zeitpunkt lag die durchschnittliche Lebenserwartung mit Behandlung bei sechs bis acht Monaten und die Fünf-Jahres-Überlebensrate bei unter einem Prozent. Genauer gesagt bei nahezu null.

Ich war am Boden zerstört. Zumindest für einige Tage. Dann suchte ich genauere Informationen und beschloss, dass diese schlimmen Aussichten nicht zwangsläufig für mich galten. Es gibt Überlebende. Einer von tausend ist etwas mehr als keiner von einer Million. Ich müsste nur das beeinflussen, was meiner Kontrolle unterlag, dachte ich mir.

Also fastete ich am Wochenende nach der Diagnose für 24 Stunden, und als ich danach wieder aß, wählte ich eine pflanzenbetonte ketogene Ernährungsform mit reichlich heilsamem, rohem Biogemüse und Öl. Nachdem ich auf einige Studien von Professor Valter Longo zum Thema Fasten gestoßen war, schob ich monatlich ein über 80-stündiges Wasserfasten ein.

Nach meiner ersten Radiochirurgie an zwei Hirntumoren im November 2018 war ich drei Wochen lang sehr schwach und zittrig, schwitzte viel und erbrach mich. Vor dem zweiten radiochirurgischen Eingriff an zwei anderen Tumoren im April 2019 setzte ich daher ein dreitägiges Wasserfasten an. Wenige Tage nach dem Eingriff konnte ich wieder zur Arbeit gehen.

Seit meiner Diagnose sind sechs Jahre vergangen, und vor viereinhalb Jahren erhielt ich den Befund: »Kein Nachweis der Erkrankung«. Ich bin überglücklich, dass ich krebsfrei bin, auch wenn die Therapien gewisse Hirnschäden hinterlassen haben. Fasten war für mich ein entscheidendes Werkzeug, um die Nebenwirkungen der vielen Medikamente und meines angeschwollenen, nekrotischen Gehirns abzufedern.

Inzwischen leite ich die Firma cancerV.me, die mehr Bewusstsein für solche lebensrettenden Stoffwechseltherapien und für deren Anwendungsmöglichkeiten wecken soll. Meine geplante Dokumentarserie mit dem Namen CANCER/EVOLUTION wirbt für Professor Longos Forschung zu Ernährung und Krebs, weil die Prinzipien, die er vertritt, zu denen zählen, denen ich mein Leben verdanke.

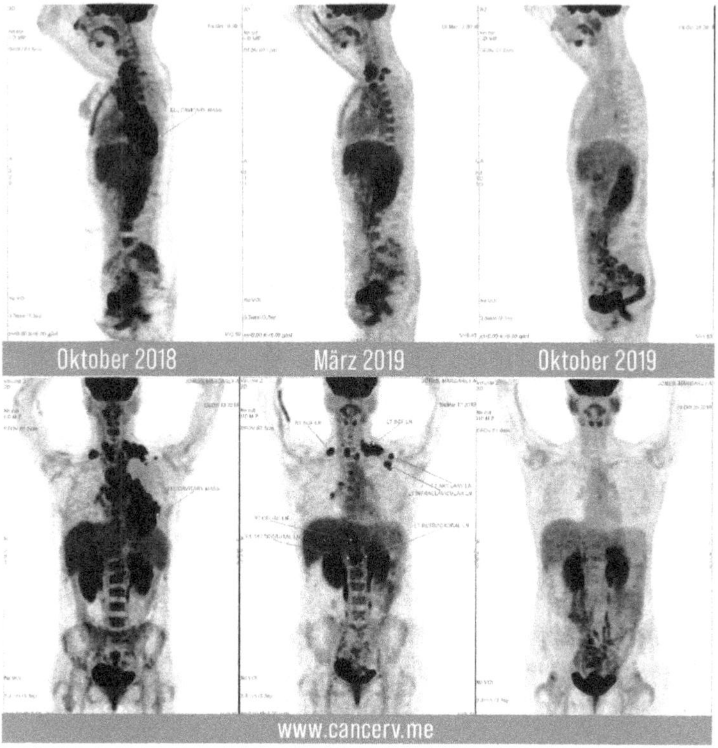

8.7 *CT-Scans von Maggie von Oktober 2018 bis Oktober 2019 zeigen das Verschwinden der Tumormassen.*

ZUSAMMENFASSUNG: LUNGENKREBS BEHANDELN

- Befolgen Sie die Standardkrebstherapien (Chemotherapie, Radiotherapie, Immuntherapie, zielgerichtete Therapie und so weiter).
- Sprechen Sie bei der Festlegung der Therapie eine denkbare Kombination mit einer fastenimitierenden Diät an.
- Halten Sie sich zwischen den Behandlungen an die Longevità-Diät (siehe Kapitel 3). Wenn dies nicht reicht, überlegen Sie zusammen mit Ihrem Onkologen und einer Ernährungsfachkraft, wie Sie Scheinfasten und die Longevità-Diät mit einer auf Pflanzen und Fisch basierenden ketogenen Diät kombinieren können, um sicherzustellen, dass Ihre Muskelmasse und Ihre Immunfunktion intakt bleiben.
- Klären Sie mit Ihrer Onkologin oder Ihrem Onkologen, ob eine ergänzende Einnahme von Vitamin D und Omega-3-Fettsäuren ratsam erscheint. Siehe auch Anhang 1.
- Fasten Sie während der Therapie 13 bis 14 Stunden pro Tag, indem Sie beispielsweise nur zwischen 8 und 18 Uhr etwas essen.
- Achten Sie auf ein normales Körpergewicht.
- Bleiben Sie körperlich aktiv und treiben Sie nach Rücksprache mit Ihrem Onkologen Sport.
- Bemühen Sie sich darum, Ihren Phase Angle (PhA, ein Indikator für die Muskelfunktion) über 5 zu halten, indem Sie mindestens drei- bis viermal pro Woche 30 bis 40 Minuten an Ihrer Muskelkraft arbeiten. Dafür können Sie sich an das Video auf der Create-Cures-Website halten (zu finden unter »Exercise and Longevity«).

9.
FASTEN, ERNÄHRUNG UND BLUTKREBS

Für seine Beiträge zu diesem Kapitel und die Überarbeitung danke ich M.D. Alessandro Laviano, Associate Professor of Medicine am Department of Translational and Precision Medicine der Sapienza-Universität in Rom.

Blutkrebs: Was ist das, und wie wird er behandelt?

Blutkrebs geht für gewöhnlich auf Mutationen bei der Produktion von Blutkörperchen zurück.[1] Die Fallzahl liegt bei einer Million Fälle pro Jahr, wobei Kinder und Erwachsene betroffen sein können. Zu den häufigen Formen von Blutkrebs zählen:[2]

1. **Leukämie**. Ein Krebs, der im blutbildenden Gewebe (zum Beispiel dem Knochenmark) beginnt und ins Blut übergeht.
2. **Lymphom**. Ein Krebs, der von den Lymphozyten des Immunsystems ausgeht.
3. **Myelom**. Ein Krebs der weißen Blutkörperchen, die Antikörper produzieren. Antikörper sind Proteine, die das Immunsystem erzeugt, um den Körper vor Fremdsubstanzen (wie Viren, Insektengiften oder Umweltschadstoffen) zu schützen. Deshalb kann so ein Krebs die normale Funktion des Systems verändern.

Das sind nur einige Beispiele aus den über 60 verschiedenen Krankheitstypen bei Blutkrebs, die jeweils eigene klinische Merkmale, Therapieoptionen und Behandlungsaussichten haben.

Die Wahl der Erstbehandlung gegen einen Blutkrebs ist von vielen Faktoren abhängig. Hierzu zählen die konkreten Tumoreigenschaften, das Alter des Patienten oder der Patientin, der allgemeine Gesundheitszustand und so weiter.

Die erste Option ist eine Chemotherapie oder Radiotherapie, die vor einer eventuellen Knochenmarktransplantation durchgeführt wird. Da Chemotherapie und Radiotherapie nicht nur Leukämiezellen, sondern auch normale Zellen im Knochenmark abtöten, werden anschließend gesunde Stammzellen des Patienten oder eines kompatiblen Spenders zugeführt. In geringerem Umfang kommt auch die Immuntherapie zum Einsatz, und es wurden zielgerichtete medikamentöse Therapien entwickelt, die bestimmte abweichende Eigenschaften angreifen, die in Krebszellen vorliegen.

2012 bekam ich eine E-Mail von Woody Wright. Er arbeitete damals am Southwestern Medical Center der University of Texas. Woody hat in Harvard und Stanford Medizin studiert und seinen Doktor gemacht und galt wegen seiner Pionierarbeit zur Rolle der Telomere (der Endkappen auf den Chromosomen) und der Hayflick-Grenze (ab der menschliche Zellen ihre Fähigkeit verlieren sich zu teilen, um neue, identische Zellen zu erzeugen) als Koryphäe auf dem Gebiet der Alterungsforschung.

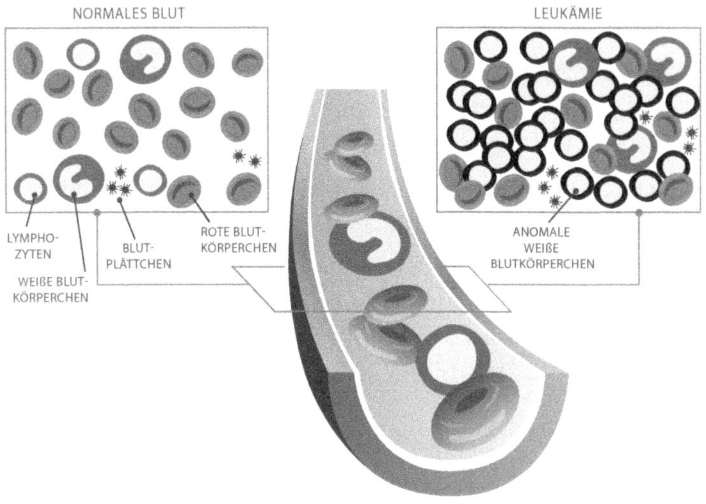

9.1 *Blutkrebs entsteht häufig im Knochenmark, wo Blutkörperchen (rote, weiße und Blutplättchen) gebildet werden, unter anderem zur Infektionsbekämpfung. Wenn Blutkörperchen zu viele bestimmte DNA-Mutationen enthalten, können sie Klone erzeugen, die Blutkrebs verursachen und ihre normale Funktion stören.*

In dieser Mail teilte er mir mit, dass bei ihm sechs Jahre zuvor multiple Myelome gefunden worden waren, als einer seiner Halswirbel kollabierte. Seine Behandlung bestand aus Bestrahlung und einer Chemotherapie mit Lenalidomid (Revlimid), einem Medikament, das Krebszellen durch verminderte Durchblutung abtötet. Diese Therapie hatte über drei Jahre lang gewirkt, aber dann wurden seine Krebszellen dagegen resistent. Sein Onkologe empfahl einen Wirkstoffcocktail, der einige Monate anschlug, bis der Krebs auch hiergegen resistent wurde. Woody, sein Onkologe und ich verfassten schließlich einen Fallbericht (den wir jedoch nie zur Veröffentlichung einreichten), der zu dem Schluss kam, dass eine »Monotherapie« (ein einziger oder nur ganz wenige Wirkstoffe zur Krebsbehandlung) in den meisten Fällen zu einer Resistenzentwicklung führt. Im Januar 2012 verordnete sein Onkologe Woody einen weiteren Cocktail aus drei Medikamenten, auf den seine Krebszellen drastisch reagierten: Sein Tumormarker sank von 170 auf unter 10. Doch auch gegen diese Dreifachkombination wurde der Krebs resistent, und im Mai 2012 stiegen Woodys Werte wieder an. Daraufhin begann Woody mit einer zyklischen fastenimitierenden Diät, erst für fünf Tage, dann schließlich für zehn Tage, in Kombination mit verschiedenen Medikamenten. Obwohl die Mittel, die er bekam, für sich allein nicht mehr wirkten, kam es nach zehntägigem Scheinfasten zu einer neuerlichen starken Reaktion der Tumorzellen (Abbildung 9.2).

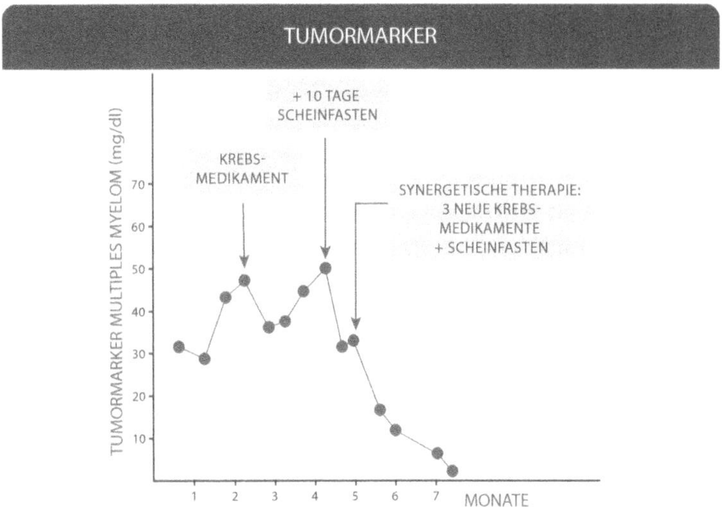

9.2 *Die Tumormarker zeigten eine Krebsprogression bei einem Patienten mit multiplem Myelom. Nach Gabe eines Wirkstoffcocktails reagierten die Krebszellen des Patienten deutlich. Doch der Krebs wurde resistent gegen die Kombination, und die Marker stiegen wieder an. Als der Patient ergänzend zur Behandlung eine zehntägige Scheinfasten-Diät ansetzte, kam es zu einer bemerkenswerten Reaktion, was darauf hindeutet, dass die Krebszellen auf die Kombination aus Medikamenten plus Fasten ansprachen. Modifiziert nach einem unveröffentlichten Bericht.*

FASTEN UND BLUTKREBS: LABORSTUDIEN

Zu einer Studie, die wir 2015 publizierten, hatte uns unter anderem der Krebs von Woody Wright motiviert.[3] Diese Studie kombinierte Daten von Mäusen und klinische Daten von Menschen zu den Auswirkungen einer zyklischen Scheinfasten-Diät auf die Lebenserwartung, den Krankheitsverlauf und die Risikofaktoren für Krankheiten. Wir behandelten Mäuse mittleren Alters (16 Monate) mit zwei viertägigen Zyklen einer fastenimitierenden Diät, bis sie sehr alt waren (29 Monate). Dieses zyklische Scheinfasten verlängerte nicht nur die Lebensspanne der Mäuse, sondern senkte die Tumorinzidenz um fast die Hälfte und – was für dieses Kapitel wichtig ist – ließ die Inzidenz von Lymphomen zurückgehen, die zu den häufigsten Blutkrebserkrankungen zählen. Lymphome sind besonders bei Labormäusen verbreitet, von denen in unserem Fall bei normaler Ernährung fast 70 Prozent irgendwann an einem Lymphom erkrankten. Von den Mäusen, die ab dem mittleren Alter zweimal im Monat vier Tage die fastenimitierende Diät bekamen, entwickelten nur unter 40 Prozent Lymphome (Abbildung 9.3). Daraus lässt sich folgern, dass die regelmäßige fastenimitierende Diät einen erheblichen Einfluss hatte. Unklar blieb jedoch, ob das daran lag, dass sie einer Entstehung von Lymphomen vorbeugte oder dass sie bereits gebildete Lymphomzellen absterben ließ – möglicherweise war es beides.

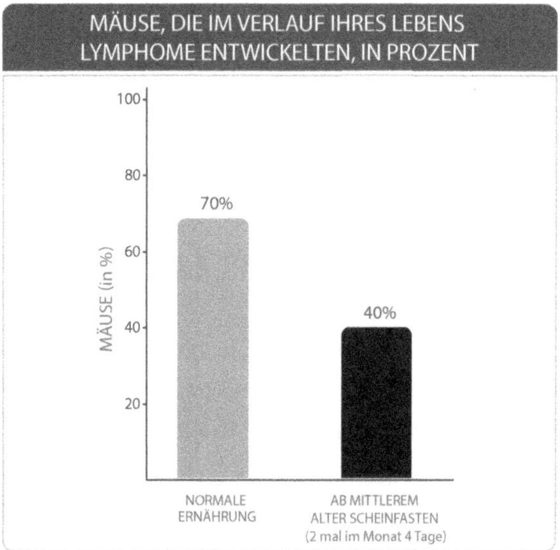

9.3 *Lymphominzidenz: In der Kontrollgruppe entwickelten 70 Prozent der Mäuse Lymphome, bei den Mäusen mit fastenimitierender Diät nur 40 Prozent. Modifiziert nach Sebastian Brandhorst et al.: »A Periodic Diet that Mimics Fasting Promotes Multi-System Regeneration, Enhanced Cognitive Performance, and Healthspan«* Cell Metabolism *22, no. 1 (2015): 86–99.*

Wie Fasten und Scheinfasten-Zyklen allein viele verschiedene Arten von Krebszellen bei Mäusen abtöten konnten, hatten wir bereits untersucht, aber dass dieser Ansatz auch gegen Blutkrebs half, hatten wir noch nicht belegt. Es war wenig überraschend,

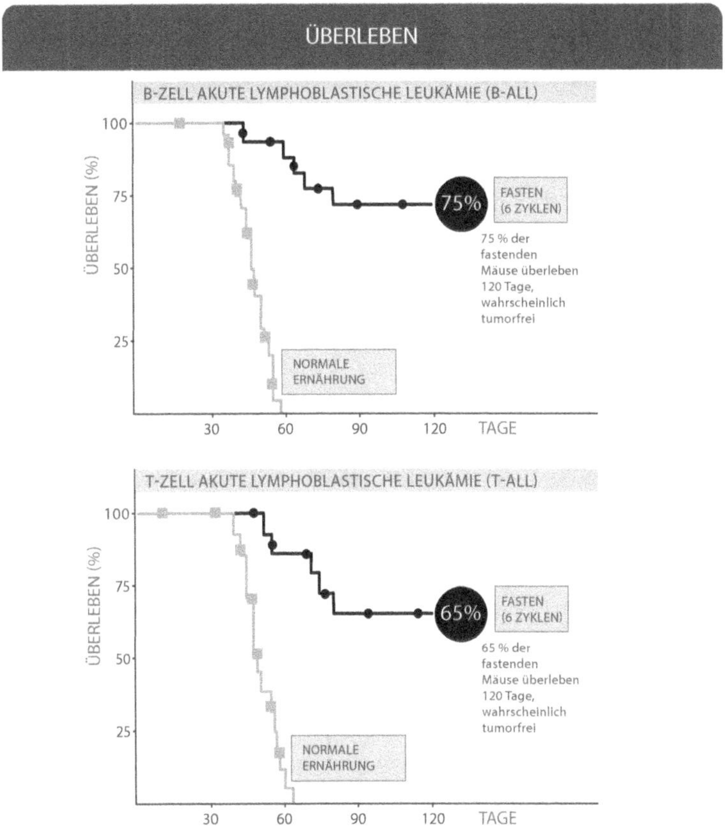

9.4 *Mäuse mit akuter lymphoblastischer Leukämie, die die B-Zellen betraf (B-ALL), also die weißen Blutkörperchen, die normalerweise Infektionen bekämpfen, oder aber die T-Lymphozyten (T-ALL), also die weißen Blutkörperchen, die für die adaptive Immunreaktion zuständig sind, wurden durch Fasten augenscheinlich krebsfrei. Modifiziert nach Zhigang Lu et al.: »Fasting Selectively Blocks Development of Acute Lymphoblastic Leukemia via Leptin-Receptor Upregulation.«* Nature Medicine *23, no. 1 (January 2017): 79–90.*

dass 2017 Labore des Southwestern Medical Center Hospital der University of Texas, an der Woody Professor war, Daten zu den Wirkungen auf Blutkrebs veröffentlichten, in diesem Fall zur akuten B- und T-Zell-lymphoblastischen Leukämie (ALL; B- und T-Lymphozyten sind Zellen des Immunsystems). In Übereinstimmung mit unseren Ergebnissen zeigte sich, dass zyklisches Fasten allein eine Leukämieentstehung hemmte und die Progression von B-Zell-ALL und T-Zell-ALL rückgängig machen konnte (Abbildung 9.4).[4]

Bei akuter myeloischer Leukämie (AML) hingegen half zyklisches Fasten allein überhaupt nicht (Abbildung 9.5).[5]

Da Fastenzyklen allein den Tod von über einem Viertel der Mäuse nicht verhindern konnte, und angesichts der Wirkungslosigkeit gegen akute myeloische Leukämie entsprechen diese Er-

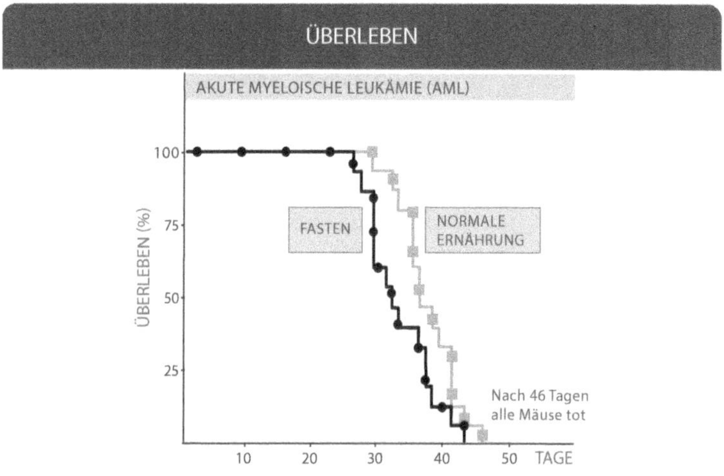

9.5 *Fastenzyklen allein haben keine Wirkung auf das Überleben von Mäusen mit akuter myeloischer Leukämie (AML). Modifiziert nach Zhigang Lu et al.: »Fasting Selectively Blocks Development of Acute Lymphoblastic Leukemia via Leptin-Receptor Upregulation.«* Nature Medicine *23, no. 1 (January 2017): 79–90.*

gebnisse unserer Überlegung, dass zyklisches Scheinfasten in aller Regel mit Medikamenten kombiniert werden sollte, um die Therapie wirksamer zu machen und die Krebszellen gleichzeitig davon abzuhalten, gegen Fasten oder Scheinfasten allein resistent zu werden. Es ist jedoch nicht auszuschließen, dass auch Scheinfasten allein bei manchen Patienten nützlich sein könnte. Das gilt besonders in sehr frühen Stadien, wenn eine Chemotherapie oder andere Therapien noch nicht erforderlich sind.

FASTEN UND BLUTKREBS: KLINISCHE FÄLLE UND STUDIEN

Tiermodelle haben gezeigt, dass Therapien, die Fasten oder Scheinfasten mit Medikamenten kombinieren, bei zahlreichen Krebsarten eine starke Antikrebs-Wirkung entfalten. Darüber hinaus gibt es weitere Fälle von anderen Kliniken, die unsere Studien zu multiplen Myelomen zu untermauern scheinen, denen zufolge bereits das Fasten allein gegen bestimmte (aber nicht alle) Blutkrebsformen sehr wirksam sein kann.

Eine Fallstudie beobachtete drei Jahre lang eine 42-jährige Frau mit follikulärem Lymphom Grad 1 (Stadium IIIa, fortgeschrittenes Stadium). Dabei handelt es sich um einen langsam wachsenden Krebs des lymphatischen Systems, der sich entwickelt, wenn der Körper in den Lymphknoten oder anderen Organen anomale B-Zellen produziert.[6] Ihre einzige Behandlung bestand aus 21 Tagen Wasserfasten und anschließend einer rein pflanzlichen Ernährung ohne raffinierte Kohlenhydrate, zusätzliches Salz, Öl und Zucker. Eine andere Krebstherapie erhielt die Patientin nicht. In den Folgejahren konnten CT- und PET-Scans keine Hinweise mehr auf Krebs nachweisen. Die Studienautoren berichten, dass die initiale Regression des Tumors zeitlich mit dem Wasserfasten zu Beginn zusammenfiel, was – wie auch in den Tierstudien – darauf hindeutet, dass das Fasten ausgereicht haben könnte, um dieses Lymphom zu behandeln.[7]

Warnhinweis: Krebspatienten sollten diese Beobachtungen nicht als Beweis dafür verstehen, dass Fasten allein Krebs heilen kann. Ich erinnere mich an meine Bedenken, nachdem ich den Film *The Food Cure* gesehen hatte, für den ich interviewt wurde, denn in mindestens einem, möglicherweise auch in mehreren Fällen, verschlechterte sich der Zustand von Krebspatienten oder sie starben, nachdem sie eine Standardtherapie abgelehnt und versucht hatten, ihren Krebs nur über die Ernährung zu heilen. Selbst wenn Fasten oder extreme Ernährungsformen Krebs in gewissen Fällen (wie zuvor beschrieben) heilen oder gegen ihn wirken könnten, deuten Studien an Maus und Mensch darauf hin, dass die Kombination fastenimitierender Diäten mit Standardprotokollen erheblich effektiver ist als nur eine Methode allein. Eine medizinische Behandlung zugunsten von reinem Fasten abzulehnen, kann deshalb sehr riskant sein und ist nicht ratsam.

In manchen Fällen hingegen, in denen keine Standardtherapie empfohlen wird, mag eine Ernährungsintervention eine sinnvolle Option darstellen. Wir haben einige Patienten, die bei Leukämie in der Frühphase von »Abwarten und Beobachten« (in der Medikamente aus onkologischer Sicht noch nicht erforderlich sind) zur Longevità-Diät, periodischem Scheinfasten oder beidem übergegangen sind. Diesen Menschen ging es mit dieser Strategie auch nach Jahren gut, und sie brauchten bis zum gegenwärtigen Zeitpunkt keine Chemotherapie oder andere Medikamente. Solche Ergebnisse machen Mut, sind aber keineswegs aussagekräftig. Wir und andere Wissenschaftler planen deshalb klinische

Studien, die hoffentlich bestätigen werden, dass fastenimitierende Diäten und andere Ernährungsinterventionen den Ausbruch und möglicherweise auch die Progression bestimmter Blutkrebsarten auch beim Menschen verhindern können, so wie wir es bei Mäusen bereits belegt haben. Bei Krebs in Stadien, bei denen Fasten allein keine wirksame Option ist, kann eine Kombination aus Scheinfasten und passenden Medikamenten unter Umständen die Heilung oder die Kontrolle der Krankheit fördern.

Neben Fasten wurden auch die nachfolgenden Ernährungstherapien gegen Blutkrebs getestet.

ANDERE ERNÄHRUNGSTHERAPIEN BEI BLUTKREBS

In einer Studie mit 84 Patientinnen und Patienten konnte die Ernährung die Lebensqualität nachweislich verbessern.[8] Die Teilnehmenden wurden zwei Gruppen zugewiesen: Die eine Gruppe erhielt nur eine Antileukämietherapie, die andere bekam eine Antileukämietherapie und zusätzlich Antioxidantien. Bei der Gruppe, die auch Antioxidantien erhielt, kam es seltener zu infektiösen Komplikationen, was möglicherweise auf die Stimulierung des Immunsystems zurückging.

Eine andere Studie mit einer Kohorte aus 568 Frauen mit Non-Hodgkin-Lymphom (NHL), einer Krebsart, die von den weißen Blutkörperchen ausgeht, wirft die Frage auf, ob ein höherer Verzehr von grünem Blattgemüse und Zitrusfrüchten nützlich sein könnte, um die Prognose und das Überleben zu verbessern, auch wenn die Wirkung auf den Krankheitsverlauf und das Überleben nur auf einen Teil der Non-Hodgkin-Lymphom-Subtypen zuzutreffen scheint.[9]

Außerdem haben wir die anekdotische Evidenz, dass dies für Patienten, die zusammen mit ihrem Onkologen entschieden haben, ihre Standardtherapie mit Scheinfasten zu kombinieren, eine entscheidende Strategie sein kann.

FALLGESCHICHTEN UND ERFAHRUNGEN

Chris

Chris erhielt im Dezember 2009 die Diagnose chronische lymphatische Leukämie (CLL). Mit einem langsamen, aber konstanten Anstieg der weißen Blutkörperchen und der absoluten Lymphozytenzahl wies sie zwei der wichtigsten Krankheitsmarker für CLL auf.

Nachdem Chris in der kanadischen *National Post* einen Artikel über meine Forschung gelesen hatte, beschloss sie, ein viertägiges Wasserfasten auszuprobieren. Ihre Krebsmarker gingen zurück, was zuvor nicht beobachtet worden war. Im Verlauf des Folgejahrs schob sie noch viermal ein reines Wasserfasten ein und entdeckte dann das Scheinfasten. 2017 begann sie mit Scheinfasten und absolvierte durchschnittlich fünf Scheinfasten-Zyklen pro Jahr. Ihre weißen Blutkörperchen und die absolute Lymphozytenzahl sanken wieder auf das Niveau von 2011. Gegenwärtig ist sie im Stadium von »Abwarten und Beobachten«.

»Insgesamt sind meine Blutwerte zum heutigen Zeitpunkt wieder auf dem Stand von 2011. Ich habe mit der Assistentin meiner Hämotologiepraxis darüber gesprochen, und die sagte mir, sie hätten bei anderen Patienten, die die Standardtherapie befolgen, nicht von solchen Remissionen gehört«, sagte Chris.

»C.«

Nach 18 Monaten und 15 verschiedenen Spezialisten wurde bei C. im Oktober 2012 eine *Polycythaemia vera* diagnostiziert – ein seltener Blutkrebs, bei dem das Knochenmark zu viele rote Blutkörperchen erzeugt. In ihrem Fall lag auch eine häufige Mutation am JAK2-Gen dieses Tumors vor.

Im September 2017 wurde eine Chemotherapie mit Hydroxycarbamid-Tabletten erforderlich (erst fünf Tage lang einmal pro Tag, dann sechs Tage lang zweimal pro Tag). Zu den Nebenwirkungen zählten Magen-Darm-Beschwerden, Fatigue, wiederholtes Erbrechen und Durchfall sowie extreme Erschöpfung. Der Zustand von C. verschlechterte sich, sie wurde wiederholt ohnmächtig und nahm ab. »Solche Tage beschrieb ich meist als kompletten Blackout. Als wäre ich vor ein Auto gerannt. 48 Stunden lang hatte ich im ganzen Körper Schmerzen«, berichtete sie.

Zu diesem Zeitpunkt schickte eine Freundin ihr einen Screenshot von einer Stelle aus meinem Buch zur Longevità-Diät, in der ich über den Einsatz des Scheinfastens bei Krebs sprach. C. probierte es einmal aus und nahm danach mit meiner Stiftung in Mailand Kontakt auf. Dort nahm sie im November 2018 am Ospedale Policlinico San Martino in Genua an einer Studie teil.

Während der Chemotherapie hielt C. die Scheinfasten-Diät ein. Etliche Nebenwirkungen der Therapie verschwanden ganz, andere gingen zurück, darunter auch erste Anzeichen der Menopause.

»Die Schmerzen der Menopause in Kombination mit meinem Krankheitsbild konnten mir das Leben zur Hölle machen«, sagte C: »In jeder Woche Scheinfasten bekam ich die Chance auf eine Wiedergeburt.«

»A. P.«

2014 war A. P. noch eine fitte, gesunde 46-Jährige, verheiratet, berufstätig und Mutter von drei Kindern. Plötzlich war sie jedoch zu Tode erschöpft, und ihr wurde schwindelig, mitunter so massiv, dass sie sich hinlegen musste und nicht arbeitsfähig war. Ihre Ärzte tippten zunächst auf Eisenmangel, doch bald kamen neue Symptome wie ein anschwellender Bauch hinzu. Nach gründlicher Untersuchung fand man bei A. P. ein follikuläres Non-Hodgkin-Lymphom in Stadium IV.

Schon wenige Tage später begann ihre Chemo (R-CVP, eine Kombination aus den Krebsmedikamenten Rituximab, Cyclophosphamid, Vincristin und dem Steroid Prednisolon). Die erste Runde Chemotherapie konnte die Tumorgröße nicht erfolgreich reduzieren. Deshalb entschieden sich ihre Ärzte für ein aggressiveres Vorgehen (R-CHOP: Rituximab, Cyclophosphamid, Hydroxydaunorubicin, Vincristin und Prednisolon) samt einer Transplantation eigener Stammzellen und anschließender Radiotherapie.

An diesem Punkt stieß ihr Mann in einer englischen Zeitung auf einen Artikel zu meinen Forschungen. Im Juli 2015 schrieb A. P. mich an, und ich gab ihr Empfehlungen für ihren Onkologen. Bei diesem stieß sie jedoch auf Bedenken und die Weigerung, Fasten in ihre Therapie einzubeziehen, weshalb A. P. das Krankenhaus und den Onkologen wechselte. Ihr neuer Onkologe hatte mehr Erfahrung und sagte, wenn sie fasten wolle, wäre das möglich, und er würde sie bereitwillig dabei unterstützen.

A. P. fastete daraufhin drei Tage vor und einen Tag nach der Standardtherapie. Anschließend achtete sie auf eine reguläre Ernährung, damit ihr Gewicht sich wieder normalisierte. Obwohl die R-CHOP-Therapie in Kombination mit dem Fasten sehr aggressiv war und mit den klassischen Nebenwirkungen einer Chemotherapie einherging (Haarausfall, Schwäche, Übelkeit), tolerierte A. P. die Behandlung gut, und es ging ihr nicht schlechter als während der ersten, weniger aggressiven Chemotherapierunde.

»Psychologisch war das Fasten für mich extrem hilfreich. In der Zusammenfassung erscheint die Geschichte meiner Behandlung ziemlich schlüssig, aber wenn man sie selbst erlebt, fühlt es sich an, als würde man nur von einer Runde zur nächsten torkeln, samt all den Rückschlägen und unerwarteten zusätzlichen Behandlungen, die plötzlich nötig werden, und dem zermürbenden Warten auf die Ergebnisse«, sagte A. P. »Für mich war das Fasten etwas, das mir das Gefühl vermittelte, Einfluss auf meine Behandlung nehmen zu können.«

Als der Zeitpunkt für die Stammzelltransplantation kam, fastete sie ebenfalls und hatte bei Behandlungsabschluss im Sommer 2016 eine 80-prozentige Tumorreduktion erreicht und den Krebs ins Stadium III zurückgedrängt.

Stefano Quintarelli

Stefano ist Unternehmer und ehemaliger Professor für Informationssysteme, Netzwerkservices und Sicherheitsfunktionen.

»An einem Freitag im Januar 2018 ging ich zu meinem Hämatologen, und der sagte zu mir: ›Es ist Leukämie, aber keine Sorge. Wir sehen uns nächste Woche wieder, dann erkläre ich Ihnen alles genauer.‹ Der Kommentar ›keine Sorge‹ im Zusammenhang mit dem Wort ›Leukämie‹ ist ein Widerspruch in sich.

Ein paar Monate zuvor hatte ein Bekannter bei einem gemeinsamen Abendessen von Valters Tierstudien erzählt, die in Bezug auf Fasten und Scheinfasten bei verschiedenen Formen von Leukämie vielversprechend klangen. Also meldete ich mich bei Valter in Los Angeles. Er erzählte mir von einer Studie, die gerade in einigen italienischen Krankenhäusern angelaufen war. Ich nahm den Kontakt mit dem Istituto Nazionale dei Tumori in Mailand auf und wurde in ein experimentelles Behandlungsprotokoll aufgenommen, das den Einsatz einer fastenimitierenden Diät bei Patienten mit onko-hämatologischen Erkrankungen einbezog.

Inzwischen befolge ich die Longevità-Diät mit begrenzter Kohlenhydratzufuhr. Ich faste weiterhin – immer unter medizinischer Aufsicht, aber weniger häufig –, je nach Fortschritt bei den hämatologischen Tests. Über sechs Jahre nach der Diagnose ist mein Zustand damit noch immer stabil, und ich brauchte keine Krebsmedikation. Das ist selbstverständlich kein Beweis dafür, dass das Scheinfasten zur Stabilisierung meiner Krankheit beigetragen hat. Für sich allein kann mein Fall statistisch nicht als relevant eingestuft werden und lässt sich weder auf andere Patienten übertragen, noch lässt sich mit Sicherheit sagen, wie meine Krankheit sich ohne das zyklische Scheinfasten entwickelt hätte.

Aber zusammen mit den Daten aus präklinischen Studien liefert mein Fall durchaus ermutigende Daten, die darauf hindeuten, dass weitere klinische Studien erforderlich sind, um den tatsächlichen Einfluss von Scheinfasten bei Patienten mit einer Krankheit wie meiner zu evaluieren. Bisher jedoch hat das experimentelle Vorgehen, an das ich mich halte, mir dazu verholfen, eine traditionelle immun- oder myelosuppressive Therapie zu vermeiden. Und das ist sehr gut für mich.«

ZUSAMMENFASSUNG: BLUTKREBS BEHANDELN

- Befolgen Sie die Standardkrebstherapien (Chemotherapie und so weiter).
- Besprechen Sie mit Ihrem Onkologen bei der Therapiefestlegung, ob eine Kombination der Standardtherapie mit Scheinfasten sinnvoll erscheint oder ob sich – wenn keine Standardtherapie benötigt wird – regelmäßiges kurzes Scheinfasten und möglicherweise alle zwei Monate ein ausgedehnteres siebentägiges Scheinfasten anbieten.
- Halten Sie sich zwischen den Behandlungen an die Longevità-Diät (siehe Kapitel 3).
- Fasten Sie während der Therapie täglich 13 bis 14 Stunden (zum Beispiel, indem Sie nur zwischen 8 und 18 Uhr essen), um Ihre Muskelmasse zu erhalten.
- Achten Sie auf ein normales Körpergewicht.
- Bleiben Sie körperlich aktiv und treiben Sie nach Rücksprache mit Ihrem Onkologen Sport.
- Bemühen Sie sich darum, Ihren Phase Angle (PhA, ein Indikator für die Muskelfunktion) über 5 zu halten, indem Sie mindestens drei- bis viermal pro Woche 30 bis 40 Minuten an Ihrer Muskelkraft arbeiten. Dafür können Sie sich an das Video auf der Create-Cures-Website halten (zu finden unter »Exercise and Longevity«).

Dieses Kapitel widme ich Woody Wright und seinem Mut, einen langen Kampf mit dem Krebs durchzustehen, bei dem er alles einsetzte, was unsere Labors bis dahin über Alterung und Krebs herausgefunden hatten.

10.
FASTEN, ERNÄHRUNG UND MALIGNE HIRNTUMOREN

Für ihre Beiträge zu diesem Kapitel und die Revision danke ich M.D. Thomas Chen, Chefarzt für chirurgische Neuroonkologie der Brain and Spine Tumor Research Group und Professor für Neurochirurgie, Pathologie und orthopädische Chirurgie an der Keck School of Medicine der USC in Los Angeles; M.D. Fernando Safdie, Chirurg für Thorax und den oberen Magen-Darm-Trakt in der Division of Cardiothoracic Surgery am Mount Sinai Medical Center in Miami; M.D. Alessandro Laviano, Associate Professor of Medicine am Department of Translational and Precision Medicine der Sapienza-Universität in Rom; und Ph.D. Lizzia Raffaghello, forschende Biologin am Istituto Giannina Gaslini in Genua.

Hirntumoren: Definition und Behandlung

30 von 100 000 Menschen pro Jahr entwickeln einen Hirntumor. Mit einem Anteil von 78 Prozent sind Gliome die häufigsten bösartigen Hirntumoren.[1]

Astrozytome sind die häufigsten Gliome. Sie entstehen aus den Astrozyten, also den Zellen, die das Gewebe bilden, das die Nervenzellen in Gehirn und Rückenmark umgibt und schützt.

Ependymome entstehen aus Ependymzellen, aus denen die Innenmembran der Hirnventrikel besteht.

Oligodendrogliome entspringen Zellen, die sich um die Nervenzellen wickeln und eine Isolationsschicht bilden, die die Weiterleitung von Nervenimpulsen ermöglicht.

Ein **Glioblastoma multiforme** (Grad IV) stellt das aggressivste bösartige Gliom dar.

Neuroblastome sind ein Krebs des Nervensystems, der vor allem bei Neugeborenen und Kindern auftritt. Er entspringt aus den Neuroblasten, frühen oder sich noch entwickelnden Hirnzellen im sympathischen Nervensystem.

Die Diagnose von Hirntumoren erfolgt durch die Auswertung medizinischer Untersuchungen, klinischer Symptome und Bildgebungsverfahren wie der kontrastmittelverstärkten Computertomographie (CT) und der Magnetresonanztomographie (MRT). Biopsien gestatten die Einordnung und die definitive Diagnose von Raumforderungen im Gehirn. Wenn möglich, ist ein chirurgischer Eingriff die Therapie der Wahl, bei dem die neurologische Funktion bestmöglich erhalten wird. Weitere oder ergänzende Verfahren sind eine neoadjuvante oder adjuvante Chemoradiotherapie (vor oder nach einer Operation). Eine Bestrahlung nach der Operation wird bei unvollständiger Entfernung des Tumors empfohlen.

2012 veröffentlichten wir eine Studie, die zeigte, dass Neuroblastome trotz Behandlung mit einem wirksamen, aber toxischen Mittel aus der Chemotherapie 100 Prozent der Labormäuse innerhalb von 65 Tagen töteten. Wurden die Mäuse hingegen mit demselben Wirkstoff plus Fasten behandelt, so überlebten 25 Prozent der Mäuse ein volles Jahr, waren also wahrscheinlich krebsfrei. (Bei Mäusen führt diese Krebsart in der Regel innerhalb weniger Monate zum Tod.) In einem ähnlichen Experiment (mit einem anders gearteten Neuroblastomtyp) lag die Langzeitüberlebensrate in der Mäusegruppe, die Fasten und Chemotherapie bekam, bei 42 Prozent, wohingegen in der Kontrollgruppe am Tag 80 die Mortalität 100 Prozent betrug (Abbildung 10.2).

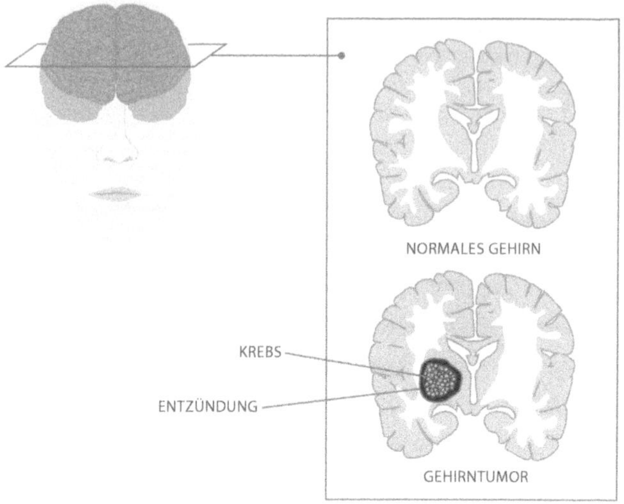

10.1 *Tumoren können von frühen Nervenzellen (Neuroblasten) oder anderen Zellen des Gehirns (Gliazellen) ausgehen. Daher entstehen unterschiedliche Tumorarten, die entweder gutartig oder bösartig sein können.*

Die Kombination aus Chemotherapie und Fasten erscheint auch bei einem anderen Krebs des Nervensystems, dem Glioblastom, erfolgversprechend. Beim Glioblastom beginnt der Krebs in den Gliazellen des Gehirns, die die Neuronen stützen und schützen. Dieser Krebs kostete den sechsmaligen U.S. Senator und ehemaligen Präsidentschaftskandidaten John McCain 2018 das Leben. Zum Zeitpunkt seiner Diagnose arbeiteten wir bereits seit zehn Jahren mit Onkologen zusammen, um die Kombination aus Fasten und Krebstherapien zu prüfen, hatten aber leider noch nicht genug Daten, um McCain eine fastenimitierende Diät empfehlen zu können. Auch Beau Biden, der Sohn von US-Präsident Joe Biden, erlag 2015 nach einem fünf Jahre langen Kampf einem Glioblastom. Beide Opfer sind prominente Beispiele für ein Problem, das Millionen Menschen betrifft. Sie stehen beispielhaft da-

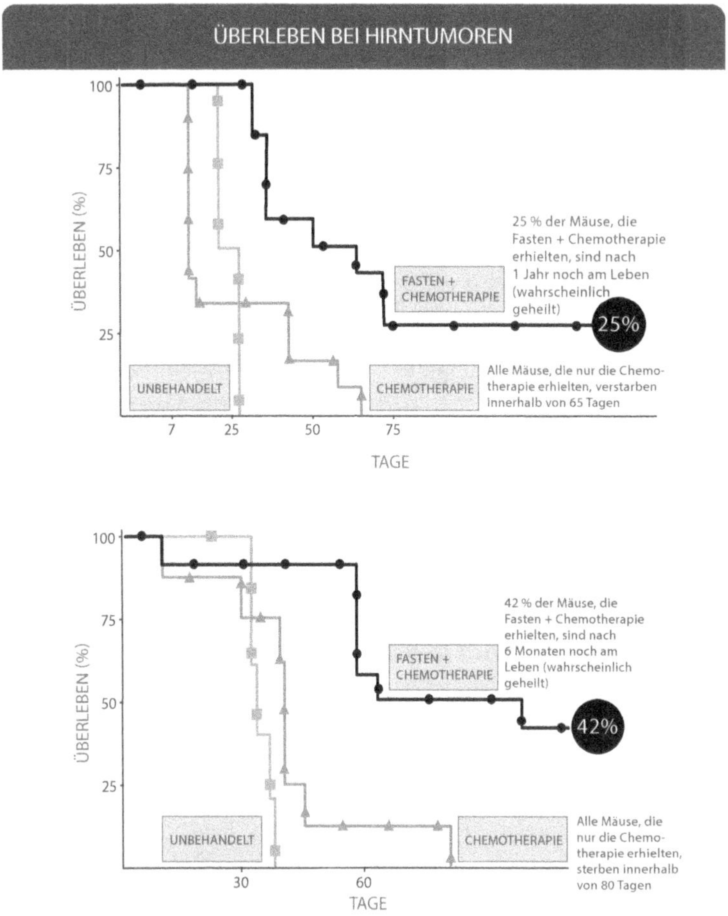

10.2 *Obere Grafik: Alle Mäuse mit Neuroblastom, die mit Chemotherapie behandelt wurden, starben innerhalb von 65 Tagen, wohingegen 25 Prozent der Mäuse, die Chemotherapie und Fasten erhielten, nach einem Jahr noch lebten und wahrscheinlich krebsfrei waren. Untere Grafik: Alle Mäuse mit Neuroblastom, die mit Chemotherapie behandelt wurden, starben innerhalb von 80 Tagen, während 42 Prozent der Mäuse, die Chemotherapie und Fasten erhielten, nach sechs Monaten noch lebten und wahrscheinlich krebsfrei waren. Modifiziert nach Changhan Lee et al.: »Fasting Cycles Retard Growth of Tumors and Sensitize a Range of Cancer Cell Types to Chemotherapy«,* Science Translational Medicine 4, *no. 124 (2012): 124ra27.*

für, dass das bestehende medizinische System für Patienten mit aggressivem Krebs in fortgeschrittenem Stadium nicht optimal ist, besonders wenn – wie bei John McCain oder Beau Biden – die Standardoptionen ausgehen und unsere oder andere Naturheilverfahren mit Potenzial eine Ergänzung darstellen könnten.

Dennoch setzen wir unsere Arbeit fort, um hoffentlich künftigen Krebspatienten helfen zu können. 2012 veröffentlichten wir mehrere Artikel, denen zufolge zyklisches Fasten bei Mäusen mit diesem Krebs sowohl eine Chemotherapie als auch eine Radiotherapie signifikant wirksamer machen konnte. Eine dieser Studien wurde von Dr. Fernando Safdie aus meiner Gruppe geleitet, der die Vorteile des Fastens in Kombination mit dem Chemotherapiewirkstoff Temozolomid (TMZ) untersuchte und fest-

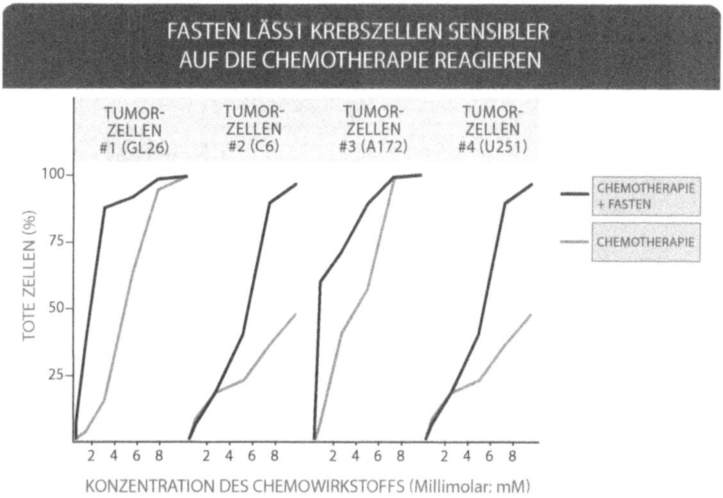

10.3 *Wenn die Konzentration der chemotherapeutischen Mittel ansteigt, sterben auch verschiedene kanzeröse Gliazellen zunehmend ab (Krebs der Stützzellen im zentralen Nervensystem). Wenn die Chemotherapie mit Fasten kombiniert wird, fällt die Wirkung stärker aus. Modifiziert nach Fernando Safdie et al.: »Fasting Enhances the Response of Glioma to Chemo- and Radiotherapy«,* PLOS ONE *7, no. 9 (2012): e44603.*

stellte, dass TMZ kombiniert mit Fasten fünf verschiedene Formen des Glioblastoms, die von Menschen und Mäusen stammten, signifikant besser abtötete (Abbildung 10.3). Die Fastenbedingungen schienen normale Zellen zu schützen, machten die Tumorzellen hingegen empfänglicher für das Krebsmedikament.

Ein Einzelzyklus Fasten kombiniert mit einer Chemotherapie konnte das Wachstum von Gliablastomen bei Mäusen ebenfalls sehr effektiv verzögern, wohingegen die Chemotherapie allein sich kaum auf das Krebswachstum auswirkte. Nach einem Monat waren nur noch 40 Prozent der Mäuse am Leben, die nur die Chemotherapie oder nur das Fasten erhalten hatten, wohingegen von den Mäusen, die ergänzend zur Chemotherapie gefastet hatten, 80 Prozent überlebten (Abbildung 10.4).[2]

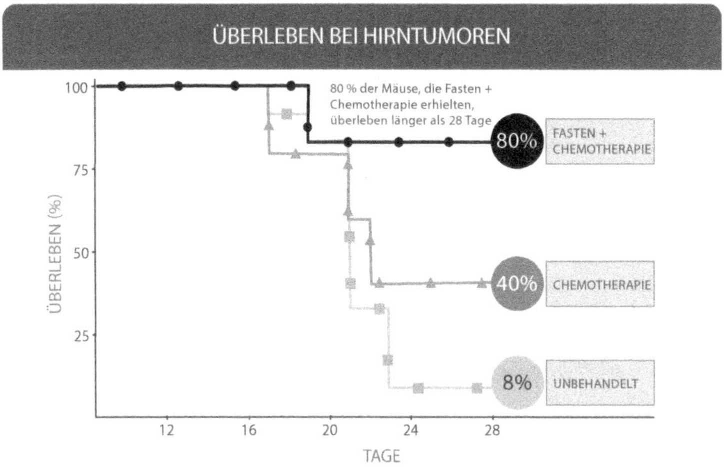

10.4 *Fasten machte die Chemotherapie wirksamer gegen Krebszellen. Nach einem Monat lebten noch 80 Prozent der kombiniert behandelten Mäuse, aber nur 40 Prozent der Mäuse, die nur die Chemotherapie bekommen hatten. Modifiziert nach Fernando Safdie et al.: »Fasting Enhances the Response of Glioma to Chemo- and Radiotherapy«,* PLOS ONE *7, no. 9 (2012): e44603.*

Ähnliche Auswirkungen beobachteten wir, als wir zur Behandlung eines Glioblastoms Fasten und Radiotherapie kombinierten. Das Fasten erhöhte die Wirksamkeit der Radiotherapie gegen Krebszellen. Nach einem Monat waren von den Mäusen, die Fasten und Radiotherapie erhalten hatten, noch 80 Prozent am Leben, von denen, die nur die Radiotherapie bekommen oder nur gefastet hatten, hingegen nicht einmal 40 Prozent (Abbildung 10.5).

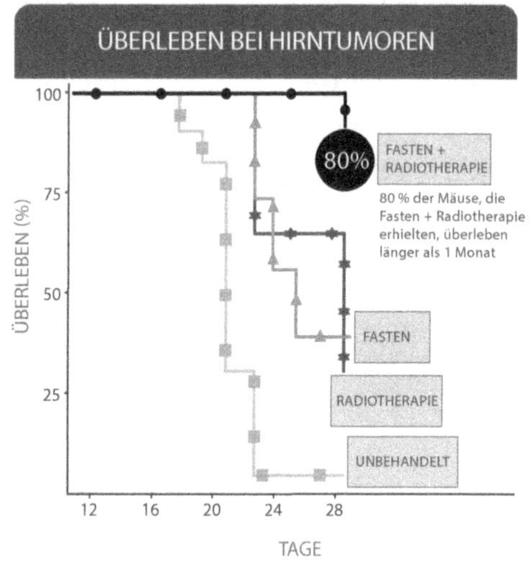

10.5 *Fasten erhöht die Wirksamkeit einer Radiotherapie gegen Krebszellen. Nach einem Monat lebten von den Mäusen, die Fasten und Radiotherapie erhalten hatten, noch 80 Prozent gegenüber weniger als 40 Prozent von denen, die nur Radiotherapie oder nur Fasten erhielten. Modifiziert nach Fernando Safdie et al.: »Fasting Enhances the Response of Glioma to Chemo- and Radiotherapy«,* PLOS ONE *7, no. 9 (2012): e44603.*

FASTEN UND HIRNTUMOREN: KETOGENE ERNÄHRUNG

Der in Kapitel 7 erklärte Warburg-Effekt beschreibt die Veränderungen in Krebszellen, die dort zu einer vermehrten Zuckeraufnahme und einem erhöhtem Zuckerverbrauch führen. Aus diesem Grund gehe ich an dieser Stelle auf aktuelle Studien ein, die kohlenhydratarme, ketogene Diäten und deren Wirkung bei Hirntumoren beim Menschen unter die Lupe genommen haben – zumal die Rolle von fastenimitierenden Diäten auf die Progression von Glioblastomen beim Menschen bisher kaum erforscht ist.

Ketogene Ernährungsformen haben (1) einen sehr hohen Fettanteil und wenig Kohlenhydrate (normalerweise ein Verhältnis von 4:1 bei der Kalorienzufuhr), (2) können proteinarm oder proteinreich sein und (3) normale Kalorienmengen bereitstellen, sollten jedoch (4) über Wochen oder Monate oder bei der Krebsbehandlung noch länger täglich eingehalten werden. Das Scheinfasten hat wegen seines hohen Fettgehalts und eines relativ niedrigen Kohlenhydratanteils gewisse Ähnlichkeiten mit einer ketogenen Diät, liefert aber gleichzeitig wenig Kalorien und Proteine und ist pflanzlich basiert. Im Gegensatz zu ketogenen Diäten wird Scheinfasten in der Regel nur an vier bis fünf Tagen pro Monat durchgeführt (Abbildung 10.6).

Merkmale	Ketogene Diät	Scheinfasten
Kalorienzufuhr	Normal	Niedrig
Kohlenhydratanteil (kcal in %)	Niedrig	Niedrig bis mäßig
Fettanteil (kcal in %)	Hoch	Hoch
Proteinanteil	Mäßig bis hoch	Sehr gering
Dauer	Wochen bis Monate	4 bis 5 Tage alle 3 bis 8 Wochen
Zusammensetzung	Tierisch oder pflanzlich betont möglich	Pflanzlich betont

10.6 *Ketogene Ernährungsformen und Scheinfasten: Vergleich der Hauptmerkmale.*

Da eine ketogene Ernährung normale Kalorienmengen bereitstellt, auch aus Fett und Proteinen, kann sie das Krebswachstum je nach Krebstyp entweder hemmen oder fördern. Weil Glioblastome jedoch so aggressiv sind, deuten verschiedene Tiermodelle darauf hin, dass eine ketogene Ernährung das Krebswachstum tatsächlich verlangsamen kann. Um den optimalen Einsatz der Nutritechnologie gegen diese Krebsarten zu verstehen, sind jedoch weitere Studien zur Wirksamkeit von ketogenen und fastenimitierenden Diäten in Kombination mit Standardtherapien erforderlich.

FASTEN, KETOGENE ERNÄHRUNG UND KLINISCHE STUDIEN

Bisher gibt es nur wenige klinische Studien zur Frage, wie sich eine ketogene Ernährung mit oder ohne Fasten auf Patienten mit einem Glioblastom auswirkt. 2020 untersuchte ein Team in Deutschland die Wirkung einer Kombination aus ketogener Diät und Wasserfasten. Die Glioblastompatienten erhielten entweder (1) Bestrahlung und eine gesunde Ernährung oder (2) Bestrahlung plus einen Einzelzyklus aus sechs Tagen ketogener Ernährung kombiniert mit drei Tagen Wasserfasten. Die einmalige, neuntägige Ernährungsumstellung wirkte sich statistisch nicht signifikant auf die Glioblastomprogression aus. Nach sechs Monaten war bei 20 Prozent der Personen, die ergänzend zur Bestrahlung eine ketogene Ernährung plus Fasten erhalten hatten, keine Progression erkennbar, während die Krankheit bei 16 Prozent der Patienten, die nur bestrahlt worden waren, nicht weiter fortgeschritten war.[3]

Dieses Ergebnis ist nicht überraschend, weil nur *ein* Zyklus mit Fasten und ketogener Ernährung angesetzt worden war und keine wirksamen Medikamente verabreicht wurden. Hier wäre eine weitere Studie sinnvoll, die eine monatliche Kombination von Scheinfasten mit oder ohne ketogene Diät und Standardtherapien einschließlich Bestrahlung und Chemotherapie beobachtet. Weil dieser Krebs sehr aggressiv ist, muss auch die Behandlung aggressiver sein. Nur multiple Zyklen Scheinfasten (potenziell mit ketogener Ernährung) zusammen mit Standardmedikation oder neuen Wirkstoffen, die mit Fasten und Bestrahlung eine Synergie eingehen, eröffnen Chancen auf bessere Überlebensaussichten.

Die Studie lieferte jedoch wichtige Informationen zum Einfluss des Blutzuckerspiegels auf das Überleben von Patienten mit Glioblastom. Bei denjenigen, die den Diätzyklus mit Fasten und ketogener Ernährung abschlossen und dabei einen Blutzuckerspiegel unter 83,5 mg/dl erreichten, schritt der Krebs erkennbar langsamer voran, und die Überlebenszeit verlängerte sich: 20 Prozent aus dieser Gruppe lebten noch fast drei Jahre, wohingegen aus der Patientengruppe mit einem Blutzuckerspiegel über 83,5 mg/dl niemand länger als 13 Monate überlebte. Da wir bereits wissen, dass zyklisches Scheinfasten den Blutzuckerspiegel senkt, unterstreichen diese Ergebnisse, wie wichtig monatliches Scheinfasten im Wechsel mit einer proteinarmen, veganen, ketogenen Ernährung und der Longevità-Diät in Kombination mit Standardtherapien (wie Bestrahlung und Chemotherapie oder neuen Krebsmedikamenten aus der Immuntherapie) im Kampf gegen Hirntumoren ist.

Auch dies ist gegenwärtig erst ein experimentelles und komplexes Behandlungsprotokoll, das über die Creates Cures Foundation Clinic in Koordination mit deren Onkologen an zahlreichen Patientinnen und Patienten mit Hirntumoren durchgeführt wurde. Etliche darunter haben bislang ausgezeichnete Ergebnisse erzielt, aber große klinische Studien fehlen noch. Wer sich dafür entscheiden möchte, sollte sich unbedingt einem multiprofessionellen Team anvertrauen, das die nötige onkologische, molekularbiologische und ernährungswissenschaftliche Expertise für ketogene und fastenimitierende Diäten mitbringt.

2011 erschien ein Fallbericht, in dem es um den Nutzen von Fasten plus einer ketogenen Diät bei der Behandlung von Hirntumoren ging. Vorgestellt wurde der Fall einer 65-jährigen Frau mit multizentrischem *Glioblastoma multiforme* (GBM), einem hochgradig malignen Krebs aus der Klasse der Astrozytome. Anfangs erhielt sie die Standardtherapie, ein dreitägiges therapeutisches Wasserfasten und 14 Tage kalorienreduzierte ketogene Ernährung mit einem Verhältnis von Fett zu Kohlenhydraten und Protein von 4:1 bei nur 600 Kalorien pro Tag (ergänzt durch Vitamine und Mineralstoffe) über zwei Zyklen. Aufgrund einer Hyperurikämie (eine Akkumulation des Abfallprodukts Harnsäure im Blut, was zu Nierensteinen führen kann) war der zweite Zyklus der kalorienreduzierten Diät allerdings nicht-ketogen.[4] Die Patientin sprach auf die Ernährungstherapie gut an, und nach zwei Monaten Behandlung war ihr Krebs in Bildgebungsverfahren wie PET oder MRT nicht mehr sichtbar. Zehn Wochen nach Abbruch der Ernährungstherapie kehrte der Krebs jedoch zurück.

2018 erschien in *Frontiers in Nutrition* ein Fallbericht zu einem 38-jährigen Mann mit *Glioblastoma multiforme* (GBM). Der Patient hatte eine modifizierte Standardbehandlung (Operation, Radiotherapie und Chemotherapie) in Kombination mit ketogener Ernährung und Fasten erhalten. Vor der chirurgischen Tumorentnahme hatte er 72 Stunden gefastet. Nach dem Fasten hielt er sich 21 Tage lang an eine kalorienreduzierte ketogene, proteinreiche, fastenimitierende Diät mit 900 Kalorien am Tag und nahm ergänzend Vitamine und Mineralstoffe ein. An Tag 22 wurden die Kalorien dieser ketogenen Ernährungsform auf 1500 Kilokalorien am Tag erhöht, und der Patient erhielt zusätzlich eine hyperbare Sauerstofftherapie (bei der in einer Druckkammer reiner Sauerstoff eingeatmet wird) sowie andere gezielte Stoffwechseltherapien. Die klinische Analyse ergab einen therapeutischen Nutzen der präoperativen Stoffwechseltherapie (dank ketogener fastenimitierender Diät), und der Patient erfreute sich mindestens zwei Jahre lang ausgezeichneter Gesundheit bei anhaltender Evidenz für eine signifikante Tumorregression.[5]

Eine kleine klinische Studie von 2014 an 20 Erwachsenen mit rezidivierendem *Glioblastoma multiforme* ergab, dass eine ketogene Ernährung machbar ist, obwohl die Compliance gering war und die Diät schlecht toleriert wurde. Die Ergebnisse waren daher statistisch nicht signifikant. Vor allem wird die ketogene Diät jedoch nicht als einzige Therapie (ohne Standardtherapien) empfohlen und sollte onkologisch evaluiert werden.[6]

Ein Forschungsteam der Michigan State University kam 2015 zu anderen Ergebnissen. Ihre Arbeit umfasste Fallberichte zu zwei männlichen Gliompatienten, die sich ausschließlich einer kalorienreduzierten ketogenen Ernährung unterzogen und bei denen der Krebs leider fortschritt. Ergänzend untersuchte dieses Team auch die Ergebnisse von 30 Patienten aus anderen Fallstudien, die mit verschiedenen ketogenen Diätvorgaben in Kombination mit Standardtherapien behandelt wurden (von diesen 30 Personen erhielt nur eine die ketogene Diät als Monotherapie). Dabei ergab sich eine Remission (also kein Anzeichen von Krebs) ohne größere Nebenwirkungen für Zeiträume zwischen vier Monaten und über fünf Jahren.[7]

2017 wurde eine randomisierte Pilotstudie zur Auswirkung einer ketogenen Ernährung auf die Gesundheit und Lebensqualität von zwölf Patientinnen und Patienten mit Glioblastom als ergänzende Behandlung nach der Erstbehandlung initiiert.[8]

Dabei zeigte sich eine geringe Rekrutierung und Therapietreue, denn nur vier von zwölf Teilnehmenden schlossen die dreimonatige Diätphase ab. Zur Krebsprogression wurde darin keine Aussage gemacht, denn in dieser Studie ging es um die Frage, ob die Teilnehmenden die Diät durchhalten könnten.[9]

Wegen der starren Ernährungsvorgaben bei einer Keto-Diät hat sich die Compliance als Hauptproblem herausgestellt. Ein Team aus den Niederlanden veröffentlichte 2019 eine Analyse zu elf Personen mit *Glioblastoma multiforme*, die sechs Wochen lang eine ketogene Flüssigdiät befolgten, welche zwei Wochen vor dem ersten Zyklus Chemotherapie oder Bestrahlung begann. Nach sechs Wochen wurde die Diät modifiziert und enthielt ab diesem Zeitpunkt auch feste Nahrung und zusätzliche Kalorien aus mittelkettigen Triglyzeriden aus Kokosöl. Diese ketogene Ernährung galt für insgesamt 14 Wochen. Von den elf Teilnehmenden erreichten neun Personen die Ketose, und sechs schlossen die Studie ab. Schwerwiegende unerwünschte Wirkungen wurden nicht beobachtet. Wie sich zeigte, war die ketogene Diät für die Betroffenen machbar, aber für die Compliance sind ein unterstützender Partner und eine intensive Beratung maßgeblich.[10]

Um das Durchhalten zu erleichtern, entwickelte ein Team von Bethesda, Maryland, eine neuartige ketogene Ernährungsform mit einem 4:1-Ansatz (vier Teile Fett auf je einen Teil Proteine und Kohlenhydrate). Die Pilotstudie prüfte Machbarkeit, Unbedenklichkeit, Akzeptanz und Wirksamkeit bei *Glioblastoma multiforme* über einen Zeitraum von sechs Monaten. Von acht rekrutierten Patienten schlossen fünf die sechs Monate ab. Drei Teilnehmende brachen ab, weil entweder das Glioblastom weiter fortschritt oder die Einschränkungen bei der Ernährung zu groß waren. Wegen der geringen Teilnehmerzahl lassen sich aus dieser Studie leider keine definitiven Schlussfolgerungen ableiten, auch wenn die Diät gut verträglich erschien.[11]

Wie bereits erklärt, liefern die meisten dieser Studien lediglich Daten zur Machbarkeit und zur kurzfristigen Unbedenklichkeit, weil sie in der Regel nicht randomisiert sind (kein Vergleich zwischen zwei verschiedenen Gruppen), nur begrenzte Zeit dauern und an Krebspatienten in fortgeschrittenem Stadium durchgeführt werden. Klar ist, dass zur weiteren Evaluation der potenziellen therapeutischen Rolle sowie der Wirksamkeit, Sicherheit und Machbarkeit ketogener Ernährungsformen gegen Hirntumoren randomisierte klinische Studien erforderlich sind.

FALLGESCHICHTEN UND ERFAHRUNGEN

Sebastien

2019 war Sebastien 48 Jahre alt und arbeitete in der wissenschaftlichen Forschung eines multinationalen Unternehmens. Eines Tages bog er auf der Heimfahrt von der Arbeit mit dem Rad falsch ab und war plötzlich desorientiert. Das überraschte ihn, denn er fuhr diese Strecke seit über 15 Jahren jeden Tag. Einige Wochen später stieß er in einem Restaurant im Vorbeigehen gegen Tische und Stühle und wachte tags darauf mit starken Kopfschmerzen auf.

Bald darauf ging Sebastien zum Arzt und erhielt nach einigen Untersuchungen die Diagnose eines Hirntumors Stadium IV. Fünf Tage später wurde bei einer Operation ein Großteil des sichtbaren Tumors entfernt. Sechs Wochen danach begannen Bestrahlungen und Chemotherapie, aber sein Glioblastom sprach nicht gut auf die Behandlung an. Im Rückblick sagt er: »Als gefühlt meine Welt einstürzte, wuchs meine Entschlossenheit, mit allen Mitteln dagegen anzukämpfen.«

Sebastien besorgte sich Bücher über Krebs, Ernährung und Meditation und durchsuchte wissenschaftliche Veröffentlichungen nach Informationen zu Glioblastomen. Ein Freund machte ihn auf einen Podcast aufmerksam, in dem ich interviewt wurde und Scheinfasten als einen Ansatz bei der Krebsbekämpfung schilderte, der Hoffnung mache. Ermutigt suchte Sebastien die Studie heraus, die aufzeigte, wie Scheinfasten gekoppelt mit einer Standardchemotherapie (Temozolomid oder TMZ) bei Ratten mit Glioblastom positive Ergebnisse erzielt hatte.

Nachdem Sebastien diesen Artikel gelesen hatte, beschloss er, jeden Monat während der fünf Tage Chemotherapie zu fasten. »Die ersten Monate der Chemotherapie – ohne Scheinfasten – waren akzeptabel, aber am vierten oder fünften Tag wurde ich sehr müde. Als ich die Chemotherapie mit Fasten kombinierte, änderte sich meine Perspektive. Ich konnte nicht nur die Nebenwirkungen der Behandlung reduzieren, sondern aktiv etwas tun. Ich will nicht behaupten, dass mir die fünf Tage Fasten beziehungsweise Scheinfasten Spaß gemacht hätten, aber ich konnte normal funktionieren und war nicht bettlägerig«, sagt Sebastien.

Ein MRT kurz nach Beginn des ersten Scheinfastens zeigte eine 50-prozentige Reduktion der Größe des anomalen Gewebes im Gehirn, und am Ende der sechs Monate TMZ-Therapie, von denen die letzten beiden Zyklen mit Scheinfasten zusammen stattfanden, war der Krebs laut MRT verschwunden.

15 Monate nach seiner Operation arbeitet Sebastien wieder auf 80 Prozent. Alle zwei Monate schiebt er ein Scheinfasten ein, weil er hofft, damit ein Rezidiv verhindern zu können.

Marianna Incorvaia

»Im September 2020 war meine Mutter 70 Jahre alt, und nach einem Familienurlaub wirkte sie matt und erschöpft. Im Oktober setzten bei ihr Sprachschwierigkeiten ein. Sie vergaß die Bezeichnungen von Dingen oder die Namen von Personen. Als das schlimmer wurde, sprach ich mit unserem Hausarzt, der ein MRT ansetzte. Wie sich herausstellte, hatte meine Mutter ein Glioblastom.

Die Neurochirurgen am Universitätskrankenhaus Bern sagten, eine Operation sei nicht möglich. Stattdessen behandelten sie meine Mutter mit einem sechswöchigen Zyklus Radiotherapie in Kombination mit einer Chemotherapie, für die sie täglich das Medikament Temodal einnehmen musste. Die Radiotherapie hatte verheerende Auswirkungen: Meine Mutter konnte ihre Emotionen nur schwer beherrschen und verhielt sich zeitweise irrational. Während der zweiten Hälfte dieses Behandlungszyklus litt sie unter schwerer Fatigue und Hunger, bekam aber auch hochdosiertes Kortison, was das Durchhalten einer größeren Ernährungsumstellung unmöglich machte.

Nach dieser sechswöchigen Behandlung folgte eine vierwöchige Pause, in der meine Mutter bis zu 20 Stunden am Tag schlief. Sie existierte noch, aber sie lebte nicht mehr wirklich. Die irrationalen Momente waren vorbei, aber sie kommunizierte kaum noch und war apathisch.

Nach diesen vier Wochen Pause begann ein fünftägiger Chemotherapiezyklus mit einer höheren Dosis Temodal, bei dem meine Mutter zusätzlich fünf Tage Scheinfasten einhielt. Wir hatten schon viel über Professor Valter Longos Forschungsarbeit gelesen und auch vorher gefastet. Daher waren wir zwar optimistisch, aber ein so überraschendes Ergebnis hatten wir nicht erwartet.

Dieser Zyklus Chemotherapie in Kombination mit Scheinfasten hatte enorme Auswirkungen. Am Ende dieser fünf Tage hatten wir unsere Mutter wieder. Sie war präsent, wach und kommunizierte mit uns. Sie schien zu begreifen, wie ihr geschah, und sie war wieder in der Lage, ihre Emotionen auszudrücken. Die Fatigue ließ deutlich nach. Nach einem weiteren Zyklus Chemo mit Scheinfasten ging es ihr noch besser, und sie hatte noch mehr Energie. Nach dem dritten Zyklus Chemo mit Scheinfasten hatte meine Mutter sich merklich erholt, besonders körperlich. Weil sie Kortison nehmen musste, hatte sie zwar eine Form von Diabetes entwickelt, doch während der Fastenzyklen brauchte sie kein Insulin.

Ich glaube, dass meine Mutter sich dank der Kombination der verschiedenen Therapien erholt hat. Ohne das Scheinfasten wäre die Situation meiner Meinung nach heute deutlich schlimmer. Die Diät hat zweifellos dazu beigetragen, eine häufige Begleiterscheinung der Chemotherapie zu bekämpfen, nämlich die Fatigue.«

Kevin

Im Januar 2018 wurde bei Kevin, einem Amerikaner der in China lebte, ein inoperables Oligodendrogliom entdeckt, das mit Astrozytomzellen gemischt war. Auf der Suche nach anderen möglichen Heil- oder Therapiemethoden als der Radiotherapie und dem üblichen Chemotherapie-Cocktail stieß Kevin auf unsere Forschungen und verordnete sich ein Fastenschema (das er anfangs nur mit Schwierigkeiten länger als zwei Tage durchhielt). Er praktizierte dann intermittierendes Fasten zwischen längeren Fastenperioden.

Das wichtigste Ergebnis war, dass Kevins Tumor um 50 Prozent schrumpfte und die Metastase vollständig verschwand. Zudem verbesserten seine neuen Ernährungsgewohnheiten auch seine Gesundheit insgesamt maßgeblich, nachdem er im Alltag zu einer Ernährungsform überging, die der Longevità-Diät ähnelt.

»Die Aussage, dass Professor Longos Forschung mir das Leben gerettet hat, ist untertrieben«, sagt Kevin. »Er hat mir meine Gesundheit zurückgegeben und zugleich die Chance eröffnet, ein längeres, glücklicheres Leben mit meinen drei Kindern zu führen und auch auf ihr Leben positiv Einfluss zu nehmen. Dafür werde ich ewig dankbar sein.«

ZUSAMMENFASSUNG: HIRNTUMOREN BEHANDELN

- Befolgen Sie die Standardkrebstherapien.
- Sprechen Sie bei der Festlegung der Therapie eine denkbare Kombination mit einer fastenimitierenden Diät an.
- Besprechen Sie mit Ihrem Onkologen und einer Ernährungsfachkraft, wie Sie Scheinfasten mit einer pflanzen- und fischbasierten, proteinarmen ketogenen Ernährungsform kombinieren können, ohne dass dies Ihr Körpergewicht negativ beeinflusst.
- Halten Sie sich zwischen den Behandlungen an die Longevità-Diät (siehe Kapitel 3).
- Fasten Sie 14 Stunden pro Tag.
- Achten Sie auf ein normales Körpergewicht.
- Bleiben Sie körperlich aktiv und treiben Sie nach Rücksprache mit Ihrem Onkologen Sport.
- Bemühen Sie sich darum, Ihren Phase Angle (PhA, ein Indikator für die Muskelfunktion) über 5 zu halten, indem Sie mindestens drei- bis viermal pro Woche 30 bis 40 Minuten an Ihrer Muskelkraft arbeiten. Dafür können Sie sich an das Video auf der Create-Cures-Website halten (zu finden unter »Exercise and Longevity«).

11.
FASTEN, ERNÄHRUNG UND HAUTKREBS

Für ihre Beiträge und die Revisionen dieses Kapitels danke ich Ph.D. Dr. med. univ. Christian Posch, Vorstand der Dermatologischen Abteilung der Klinik Hitzing im Wiener Gesundheitsverbund, Österreich, und M.D. Alessandro Laviano, Associate Professor of Medicine im Department of Translational and Precision Medicine an der Sapienza-Universität in Rom.

Hautkrebs: Definition und Behandlung

Das Melanom ist eine Form von Hautkrebs. Laut Angaben des World Cancer Research Fund und des American Institute for Cancer Research stand es 2020 bei der Krebshäufigkeit mit knapp 325 000 Fällen weltweit auf Platz 17.[1] Das Risiko für ein Melanom steigt üblicherweise mit zunehmendem Alter, doch grundsätzlich können Menschen jeder Altersgruppe daran erkranken. Betroffen sind vornehmlich hellhäutige Menschen. Für sie liegt das Risiko, im Laufe ihres Lebens ein Melanom zu entwickeln, bei etwa 1 zu 50. Grundsätzlich unterscheidet man bei Hauttumoren zwei verschiedene Arten:

1. **Epitheliome** entstehen aus hornhautproduzierenden Zellen, den Keratinozyten.
2. **Melanome** entstehen aus Melanozyten, die für die Erzeugung von Melanin zuständig sind. Melanin ist das Pigment für die Haut- und Haarfarbe, das im Übergangsbereich zwischen den oberflächlichen und den tiefen Hautschichten vorliegt.

Bei Männern treten Melanome am häufigsten am Oberkörper auf (Rücken, Brust, Kopf und Hals), bei Frauen eher an den Gliedmaßen (besonders an den Beinen). In seltenen Fällen kann ein Melanom auch von den Melanozyten in den Augen ausgehen. Die Inzidenz des kutanen Melanoms hat in der hellhäutigen Bevöl-

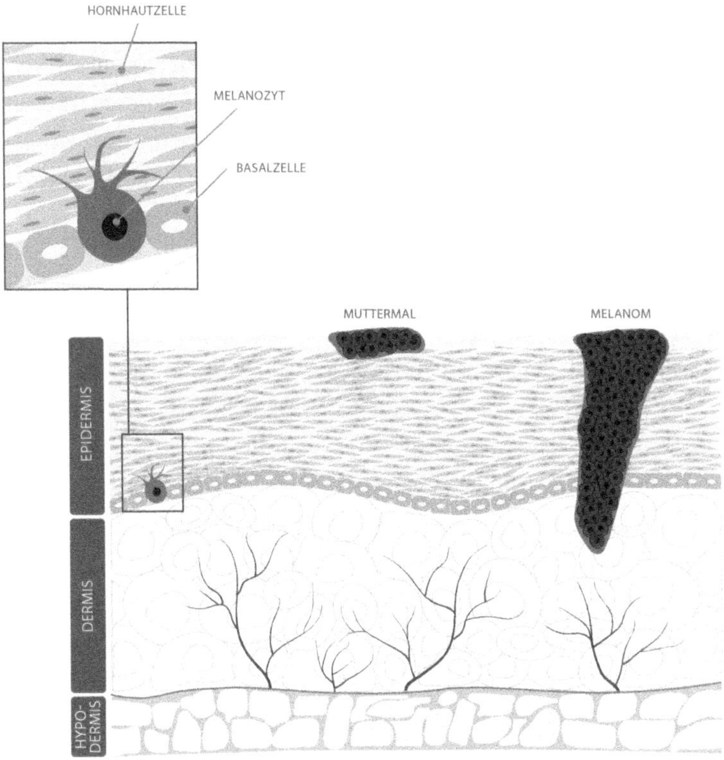

11.1 *Das kutane Melanom ist ein Krebs, der auf der Transformation bestimmter Hautzellen, der Melanozyten, beruht. Bemerkbar macht sich ein Melanom vor allem durch eine Veränderung des Aussehens eines Muttermals oder durch das Auftreten eines neuen Muttermals mit bestimmten Eigenschaften. Die meisten Muttermale sind harmlos. Melanome sind häufig asymetrisch, haben schlecht definierte Ränder und mehrere Farben. Auch ihre Größe und Form kann sich verändern: Die meisten werden größer als fünf Millimeter.*

kerung in den letzten Jahrzehnten um drei bis fünf Prozent pro Jahr zugenommen.

Im Frühstadium lassen sich Tumoren gut durch einen operativen Eingriff entfernen (Heilungsrate von über 98 Prozent im Stadium IA). Sobald der Krebs mehr als einen Millimeter dick ist, muss der Wächterlymphknoten untersucht werden, also der

Lymphknoten, der dem Hautareal, in dem ein Melanom gefunden wurde, am nächsten ist. Um das Rezidivrisiko zu senken, wird auch lokale Radiotherapie eingesetzt. Bei fortgeschrittener, systemischer Erkrankung haben Immuntherapie und auf Kinase abzielende Therapien die Chemotherapie fast vollständig ersetzt, weil sie sich als wirksamer erwiesen haben.[2]

2018 nahm ich an einem Treffen mit einigen führenden Krebsforschern und behandelnden Ärzten teil. Einer der Anwesenden, der beim Nachweis der Wirksamkeit der Immuntherapie gegen Melanome eine wichtige Rolle gespielt hatte, erzählte, wie die erste entscheidende Studie zu Immuntherapie und Melanom einst beinahe als Fehlschlag eingestuft worden wäre, weil sie nicht bei der gesamten geprüften Population eine signifikante Wirkung zeigte, sondern nur bei einem Teil gut anschlug. Ein paar Jahre später ging der Nobelpreis für Physiologie oder Medizin 2018 an zwei Wissenschaftler, die erstmals Immuntherapeutika beschrieben hatten, die das Immunsystem aggressiver gegen Melanomzellen vorgehen lassen (Abbildung 11.2), und damit den Grundstein für den klinischen Erfolg der Immuntherapie beim Melanom gelegt hatten.

Die Originalstudie zum Melanom scheiterte teilweise daran, dass sie nur bei einem relativ kleinen Teil der Patienten gut half. Zudem sind die Kosten für eine Immuntherapie extrem hoch und können sich für einen einzelnen Patienten auf über 100 000 US-Dollar pro Jahr belaufen. In Deutschland geht man von Kosten in Höhe von 100 000 bis 150 000 Euro aus. Zwei Jahre zuvor hatten wir veröffentlicht, dass bei Mäusen das deutlich preiswertere Scheinfasten in Kombination mit einer Chemotherapie ebenso gut wie eine Immuntherapie wirken konnte und die Immunzellen wesentlich aggressiver gegen Melanomzellen, aber auch gegen Brustkrebszellen machte. Große klinische Studien zu der Wir-

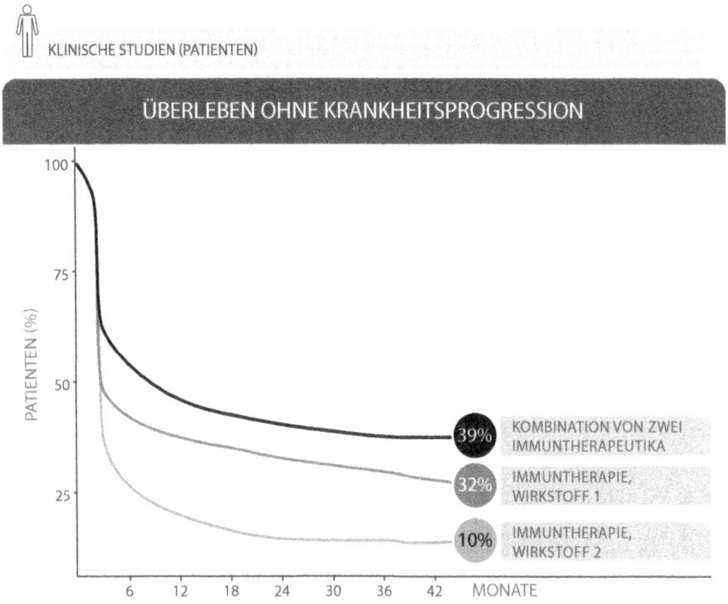

11.2 *Die Wirkstoffkombination für eine Immuntherapie lässt das Immunsystem deutlich aggressiver gegen Melanomzellen vorgehen und hat erheblichen Einfluss auf das Überleben von Patienten bis 42 Monate nach Behandlungsbeginn. Modifiziert nach Jedd D. Wolchok et al.: »Overall Survival with Combined Nivolumab and Ipilimumab in Advanced Melanoma«,* New England Journal of Medicine *377, no. 14 (2017): 1345–56.*

kung von Scheinfasten auf das Immunsystem stehen natürlich noch aus, und zum Zeitpunkt des Erscheinens dieses Buches gehen wir weiterhin zwei Fragen nach, bei denen ich vorsichtig optimistisch bin:

1. Kann Scheinfasten eine Immuntherapie wirksamer machen und mehr Patienten darauf reagieren lassen?
2. Ist es möglich, Scheinfasten mit anderen, nicht so teuren Medikamenten zu kombinieren, um Menschen, die sich die extrem kostspielige Immuntherapie nicht leisten können, zu einer vergleichbaren Wirkung zu verhelfen?

FASTEN UND SCHEINFASTEN BEI HAUTKREBS: LABORSTUDIEN

Die erste Studie zur Melanomtherapie setzte nicht konkret auf Fasten, sondern nutzte Mäuse mit einer erheblichen IGF-1-Reduktion, einem Faktor, der auch für die Wirksamkeit des Fastens gegen viele Krebsarten eine wichtige Rolle spielt. Die eine Gruppe Mäuse hatte einen normalen IGF-1-Spiegel, die andere einen sehr niedrigen. Wir behandelten alle Mäuse mit Chemotherapiezyklen (Doxorubicin). Nach 60 Tagen waren alle normalen Mäuse entweder am Krebs oder an den Nebenwirkungen der Chemotherapie gestorben, wohingegen 60 Prozent der Mäuse mit wenig IGF-1 noch am Leben waren, und zwar auch noch nach 90 Tagen (Abbildung 11.3). Die Chemotherapie allein kann das Krebswachstum

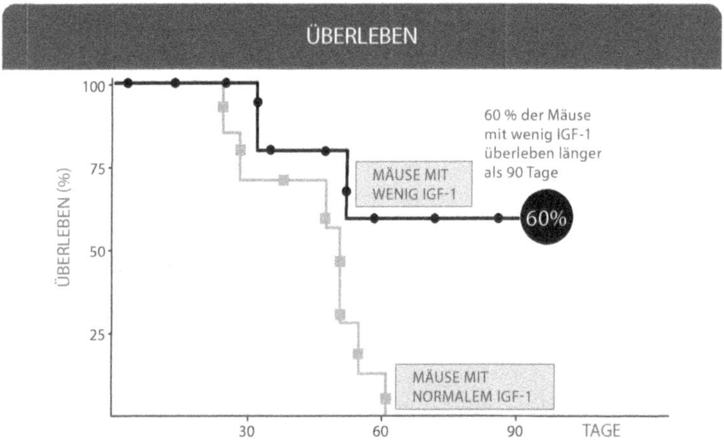

11.3 *Nach 60 Tagen Chemotherapie waren alle Mäuse mit normalem IGF-1-Spiegel (Wachstumsfaktor) gestorben, aber 60 Prozent der Mäuse mit niedrigem IGF-1 lebten sogar noch nach 90 Tagen, was vermuten lässt, dass sie krebsfrei waren. Modifiziert nach Changhan Lee et al.: »Reduced Levels of IGF-I Mediate Differential Protection of Normal and Cancer Cells in Response to Fasting and Improve Chemotherapeutic Index«,* Cancer Research *70, no. 4 (2010): 1564–72.*

hinauszögern, aber in Kombination mit einem sehr geringen IGF-1-Spiegel (der auch beim Fasten sinkt), kann sie deutlich wirksamer sein und einen Teil der Mäuse mit Melanom sogar heilen.

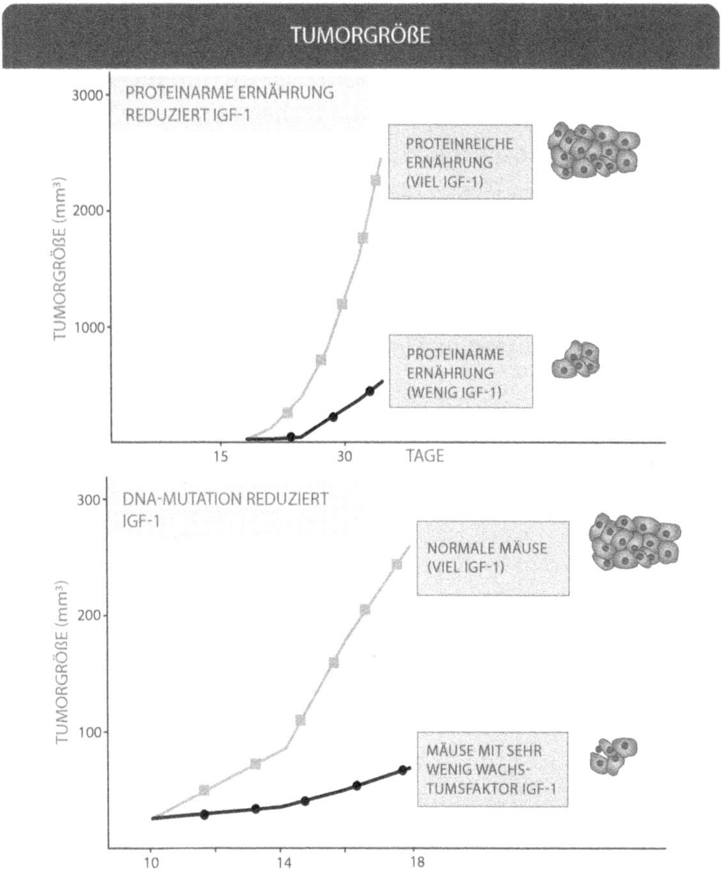

11.4 *Oben: Bei Mäusen, die eine proteinreiche Ernährung erhalten, wachsen die Tumoren. Unten: Bei Mäusen, die wegen einer genetischen Mutation (GHRD) deutlich weniger IGF-1 haben als normale Mäuse, bleibt der Tumor kleiner. Modifiziert nach Morgan E. Levine et al.: »Low Protein Intake Is Associated with a Major Reduction in IGF-1, Cancer, and Overall Mortality in the 65 and Younger but Not Older Population«,* Cell Metabolism *19, no. 3 (March 4, 2014): 407–17.*

Ähnliche Ergebnisse beobachteten wir, als wir Mäusen mit sehr wenig IGF-1 aufgrund der genetischen Mutation GHRD (die der Mutation der Ecuadorianer mit Laron-Syndrom ähnelt, die nur selten Tumoren entwickeln) sowie Mäusen, deren IGF-1-Spiegel durch eine sehr proteinarme Ernährung abgesenkt war, Melanomzellen injizierten (Abbildung 11.4).[3]

Ein paar Jahre später kombinierten wir für die Melanombehandlung bei Mäusen Fasten und Chemotherapie (Doxorubicin oder Cyclophosphamid) und beobachteten ein deutlich langsameres Tumorwachstum, aber keine Heilung (Abbildung 11.5). Eine denkbare Erklärung ist, dass diese Wirkstoffe üblicherweise nicht gegen Melanome zum Einsatz kommen. Wie in früheren Kapiteln erwähnt, scheint die Kombination des gegen den jeweiligen Krebs wirksamsten Medikaments mit zyklischem Schein-

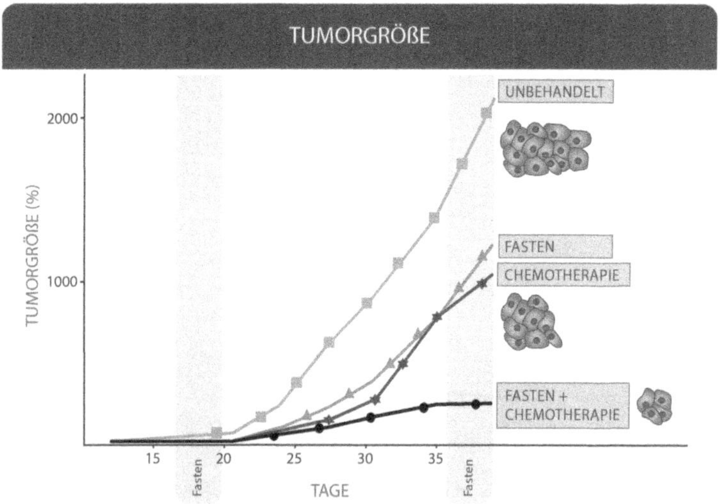

11.5 *Das Melanomwachstum bei Mäusen ist dank Fasten und Chemotherapie verzögert. Die Mäuse werden jedoch nicht krebsfrei. Modifiziert nach Hong Seok Shim et al.: »Starvation Promotes REV1 SUMOylation and p53-Dependent Sensitization of Melanoma and Breast Cancer Cells«,* Cancer Research *75, no. 6 (2015): 1056–67.*

fasten eine stärkere Wirkung zu haben und die Chance auf krebsfreies Überleben zu erhöhen.[4]

Obwohl die Kombination aus Chemotherapie und Fasten die Mäuse nicht heilen konnte, hat sie dennoch das Krebswachstum verzögert, und die Melanome bildeten weniger Metastasen in Nieren, Lymphknoten, Eierstöcken, Milz und Leber (Abbildung 11.6).[5]

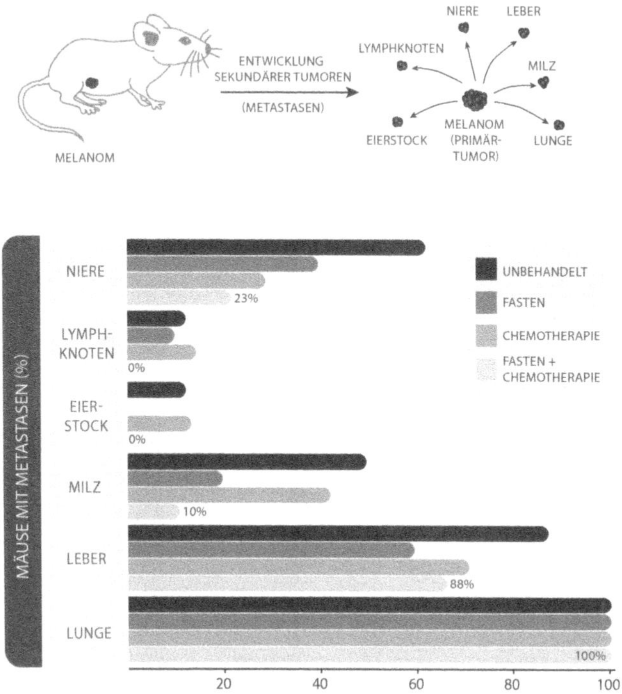

11.6 *48-stündiges Fasten in Kombination mit einer Chemotherapie reduzierte bei Mäusen das Metastasieren von Melanomzellen in Nieren, Lymphknoten, Eierstöcken, Milz und Leber, führte jedoch nicht zu krebsfreiem Überleben. Modifiziert nach Changhan Lee et al.: »Fasting Cycles Retard Growth of Tumors and Sensitize a Range of Cancer Cell Types to Chemotherapy«,* Science Translational Medicine 4, *no. 124 (2012): 124ra27.*

Zum Zeitpunkt des Erscheinens dieses Buches kombinieren wir fastenimitierende Diäten im Tiermodell und in klinischen Studien mit Medikamenten, die nicht aus der Chemotherapie stammen, auch solchen, die den IGF-1-Spiegel senken. Das Ziel ist, die Krebszellen einer möglichst lebensfeindlichen Umgebung auszusetzen, ohne dabei die normalen Zellen zu beeinträchtigen. Da wir wissen, dass bei Menschen durch Scheinfasten der IGF-1-Spiegel sinkt, dürfen wir vermuten, dass eine Kombination aus Wirkstoffen, die den IGF-1 senken, mit fastenimitierenden Diäten plus Standardkrebsmedikamenten potenziell gegen viele Krebsarten wirksam sein könnte, indem sie Krebszellen abtötet, aber normale Zellen und die Organe schont.

Um besser zu verstehen, wie Fasten die Wirkung einer Chemotherapie gegen Melanome verstärkt, haben wir ein Experi-

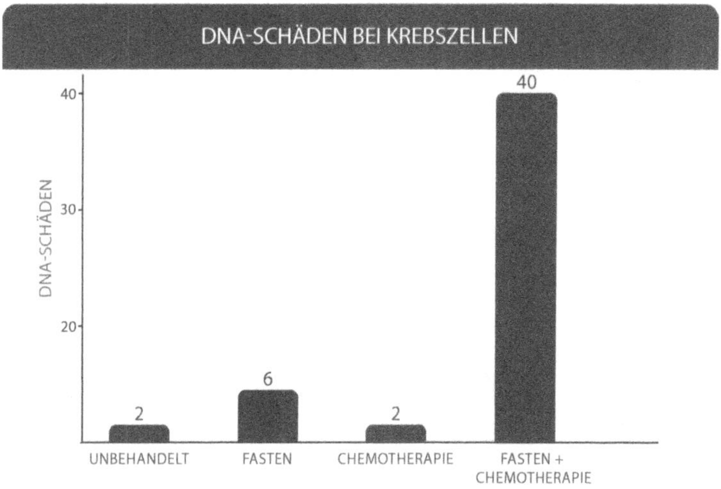

11.7 *Ausmaß der DNA-Schäden bei Melanomzellen nach einer Behandlung mit Chemotherapie allein oder kombiniert mit Fasten. Modifiziert nach Changhan Lee et al.: »Fasting Cycles Retard Growth of Tumors and Sensitize a Range of Cancer Cell Types to Chemotherapy«,* Science Translational Medicine *4, no. 124 (2012): 124ra27.*

ment durchgeführt, das DNA-Schäden bei Melanomzellen, die nur chemotherapeutisch behandelt wurden, mit DNA-Schäden an Zellen vergleicht, die Chemotherapie plus Fasten ausgesetzt waren. Ohne Behandlung lag das Ausmaß der DNA-Schäden bei Melanomzellen bei ungefähr 2 (auf einer Skala von 0 bis 60). Nach der Chemotherapie blieb es bei 2. Mit Fasten allein lag es bei 6, erhöhte sich aber bei der Kombination von Chemotherapie und Fasten auf 40 (Abbildung 11.7).[6]

Es wird wichtig sein, die Kombination aus (Schein-) Fasten, IGF-1-Senkern und Wirkstoffen wie der Immuntherapie, Kinaseinhibitoren und anderen, gezielt wirkenden, noch in Entwicklung befindlichen Therapien, zu prüfen.

KANN FASTEN EINE IMMUNTHERAPIE ERSETZEN ODER IHRE WIRKUNG VERSTÄRKEN?

Zyklisches Scheinfasten verjüngt das Immunsystem und reduziert bei Mäusen die Tumorgröße, was darauf hindeutet, dass funktionstüchtigere und aggressivere Immunzellen zur Wirkung von Fasten gegen Krebszellen beitragen.[7] Durch diese Erkenntnis motiviert, untersuchten wir, ob Scheinfasten das Immunsystem dazu anregen kann, Melanomzellen zu attackieren. Wie auch bei Brustkrebs beobachteten wir bei der Behandlung von Mäusen mit Scheinfasten oder Chemotherapie (Doxorubicin) allein nur einen geringen Anstieg der Anzahl der Immunzellen, die den Krebs attackierten. Bei einer Kombination aus beidem verdreifachte sich der Angriff auf den Krebs durch die Immunzellen (Abbildung 11.8), was sich in Tumoren zeigte, die gegenüber denen von unbehandelten Mäusen dreimal kleiner waren (Abbildung 11.9).

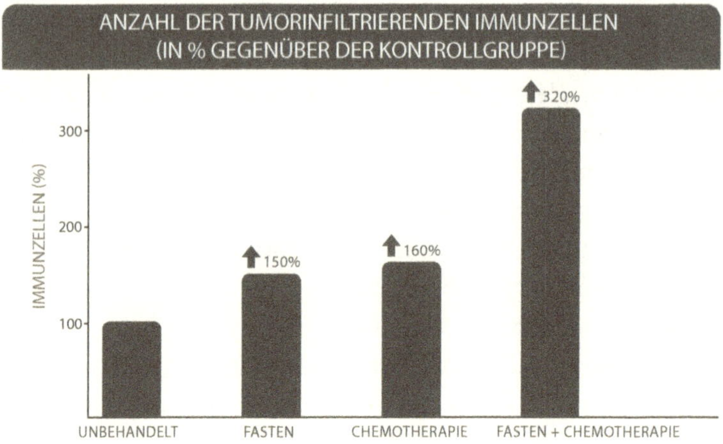

11.8 *Bei Mäusen mit Melanom, die entweder nur Scheinfasten oder nur Chemotherapie erhielten, stieg die Anzahl der Immunzellen, die den Tumor attackierten, leicht an. Aber bei der Kombination von Chemotherapie- und Scheinfasten-Zyklen verdreifachte sich der Angriff der Immunzellen auf die Tumormassen. Modifiziert nach Stefano Di Biase et al.: »Fasting-Mimicking Diet Reduces HO-1 to Promote T Cell-Mediated Tumor Cytotoxicity«,* Cancer Cell *30, no. 1 (July 11, 2016): 136–46.*

Eine andere Laborstudie behandelte humane Melanomzellen entweder nur mit Fasten oder mit einem krebsbekämpfenden Kinaseinhibitor (Sorafenib) oder mit beidem. In den ersten beiden Gruppen (Monotherapie) war entweder keine oder nur eine geringe Wirkung auf die Melanomzellen zu beobachten, aber eine Kombination aus Fasten und dem Kinaseinhibitor tötete bei zwei verschiedenen Arten von Melanomzellen fast alle ab. Auch hier konnte das Medikament allein oder das Fasten allein wenig ausrichten, aber in der Kombination waren sie hochwirksam.[8]

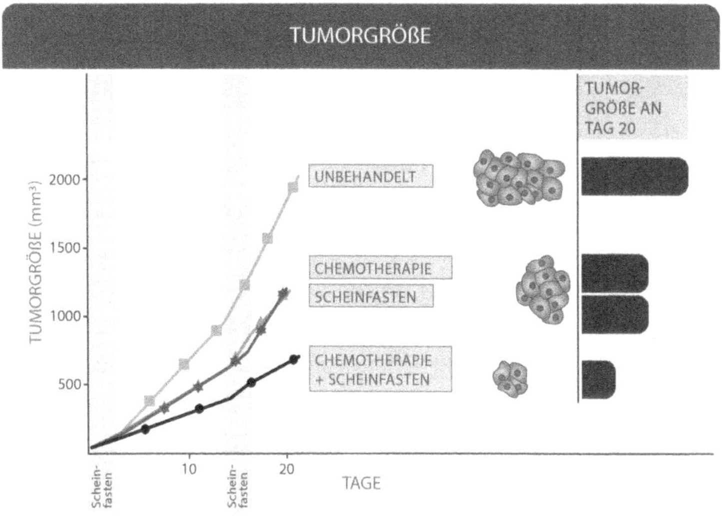

11.9 *Melanomtumoren von Mäusen, die mit kombinierten Zyklen aus Chemotherapie und Scheinfasten behandelt wurden, sind dreimal kleiner als bei unbehandelten Mäusen. Modifiziert nach Stefano Di Biase et al.: »Fasting-Mimicking Diet Reduces HO-1 to Promote T Cell-Mediated Tumor Cytotoxicity«,* Cancer Cell 30, *no. 1 (July 11, 2016): 136–46.*

FASTEN UND SCHEINFASTEN IN DER KREBSBEHANDLUNG: KLINISCHE STUDIEN

Eine klinische Studie zu Melanom und fastenimitierenden Diäten steht zwar noch aus, aber manche Patienten haben Fasten oder Scheinfasten im Rahmen laufender Studien bereits mit anderen Therapien verknüpft. In einer publizierten Studie untersuchten die Autoren bei Melanompatienten den Leptinspiegel (der den Glukosespiegel reguliert) und den Einfluss von Diabetes. Patienten mit einem hohen Leptinspiegel hatten ein höheres Risiko für Melanommetastasen als solche mit einem niedrigerem Leptinspiegel. Außerdem hatten Melanompatienten mit Diabetes eine reduzierte Lebenserwartung.[9]

ZUSAMMENFASSUNG: MELANOM BEHANDELN

- Befolgen Sie die Standardkrebstherapien (Immuntherapie, Kinaseinhibitoren und so weiter).
- Sprechen Sie bei der Festlegung der Therapie an, ob eine Kombination mit einer fastenimitierenden Diät infrage kommt. Das gilt besonders bei fortgeschrittenem Krebs mit einer schlechten Prognose.
- Wenn dies nicht ausreicht, besprechen Sie mit dem Onkologen und einer Ernährungsfachkraft die Kombination von Scheinfasten und einer ketogenen Ernährungsweise (proteinarm, Betonung auf Pflanzen und Fisch).
- Halten Sie sich zwischen den Behandlungen an die Longevità-Diät (siehe Kapitel 3).
- Fasten Sie während der Therapie 13 bis 14 Stunden pro Tag, indem Sie beispielsweise nur zwischen 8 und 18 Uhr etwas essen.
- Achten Sie auf ein normales Körpergewicht.
- Bleiben Sie körperlich aktiv und treiben Sie nach Rücksprache mit Ihrem Onkologen Sport.
- Bemühen Sie sich darum, Ihren Phase Angle (PhA, ein Indikator für die Muskelfunktion) über 5 zu halten, indem Sie mindestens drei- bis viermal pro Woche 30 bis 40 Minuten an Ihrer Muskelkraft arbeiten. Dafür können Sie sich an das Video auf der Create-Cures-Website halten (zu finden unter »Exercise and Longevity«).

12.
FASTEN, ERNÄHRUNG UND NIERENKREBS

Für die Prüfung dieses Kapitels danke ich M.D. Bernard Escudier, dem früheren Leiter der Abteilung für Nierenkrebs am Institut Gustave Roussy in Villejuif, Frankreich, und ehemaligen Koordinator der ESMO Kidney Cancer Advisory Group, sowie M.D. Alessandro Laviano, Associate Professor of Medicine am Department of Translational and Precision Medicine der Sapienza-Universität in Rom.

Nierenkrebs: Definition und Behandlung

»Nierenkrebs« ist ein Oberbegriff für verschiedene Krebsarten. Bei Erwachsenen kommt es am häufigsten zum Nierenzellkarzinom, das im größten Teil des Nierengewebes auftritt (Nierenrinde und Nierenmark), und zum Nierenbeckenkarzinom, meist ein Übergangszellkarzinom (Abbildung 12.1).

Mit über 430 000 Neuerkrankungen weltweit im Jahr 2020 ist Nierenkrebs weit verbreitet und steht bei Männern an neunter Stelle, bei Frauen an 14. Stelle der häufigsten Tumoren.[1]

Aufgrund ihrer Filterfunktion sind die Nieren häufig Toxinen aus Nahrung, Getränken oder der Umwelt ausgesetzt, die alle zur Krebsentstehung beitragen können.

Ein weiterer Risikofaktor ist das Rauchen, wobei das Risiko hier von der Anzahl der Zigaretten pro Tag und der Raucherjahre insgesamt abhängt. Zusätzliche Risikofaktoren sind Adipositas, Bluthochdruck, geringe körperliche Aktivität, hoher Alkoholkonsum, chemische Belastungen am Arbeitsplatz (zum Beispiel durch Trichlorethylen, ein Lösungsmittel aus der Industrie), genetische Faktoren und – bei Frauen – fünf oder mehr Schwangerschaften.[2]

Nierentumoren manifestieren sich klinisch meist durch unklare Symptome wie Schwäche, unerklärlich raschen Gewichtsverlust und leichtes Fieber. Mit fortschreitender Erkrankung werden die Symptome spezifischer und können Blut im Urin (Hämaturie), Schmerzen und eine bei der Untersuchung tastbare Raumforderung umfassen.[3]

Bei Verdacht auf Nierenkrebs sollten eine Ultraschalluntersuchung und eine Computertomographie (CT), eine Magnetresonanztomographie (MRT) und gegebenenfalls eine Urographie zur Beurteilung der Harnwege durchgeführt werden.

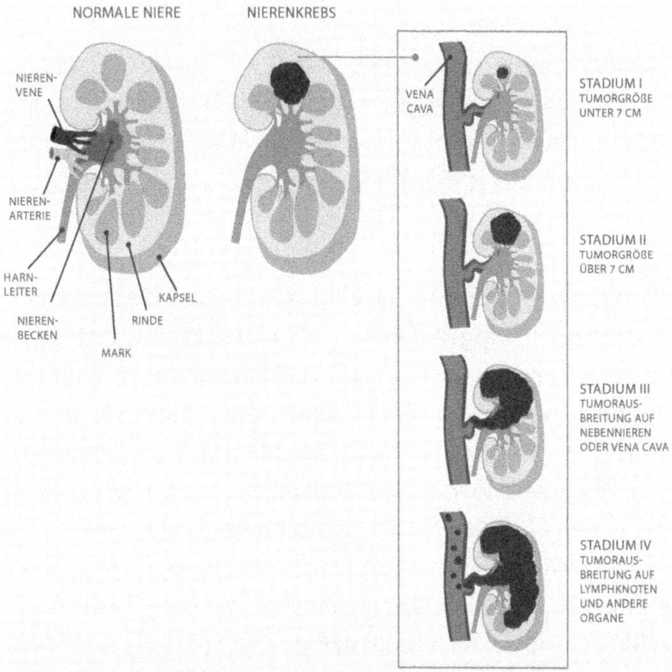

12.1 *Das Nierenzellkarzinom als häufigste Form von Nierenkrebs entsteht im größten Teil der Niere (Rinde und Mark); ein Übergangszellkarzinom hingegen geht vom Nierenbecken aus. In den Stadien I und II ist der Tumor auf die Niere begrenzt, wenn auch in Stadium II größer. Stadium III bedeutet eine Ausdehnung auf angrenzende Lymphknoten. In Stadium IV hat sich der Krebs auf Lymphknoten oder Areale außerhalb der Nieren ausgebreitet, darunter Knochen, Milz und Lunge.*

Ein früh entdeckter, lokal begrenzter Nierenkrebs kann chirurgisch entfernt werden. In vielen Fällen wird dabei nur der Tumor entnommen und der Rest des Organs erhalten.

Leider ist eine frühe Diagnose nicht einfach, weshalb 25 bis 30 Prozent der Fälle zum Zeitpunkt der Diagnose schon in einem fortgeschrittenen Stadium sind und dann in der Regel bereits Fernmetastasen gebildet haben, vor allem in Lymphknoten, Lunge, Skelett, Leber und der zweiten Niere. Zudem kann nach der Operation ein Rezidiv auftreten.

Manche Nierenkrebse werden mit nicht-chemotherapeutischen Arzneimitteln behandelt, um die Angiogenese zu hemmen (die Neubildung von Blutgefäßen). Auch die Immuntherapie kommt zum Einsatz. Für eine bessere Reaktion können diese Therapien auch kombiniert werden.[4]

Im Frühling 2014 erfuhr der Flugkapitän Jean-Jacques Trochon von seinem Onkologen, Dr. Bernard Escudier vom Institut Gustave Roussy in Frankreich, dass er Nierenkrebs in Stadium IV mit schnell wachsenden Lungenmetastasen hatte, die dringend behandelt werden müssten. Dr. Escudier erzählte Jean-Jacques von einer damals noch neuen, antiangiogenen Therapie, die dem Krebs gezielt die Blutversorgung abschneiden solle, für die es aber zum Langzeitüberleben noch keine Evidenz gäbe. Jean-Jacques war bewusst, dass diese Therapie neben der Unsicherheit, ob sie anschlagen würde, für ihn gemäß der Richtlinien seiner Airline das Ende seiner Karriere bedeutet hätte. Also überzeugte er die Klinik, bei ihm eine doppelte Thorakotomie durchzuführen – einen großen chirurgischen Eingriff, bei dem die Brusthöhle durch den Brustkorb hindurch eröffnet wird, um die Lungenmetastasen zu entfernen. Sein Onkologe war jedoch der Ansicht, der Patient würde dadurch nur das Unvermeidliche hinauszögern, weil der Krebs unweigerlich wiederkäme.

Jean-Jacques hatte durch den französischen Dokumentarfilm *Le jeune: Une nouvelle therapie?* (deutsch: »Fasten: Eine neue Therapie?«) von 2012, für den ich interviewt worden war, von Fasten in der Krebsbehandlung erfahren. Was er dort sah, elektrisierte ihn, und er beschloss, dass Fasten das unbekannte Element sein könnte, das er bräuchte, um den Krebs vor der Operation zu bekämpfen. Jean-Jacques kontaktierte mich und erzählte mir von den bevorstehenden Thorakotomien. Obwohl ich ihm empfahl, mit seinem Onkologen über Behandlungsversuche mit mehreren kürzeren Perioden Scheinfasten zu sprechen, entschied er sich für ein zwölftägiges Wasserfasten. In diesem Zeitraum war Jean-Jacques regelmäßig mit mir in Kontakt und ließ sich von seinem Arzt überwachen. Nach den zu erwartenden Schwierigkeiten in den ersten paar Tagen berichtete er mir am fünften Tag von erhöhter Aufmerksamkeit und einem Energieschub. Am neunten Tag konnte Jean-Jacques mehrere Runden um den See bei seinem Haus spazieren. Nach dem Fasten waren die Befunde besser, als er sich erhofft hatte: Ein präoperativer Scan ergab, dass der Krebs nicht weiter gewachsen war und dass außerdem fünf von zehn Läsionen im rechten Lungenflügel nekrotisiert waren (also durch Zelltod abgestorben sind), womit viele Krebsherde nicht mehr sichtbar waren oder nicht mehr wuchsen. Laut Jean-Jacques habe sein Chirurg so etwas noch nie gesehen. Dennoch war der Arzt wegen des zwölftägigen Wasserfastens beunruhigt, weil es das Immunsystem schwächen und den Patienten dadurch bei der Operation in Gefahr bringen könnte. Angesichts der Publikationen zu diesem Tumortyp stufte sein Onkologe die Chancen für eine Remission selbst nach erfolgreicher Operation als extrem gering ein.

Jean-Jacques jedoch war von den Vorteilen des Fastens überzeugt und beschloss, es in sein persönliches Behandlungsprotokoll aufzunehmen. Ergänzend zu vielen langen Fastenperioden führte er ein tägliches intermittierendes Fasten ein, bei dem er die letzte Mahlzeit vor 20 Uhr verzehrte, das Frühstück ausließ und erst wieder ab 12 Uhr aß (16-Stunden-Fasten).

Bald ging es Jean-Jacques besser, und er arbeitete wieder als Pilot. Wenn er flog, setzte er auf Scheinfasten, weil es ihn wacher machte. Die Nachricht von Jean-Jacques bemerkenswerter Genesung sprach sich unter seinen Kollegen herum. Beeindruckt von seinem Energielevel, übernahmen viele diesen Ansatz.

2020 ging Jean-Jacques in den Ruhestand und kämpft nach wie vor gegen den Krebs an, aber seine Tumormassen sind entweder stabil oder verkalkt. Als zentraler Baustein für ein gesundes Leben fastet er nach wie vor etwa fünf Tage pro Monat. Zusammen mit seiner Frau, Heather Whitehall-Trochon, schrieb er das Buch *Flying Against the Odds*, in dem er von seiner persönlichen Krebserfahrung berichtet.

LABORSTUDIEN

Jean-Jacques Fall könnte leicht den Anschein erwecken, dass Fasten Nierenkrebs heilen kann. Leider stimmt das nicht. Ein Labor der University of Texas hat nachgewiesen, dass eine massive Kalorienrestriktion über längere Zeit bei Mäusen nur geringen Einfluss auf das Wachstum von Nierenkrebs hatte, sofern es nicht mit einer Blockierung der Autophagie kombiniert wurde, einer Form des Selbstkannibalismus, zu der Zellen bei Hunger übergehen (Abbildung 12.2).[5] Um zu verstehen, wie fastenimitierende Diäten bei Nierenkrebs mit Standardtherapien oder neuartigen Heilmethoden kombiniert werden können, sind weitere Forschungen erforderlich. Bei einer sehr ungünstigen Prognose (wie bei Jean-Jacques) sollte in Absprache mit dem Onkologen zyklisches Scheinfasten in Kombination mit Standardtherapien erwogen werden.

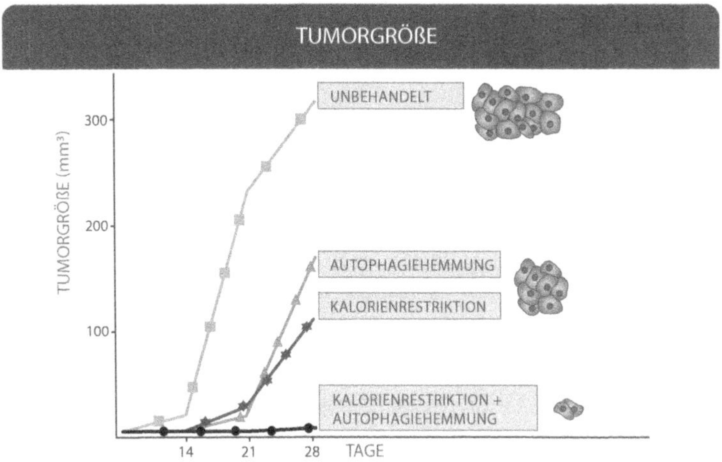

12.2 *Eine Hemmung der Autophagie (Fähigkeit von Zellen, in einer Art Selbstkannibalismus Energie aus ihren eigenen Bestandteilen zu gewinnen) in Kombination mit einer Kalorienrestriktion reduziert bei Mäusen das Wachstum von Nierenkrebs. Modifiziert nach Laura M. Lashinger et al.: »Starving Cancer from the Outside and Inside: Separate and Combined Effects of Calorie Restriction and Autophagy Inhibition on Ras-Driven Tumors«,* Cancer Metabolism, *4, no. 18 (September 2016).*

Das gesamte Buch hindurch habe ich belegt, dass Fasten und Scheinfasten als Antikrebs-Joker wirken: Indem diese Methoden den Tumor in die Enge treiben, zwingen sie den Krebs, sich »Fluchtrouten« zu erschließen. In der oben zitierten Studie war dieser Fluchtweg die Fähigkeit der Krebszellen, durch Autophagie Energie zu gewinnen. Zusammen mit Arzneimitteln, die Autophagieprozesse hemmen, kann Fasten sehr erfolgreich alle Fluchtwege versperren. Doch eine medikamentöse Blockade der Autophagie hilft vielleicht bei der einen Form von Nierenkrebs, aber nicht bei anderen, die auf andere Überlebenssignalwege setzen. In den meisten Fällen kann Scheinfasten einen hilfreichen Joker darstellen, der am besten wirkt, wenn man ihn mit Medikamenten kombiniert, die Signalwege ins Visier nehmen, die es den Krebszellen gestatten, dem Tod zu entkommen.

Vielfach bietet sich eine Kombination von Standardverfahren (wie Chemotherapie, Hormontherapie, Immuntherapie und so weiter) mit Scheinfasten an. Mitunter wird es notwendig sein, zuerst auf Scheinfasten zu setzen und dann zu bestimmen, inwiefern die Tumorzelle sich umprogrammiert hat und wie sie unter Fastenbedingungen überlebt (siehe Abschnitt »Fasten und die Flucht vor dem Verhungern: der Joker-Effekt« in Kapitel 4). In unseren Tierstudien in den Laboren des IFOM und der University of Southern California tun wir dies regelmäßig und führen auch schon vereinzelt entsprechende klinische Studien durch. Wir hoffen, diese Überlebenssignalwege bald auch bei Menschen identifizieren zu können, damit innerhalb weniger Tage eine möglichst wenig toxische Kombinationstherapie ermittelt und bei Bedarf später angepasst werden kann.

ERNÄHRUNG UND NIERENKREBS: KLINISCHE STUDIEN

Ketogene Ernährung

In einer kleinen klinischen Studie wird derzeit geprüft, ob eine ketogene Ernährung in Kombination mit Standardtherapien bei Patienten mit Nierenkrebs unbedenklich ist.

2021 beobachtete eine französische Studie 20 Patienten mit Nierenkrebs, die ein Jahr lang eine ketogene Diät im Verhältnis 2:1 befolgten (zwei Gramm Fett pro ein Gramm Proteine und Kohlenhydrate) und ergänzend Vitaminpräparate einnahmen. Diese Studie, die zum Zeitpunkt des Erscheinens dieses Buches noch lief, prüft, wie gut die Diät von den Betroffenen toleriert wird, und dokumentiert die Häufigkeit unerwünschter Nebenwirkungen, aber auch die Compliance-Raten, das progressionsfreie Überleben und das Überleben insgesamt nach zwei Jahren.[6]

Um die potenzielle Rolle einer ketogenen Ernährung bei Nierenkrebs ergänzend zur Standardbehandlung zu verstehen, müssen wir die Ergebnisse dieser Studie und weiterer, größerer klinischer Studien abwarten.

ZUSAMMENFASSUNG: NIERENKREBS BEHANDELN

- Befolgen Sie die Standardkrebstherapie (Chemotherapie und so weiter).
- Klären Sie bei der Festlegung der Therapie, ob eine Kombination mit einer fastenimitierenden Diät für Sie infrage kommt. Das gilt besonders bei fortgeschrittenem Krebs mit schlechter Prognose.
- Wenn dies nicht ausreicht, besprechen Sie mit einem Onkologen und einer Ernährungsfachkraft die Kombination von Scheinfasten mit einer ketogenen Ernährungsweise (proteinarm, Betonung auf Pflanzen und Fisch), bei der die Körpermasse und die Immunfunktion keinen Schaden nehmen.
- Halten Sie sich zwischen den Behandlungen an die Longevità-Diät (siehe Kapitel 3).
- Fasten Sie während der Therapie 13 bis 14 Stunden pro Tag, indem Sie beispielsweise nur zwischen 8 und 18 Uhr etwas essen.
- Achten Sie auf ein normales Körpergewicht.
- Bleiben Sie körperlich aktiv und treiben Sie nach Rücksprache mit Ihrem Onkologen Sport.

- Bemühen Sie sich darum, Ihren Phase Angle (PhA, ein Indikator für die Muskelfunktion) über 5 zu halten, indem Sie mindestens drei- bis viermal pro Woche 30 bis 40 Minuten an Ihrer Muskelkraft arbeiten. Dafür können Sie sich an das Video auf der Create-Cures-Website halten (zu finden unter »Exercise and Longevity«).

SCHLUSSWORT

Dieses Buch war aus mehreren Gründen ausgesprochen schwer zu schreiben: Einerseits war es mir wichtig, wissenschaftliche und klinische Standards einzuhalten, und andererseits wollte ich für Patientinnen und Patienten Informationen zu einem Ansatz aus der ganzheitlichen Medizin bereitstellen, dem in der Welt der Onkologie noch keine große Aufmerksamkeit zukommt. Deshalb habe ich so viele Onkologen, Ärzte und Forschende aus führenden Krebszentren in Amerika und Europa einbezogen, die alle eine wichtige Rolle spielen, weil sie ihre Expertise beigesteuert und mir an vielen Stellen geholfen haben, meinen Optimismus zu zügeln. Denn bis wir die Auswirkungen von Scheinfasten und der Longevità-Diät in der Onkologie vollständig verstehen, liegt noch ein weiter Weg vor uns.

Ich hoffe, dass ich gemeinsam mit meinen Kolleginnen und Kollegen viele Patienten, Menschen mit Risikofaktoren und Leserinnen und Leser, die sich ein langes, gesundes Leben wünschen, inspirieren kann, indem wir die bemerkenswerte Wirkung von zyklischem Scheinfasten gegen so viele Krebsarten bei Mäusen und die sehr ermutigenden ersten Ergebnisse aus klinischen Studien an Menschen darstellen, in denen Scheinfasten mit diversen Krebsmedikamenten kombiniert wurde.

Ich persönlich bin zuversichtlich, dass Scheinfasten in Zukunft bei der Behandlung verschiedener Krebsarten eine wichtige Rolle spielen wird. Meine Überlegungen dazu, wie sich das System verändern sollte, sind in diesem Buch klar herausgearbeitet, und ich hoffe, dass es dazu beiträgt, die Krebstherapie möglichst bald stärker auf die Patienten auszurichten, ganz besonders bei Patienten mit einer Erkrankung im fortgeschrittenen Stadium und wenigen Behandlungsoptionen. Ich hoffe auch, dass Krebspatienten schon bald in der Lage sein werden, auf ein deutlich komplexeres, schnelleres und wirkungsvolleres System zuzugreifen, das sowohl zielgerichtete zugelassene Therapien als auch ergänzende »Joker« wie das Scheinfasten einbezieht und diese durch multidisziplinäre Teams umsetzt, die zur Heilung alle verfügbaren Instrumente nutzen können.

REGISTER

C

D

E

F

G

P

Q

R

S

ANHANG 1

MANGELERNÄHRUNG BEI KREBSPATIENTEN – SCREENING UND BEURTEILUNG (FÜR MEDIZINISCHE FACHKRÄFTE)

Von Alessandro Laviano, Associate Professor of Medicine am Department of Translational and Precision Medicine der Sapienza-Universität in Rom

Krebs gilt als komplexe, systemische Krankheit, die ein multiprofessionelles und multidisziplinäres Management erfordert. Bei fortgeschrittener Erkrankung werden häufig paraneoplastische Syndrome diagnostiziert. Dabei handelt es sich um ein diffuses Zusammenspiel von Merkmalen und Symptomen, die durch den Tumor ausgelöst werden und über das betroffene Organ hinausgehen. Mangelernährung ist dabei wegen ihrer hohen Prävalenz und ihrer schweren Auswirkungen auf Krankheitsverlauf und Therapieerfolg für die Patienten klinisch relevant.

Laut Definition der European Society for Clinical Nutrition and Metabolism (ESPEN) ist Mangelernährung »ein Zustand, der auf mangelnder Zufuhr oder Aufnahme von Nährstoffen beruht und zu einer veränderten Körperzusammensetzung (Rückgang der fettfreien Körpermasse) und Körperzellmasse führt und in der Folge zu einem Nachlassen der körperlichen und mentalen Funktion und einem ungünstigeren klinischen Verlauf«. Mangelernährung kann durch Hunger, Krankheit oder fortgeschrittenes Alter oder deren Kombination entstehen. Die krebsassoziierte Mangelernährung (Kachexie) gilt als krankheitsbedingte Mangelernährung mit Entzündung, weil die durch den Tumor ausgelöste Entzündungsreaktion eine wichtige Rolle für die nachlassenden Körperfunktionen der Patienten spielt.

Im Vergleich zu normalem Hungern ist die Kachexie ein fortschreitendes Krankheitsbild, das durch quantitative und qualitative Veränderungen der Muskelmasse mit oder ohne Schwinden von Fettgewebe gekennzeichnet ist. Kachexie hat erheblichen Einfluss auf den klinischen Verlauf, weil sie die Toleranz für die krebshemmenden Medikamente einschränkt und eher dazu führt, dass Therapiezyklen übersprungen werden. Zudem leidet die Lebensqualität. Daher haben Krebspatienten mit Kachexie insgesamt schlechtere Überlebenschancen. Internationale wissenschaftliche Gesellschaften wie ESPEN und die European Society of Medical Oncology (ESMO) empfehlen somit, eine Krebsbehandlung ernährungstherapeutisch zu begleiten. Insbesondere wird ein Screening der Patienten auf ihr Mangelernährungsrisiko angeraten, bei positivem Ergebnis auch eine eingehendere Beurteilung.

SCREENING AUF MANGELERNÄHRUNG BEI KREBSPATIENTEN

Ein Screening zum Ernährungsstatus dient der Abklärung, ob Patienten ernährungstherapeutisch behandelt werden sollten (zum Beispiel durch Supplementierung). Grundsätzlich ist das Screening ein schneller, einfacher Prozess, der bei der Aufnahme in die Klinik oder auch ambulant von medizinischem Fachpersonal durchgeführt werden kann. Die Screening-Fragen sollen eine mögliche Unterversorgung mit Proteinen und Energie aufzeigen und/oder abschätzen, ob Unterernährung droht beziehungsweise sich verschlimmern könnte. Internationale Leitlinien empfehlen den Einsatz des *Malnutrition Universal Screening Tool* (MUST) oder des *Nutrition Risk Screening 2002* (NRS-2002), gefolgt vom *Short Nutritional Assessment Questionnaire* (SNAQ) und dem *Malnutrition Screening Tool* (MST).

- **MUST**: Dieser einfache Fragebogen wurde von der British Association of Parenteral and Enteral Nutrition entwickelt. Er vergibt Punkte für den aktuellen Body-Mass-Index (BMI), den Gewichtsverlust in den vorherigen drei bis sechs Monaten und die akuten Auswirkungen der Erkrankung. Bei einem kumulativen Punktestand von 2 oder mehr könnte ein hohes Mangelernährungsrisiko vorliegen, das genauer beurteilt und ernährungstherapeutisch angegangen werden sollte.
- **NRS-2002:** Dieses zweischrittige Screening-Tool bewertet zunächst die klinischen Merkmale des Patienten wie den BMI, das Ausmaß des Gewichtsverlustes, die gegenwärtige Nahrungszufuhr und den Schweregrad der Erkrankung. Erscheint einer dieser Punkte besorgniserregend, geht man zu Stufe 2 über, in der der Schweregrad

des eingeschränkten Ernährungsstatus und der Grunderkrankung untersucht und eingestuft werden. Ein Endergebnis von 3 oder mehr Punkten bedeutet, dass das Risiko für eine Mangelernährung besteht.

- **SNAQ:** Dieser Test bewertet drei einfache Fragen: »Haben Sie unbeabsichtigt Gewicht abgebaut?«, »Hat Ihr Appetit im letzten Monat nachgelassen?« und »Haben Sie im letzten Monat ergänzend Nährstoffdrinks oder eine Sondenernährung erhalten?« Ein Endergebnis von 2 oder mehr Punkten bedeutet, dass ein Risiko besteht und ernährungstherapeutische Begleitung ratsam ist.
- **MST:** Dieser Test berücksichtigt einen möglichen unbeabsichtigten Gewichtsverlust und dessen Schwere in den letzten Monaten sowie Appetitverlust. Ein Ergebnis von 2 oder mehr Punkten bedeutet, dass ein Risiko für Mangelernährung besteht und eine ernährungstherapeutische Begleitung angeraten erscheint.

DIE BEURTEILUNG VON MANGELERNÄHRUNG BEI KREBSPATIENTEN

Krebsassoziierte Mangelernährung ist eine häufige Komorbidität, aber ein Risiko, das entschärft werden kann.

Mit welchem Verfahren Mangelernährung bei Krebspatienten am besten diagnostiziert wird, ist nach wie vor umstritten. Die Schlüsselmerkmale der neoplastischen Kachexie (bei Krebs) sind quantitative und qualitative Veränderungen der Muskelmasse. Deshalb erscheinen Bildgebungsverfahren für die Diagnose der krebsassoziierten Mangelernährung sinnvoll. Eine Computertomographie (CT) in Höhe des dritten Lendenwirbels liefert dazu zuverlässige Informationen und gilt als Goldstandard zur Bestimmung der Muskelmasse. Der Kostenfaktor und die Strahlenbelastung machen CT-Scans allerdings weniger sinnvoll, um festzustellen, ob ein Patient mangelernährt sein könnte.[1]

Als Alternative käme eine Magnetresonanztomographie (MRT) infrage, aber auch die geht mit hohen Kosten einher. Die Dual-Röntgen-Absorptiometrie (DEXA) ist kostengünstiger, birgt aber gewisse Risiken durch Strahlung. Als preiswerter und sicherer gilt die bioelektrische Impedanzanalyse (BIA), die jedoch in den internationalen Leitlinien nicht empfohlen wird, weil sie die Muskelmasse nicht direkt misst, sondern aus dem Wassergehalt des Körpers ableitet. Nichtsdestotrotz könnten die BIA und die fortschrittlichere bioelektrische Impedanzvektoranalyse (BIVA) klinisch relevante Informationen liefern und sind somit Option, wenn CT-Scan oder DEXA-Scan nicht infrage kommen.

In einer großen Studie an 1139 Darmkrebspatienten wiesen mehr als die Hälfte eine reduzierte Muskelmasse (Sarkopenie) oder Fetteinlagerungen in den Muskeln (Myosteatose) auf, was darauf hindeutet, dass bei diversen Krebsformen der Muskelverlust ein Problem bleibt, dem Rechnung getragen werden muss.

Aufgrund der praktischen Schwierigkeiten bei Bildgebungsverfahren wurden diverse alternative Ansätze entwickelt. Die Prüfung der Greifkraft ist eine Standardtechnik, um die Muskelfunktion im nicht-dominanten Arm zu messen, und unterstützt nachweislich die Einschätzung des Muskelmasseverlusts bei Patienten mit Lungenkrebs, die Ernährungsinterventionen erhalten.[2]

Auch aus der Kombination von BMI und Gewichtsverlust lassen sich zuverlässige Hinweise auf die Überlebenschancen ableiten. Die schlechteste Prognose ist dabei mit einem niedrigen

BMI bei hohem Gewichtsverlust assoziiert, wohingegen ein hoher BMI mit niedrigem Gewichtsverlust auf eine bessere Prognose hindeutet.[3]

Inzwischen haben sich die wichtigsten internationalen Gesellschaften für klinische Ernährung auf ein einfaches Verfahren zur Diagnose einer Mangelernährung verständigt, das sich auch für die Tumorkachexie nutzen lässt. Die Kriterien der Global Leadership Initiative on Malnutrition (GLIM) fordern nach einem positiven Screening-Test auf Mangelernährung den Einsatz eines validierten Tests, der phänotypische Faktoren (Gewichtsverlust, niedriger BMI oder reduzierte Muskelmasse) und ätiologische Faktoren (geringere Nahrungsaufnahme oder -assimilation, Entzündung) kombiniert. Wenn ein kritisches Screening-Ergebnis durch mindestens einen ätiologischen und einen phänotypischen Faktor untermauert wird, bestätigt sich die Diagnose der Mangelernährung. (Dieses Verfahren wurde inzwischen in die ESMO-Leitlinien zur Tumorkachexie aufgenommen.)

KLINISCHE RELEVANZ EINER BEURTEILUNG VON MANGELERNÄHRUNG BEI KREBSPATIENTEN

Nach wie vor fehlen jedoch verlässliche Kriterien, die eine Diagnose der krebsassoziierten Mangelernährung länderübergreifend auch in Zentren mit unterschiedlichem Ausbildungsstand und unterschiedlichen Ressourcen ermöglichen. Dennoch kann eine präzise Einstufung des Ernährungsstatus von Krebspatienten zur Personalisierung von Krebstherapien beitragen, die auch parallellaufende Therapieverfahren und die symptomlindernde Palliativpflege umfassen sollte.

Die rechtzeitige Diagnose von Mangelernährung fließt in die Vorabbeurteilung der Wirksamkeit und Toxizität von Krebstherapien ein und ist ein Marker für mögliche Therapieanpassungen zum Wohl der Patienten und zur Verbesserung ihrer Lebensqualität. Gleichzeitig kann damit eine Kostenreduktion für das allgemeine Krankheitsmanagement einhergehen.

ANHANG 2

KLINISCHE STUDIEN ZU FASTEN UND SCHEINFASTEN WÄHREND EINER KREBSTHERAPIE

Nachfolgend sind bereits veröffentlichte und noch laufende klinische Studien zusammengefasst, die in diesem Buch erwähnt wurden. Es geht darin um die Wirkung des Fastens im Rahmen einer Krebstherapie, aber auch um die Prävention von Krebs (und anderen Erkrankungen).

Die bisher durchgeführten und veröffentlichten Studien (an denen vielfach meine Gruppe beteiligt war) umfassen über 3 000 Patienten, von denen mehr als 600 gefastet oder fastenimitierende Diäten eingehalten haben; die übrigen waren in den Kontrollgruppen (siehe Tabelle 1). Insgesamt legen die Studien nahe, dass fastenimitierende Diäten sich vor allem in der Kombination mit Chemotherapie und Radiation als unbedenklich erwiesen haben, gut toleriert wurden und zur Reduzierung einiger Nebenwirkungen beigetragen haben.

Die erste Studie, die 2009 veröffentlicht wurde, zeichnete Daten von zehn Patientinnen und Patienten auf (vier mit Brustkrebs, zwei mit Prostatakrebs und je eine Person mit Eierstockkrebs, Gebärmutterkrebs, nicht-kleinzelligem Lungenkarzinom und einem Adenokarzinom der Speiseröhre), die freiwillig entschieden hatten, im Zusammenhang mit ihrer Chemotherapie zu fasten.

Die zweite Studie wurde 2015 von der Universität Leiden in den Niederlanden veröffentlicht und untersuchte die Machbarkeit von Kurzzeitfasten und dessen Auswirkungen auf die Chemotherapie-Toleranz in einer homogenen Gruppe aus 13 Patientinnen mit Brust- oder Eierstockkrebs, von denen sieben fasteten.

2016 veröffentlichten wir eine klinische Studie, für die 20 Patientinnen und Patienten vor einer platinbasierten Chemotherapie jeweils 24, 48 oder 72 Stunden gefastet hatten. Insgesamt zeigten die Daten aus dieser Studie, dass ein 72-stündiges Fasten in Kombination mit einer Chemotherapie bei Krebserkrankungen der Brust, der Eierstöcke oder der Gebärmutter sowie bei Lungenkrebs sicher und machbar ist. Tendenziell ließ sich daraus auch ableiten, dass die Nebenwirkungen bei 72-stündigem Fasten geringer ausfielen als bei 24-stündigem Fasten.

Ein Artikel aus dem Jahr 2018 von einem Team der Charité Universitätsmedizin Berlin zeigte auf, dass Patientinnen mit gynäkologischen Krebserkrankungen eine fastenimitierende Diät in Kombination mit einer Chemotherapie gut tolerierten und dass das Fasten im Vergleich zu Patientinnen, die eine normale Ernährung erhielten, mit einer verbesserten Lebensqualität und weniger Fatigue einherging.

2020 veröffentlichte eine Gruppe niederländischer Krebszentren die DIRECT-Studie, bei der 65 von 131 Brustkrebspatientinnen eine fastenimitierende Diät erhalten hatten.

Die für diese Studie rekrutierten Patientinnen hatten HER2-negative Tumoren. Die Teilnehmerinnen waren in Stadium II oder III, das heißt, ihr Krebs war bereits größer und hatte sich mitunter in das umliegende Gewebe beziehungsweise die Lymphknoten ausgebreitet. Bei den Patientinnen in der Scheinfasten-Gruppe zeigte sich eine bessere klinische Reaktion (Wirkung der Chemo auf die Tumorgröße), aber auch eine verbesserte pathologische Reaktion (Wirkung der Chemo auf die Anzahl der aktiven Krebszellen innerhalb eines Tumors).

2020 veröffentlichten wir die Ergebnisse aus zwei klinischen Studien an 36 Patientinnen mit hormonrezeptor-positivem Brustkrebs, die eine Östrogentherapie kombiniert mit Scheinfasten-Zyklen erhielten. Wie schon bei Mäusen beobachtet, bewirkte das zyklische Scheinfasten eine Reduzierung folgender Faktoren: Insulin (das von der Bauchspeicheldrüse erzeugt wird, wenn der Blutzuckerspiegel steigt), Leptin (ein Hormon, das im Fettgewebe entsteht) und IGF-1 (der Insulin-like growth factor fördert die Zellteilung, auch bei Krebszellen). Diese Reduzierungen sind klinisch signifikant, weil die drei Faktoren mit Krebswachstum assoziiert sind. Ihr Absinken könnte also eine negative Wirkung auf das Überleben und das Wachstum von Krebs haben.

2021 wurde bei den Brustkrebspatientinnen, die an der bereits genannten DIRECT-Studie teilnahmen, die Lebensqualität ausgewertet. Anhand spezifischer Fragebögen wurden Daten zu Beginn, nach der Hälfte der Chemotherapie, vor dem letzten Zyklus Chemotherapie und sechs Monate nach der Operation erhoben. Den Ergebnissen nach kann Scheinfasten in Ergänzung zu einer neoadjuvanten Chemotherapie bei Patientinnen mit HER2-negativem Brustkrebs bestimmte Bereiche der Lebensqualität und der Krankheitswahrnehmung verbessern. Auch wenn frühe klinische Studien (Tabelle 1) darauf hindeuteten, dass Patienten von Behandlungsprotokollen mit modifiziertem Fasten profitieren könnten, existieren nach wie vor gewisse Bedenken zu möglichen negativen Auswirkungen auf den Ernährungsstatus. Aus diesem Grund prüfte diese Studie die Machbarkeit und Unbedenklichkeit von fünftägigem Scheinfasten sowie dessen Auswirkungen auf die Körperzusammensetzung und das Zirkulieren von Wachstumsfaktoren, Adipokinen und Zyto-/Chemokinen bei 90 Krebserkrankten, die sich einer aktiven medizinischen Behandlung unterzogen. Bei periodischem Scheinfasten gingen Fettmasse, Insulinproduktion sowie zirkulierendes IGF-1 und Leptin zurück, und es erwies sich in Kombination mit antineoplastischen Standardtherapien bei Krebspatienten mit geringem Ernährungsrisiko als machbar und unbedenklich.

Anfang 2022 führten das Mailänder Istituto Nazionale dei Tumori eine klinische Studie an 101 Patienten durch, deren Ergebnisse in *Cancer Discovery* publiziert wurden. Neben der Bestätigung der Stoffwechselveränderungen, die in präklinischen Experimenten für die krebshemmende Wirkung des Fastens stehen (insbesondere Sicherheit, Machbarkeit und die konsistente Reduzierung von Blutzucker und Wachstumsfaktorkonzentration im Zusammenhang mit Scheinfasten) belegte diese neue Studie eine profunde Umgestaltung der krebshemmenden Immunlage durch das Scheinfasten. Diese Umgestaltung führte zu einer verbesserten Immunreaktion gegen Krebs, die nachfolgend bei einer Reihe von Krebspatienten mit besseren klinischen Verläufen assoziiert war.

Unter den 101 Patienten, die für die oben erwähnte klinische Studie rekrutiert wurden, kam es in fünf Fällen zu Ausnahmereaktionen bei Patienten mit soliden, fortgeschrittenen Neoplasien mit schlechter Prognose, darunter einmal bei ausgedehntem kleinzelligem Lungenkrebs, einmal bei metastasierendem Adenokarzinom der Bauchspeicheldrüse, einmal bei metastasierendem Darmkrebs und zweimal bei metastasierendem triple-negativem Brustkrebs. Bei der Behandlung mit einer Kombination aus zyklischem Scheinfasten und systemischen Standardtherapien kam es bei diesen Patienten zu einer vollständigen und anhaltenden Tumorremission. In einem anschließend veröffentlichten Artikel im *European Journal of Cancer* wurden diese Verläufe als »exzeptionelle Tumorreaktionen« eingeordnet.

In einer Publikation im *BMC Cancer* von 2020 zeigten die Ergebnisse einer Cross-Pilotstudie an 22 Brustkrebspatientinnen, zwei Patientinnen mit Gebärmutterkrebs, zwei Patientinnen mit Eierstockkrebs und vier Patientinnen mit Gebärmutterhalskrebs, dass ein viertägiges Fasten während der Chemotherapie die Toleranz gegenüber der Behandlung erhöhen und deren Toxizität verringern kann.

Eine qualitative Studie zur Patientenerfahrung aus dem *Journal of Health Psychology* lieferte Daten zur Motivation für das Fasten und zur Fastenerfahrung von Frauen mit Brustkrebs. Die Ergebnisse dieser Studie lassen vermuten, dass die Motivation vorwiegend dem Wunsch entspringt, Nebenwirkungen der Chemotherapie abzumildern. Interessanterweise scheint Fasten bei den Patientinnen auch die Angst zu verringern, weil es mit einem stärkeren Gefühl der Kontrolle über die Behandlung verbunden ist. Gleichzeitig legt die Studie nahe, dass sich Patientinnen, die bei dieser Ernährungsstrategie von ihren Ärzten nicht unterstützt werden, ergänzenden naturheilkundlichen Angeboten zuwenden könnten.

Eine weitere Studie an elf Patientinnen mit Eierstockkrebs, acht mit Gebärmutterkrebs und einer mit Gebärmutterhalskrebs untersuchte die Machbarkeit und die Wirkung von Kurzzeitfasten auf Patientinnen, die eine Chemotherapie erhalten. Die Ergebnisse zeigten, dass Kurzzeitfasten in Kombination mit einer Chemotherapie unbedenklich ist, dass diejenigen, die fasteten, seltener eine reduzierte Chemodosis oder größere Behandlungsabstände brauchten als ursprünglich angesetzt, und dass sich die Lebensqualität dieser Patientinnen im Behandlungsverlauf verbesserte.

Eine weitere Arbeit schilderte den Fallbericht einer 42-jährigen Frau, bei der ein follikuläres Lymphom ersten Grades (Stadium IIIA) diagnostiziert worden war. Ihre einzige Behandlung bestand aus 21 Tagen Wasserfasten und anschließend einer pflanzlich basierten Ernährung ohne raffinierte Kohlenhydrate und ohne zusätzliches Salz, Öl oder Zucker. Eine andere Krebstherapie erhielt sie nicht. In den Folgejahren konnten CT- und PET-Scans keine Anzeichen von Krebs mehr bei ihr nachweisen. Dieses Ergebnis muss zwar noch in künftigen randomisierten klinischen Studien geprüft werden, es entspricht jedoch Tierstudien zum multiplen Myelom, denen zufolge Fasten allein gegen bestimmte (aber nicht alle) Formen von Blutkrebs sehr wirksam sein kann.

In einer Studie zur Evaluierung von restriktiven Diäten zum Gewichtsabbau und von Fastenpraktiken unter Krebsüberlebenden der NutriNet-Santé-Kohorte sowie damit verbundenen soziodemographischen und Lebensstilfaktoren an über 2700 Krebsüberlebenden ergab die Auswertung der von diesen Patienten ausgefüllten Fragebögen, dass nach der Krebsdiagnose 3,5 Prozent der Patienten ihre Standardtherapien durch irgendeine Form von Fasten ergänzten. Das Fasten war deutlich mit der Auffassung assoziiert, dass diese die Krebsprognose verbessern könnte.

2020 untersuchte ein Team in Deutschland die Wirkung einer Kombination aus ketogener Diät und Wasserfasten bei Glioblastom-Patienten. Die Patienten erhielten entweder Radiation plus eine gesunde Ernährung oder Radiation plus einen Einzelzyklus aus sechs Tagen ketogener Ernährung und drei Tagen reinem Wasserfasten. Diese einmalige neuntägige Ernährungsumstellung stellte sich zwar als unbedenklich heraus, machte jedoch für die Progression des Glioblastoms keinen signifikanten Unterschied. Nach sechs Monaten war bei 20 Prozent derer, die ergänzend zur Bestrahlung eine ketogene Ernährung plus Fasten erhalten hatten, und bei 16 Prozent derer, die nur bestrahlt worden waren, keine Progression erkennbar. Wie bereits erwähnt, lassen auch Tiermodelldaten nicht erwarten, dass ein einzelner Fastenzyklus wirksam ist. Zudem kommt es bei der Kombination von Fasten und der fastenimitierenden Diät mit einer Krebstherapie entscheidend auf den Zeitpunkt an.

Da die vorherige Studie ihren primären Endpunkt – eine Verbesserung des progressionsfreien Überlebens im Vergleich zur üblichen Ernährung – nicht erreichte, veröffentlichte das Forschungsteam in einem Follow-up von 2022 seine Analyse der Ernährungstagebücher und Stoffwechselparameter. Die Schlussfolgerung lautete, dass die strengen Kalorienziele der Studie von Patienten mit rezidivierenden Hirntumoren gut toleriert wurden. Der kurze Diätzeitraum führte zu signifikanten Stoffwechselveränderungen, bei denen sich ein niedriger Blutzuckerspiegel als möglicher Marker für eine bessere Prognose herauskristallisierte, auch wenn die Interpretation der Ergebnisse wegen der unerwarteten niedrigeren Kalorienaufnahme der Kontrollgruppe verkompliziert wurde.

Um die Machbarkeit, die Sicherheit, die systemische biologische Aktivität sowie die cerebrale Aktivität einer ketogenen Ernährungsintervention auf Gliompatienten zu untersuchen, wurden 25 Patienten mit Astrozytom und stabilem Krankheitszustand nach der adjuvanten Chemotherapie für eine achtwöchige Ernährungsintervention rekrutiert, die pro Woche aus zwei Fastentagen zwischen fünf Tagen modifizierter Atkins-Diät (maximal 20 Gramm Nettokohlenhydrate pro Woche) bestand. Laut den Autoren der Studie war diese Intervention zwar anspruchsvoll, führte jedoch im Gehirn zu einer bedeutsamen Ketonkonzentration und scheint für die systemische Aktivität ein besserer Indikator zu sein als Ernährungsprotokolle von Patienten.

Hinzu kommen verschiedene weitere, teils noch laufende, teils bereits abgeschlossene klinische Studien zu den Auswirkungen von Fastendiäten auf die Sicherheit und die Nebenwirkungen von Krebstherapien, die nachfolgend in Tabelle 2 zusammengefasst sind und speziell Brustkrebs, Melanom, Prostatakrebs (auch fortgeschrittene und metastasierende Stadien) sowie andere solide oder hämatologische Tumoren umfassen. Nach ihrem Abschluss werden wir Ergebnisse von insgesamt über 800 Patienten haben, mit denen wir die Evidenz unterfüttern können und die uns helfen, Scheinfasten mit Therapien für einige (wenn nicht gar viele) Krebsarten zu kombinieren. Hierbei sei angemerkt, dass etliche dieser Studien bereits abgeschlossen sind und nicht nur bestätigen, dass fastenimitierende Diäten unbedenklich sind, sondern auch erste Belege für die Wirksamkeit gegen eine Vielzahl von Krebsarten in Kombination mit verschiedenen Therapien liefern.

Insgesamt sind diese Ergebnisse zwar noch nicht abschließend, präsentieren aber parallel zu ausführlichen Laborstudien erste Evidenz für die Wirksamkeit und das Potenzial fastenimitierender Diäten. Sie sollten dazu beitragen, größere klinische Studien durchzuführen, um unerwünschte Nebenwirkungen zu reduzieren und die Wirksamkeit diverser Krebsmedikamente zu verbessern.

Follow-up-Informationen finden Sie in der Datenbank clinicaltrials.gov für privat und öffentlich finanzierte klinische Studien aus der ganzen Welt. Hierfür brauchen Sie die NCT-Nummer der jeweiligen Studie (zu finden in der rechten Spalte der Tabellen).

MACHBARKEIT UND UNBEDENKLICHKEIT VON FASTEN UND SCHEINFASTEN ZUR PRÄVENTION VON KREBS (UND ANDEREN ERKRANKUNGEN)

2017 wurden bei gesunden Erwachsenen, die teilweise Risikofaktoren (hoher Cholesterinspiegel, hoher Blutzucker, Entzündung und so weiter) für Alterserkrankungen aufwiesen, fastenimitierende Diäten getestet. An der ersten Studie nahmen insgesamt 100 Probanden teil, von denen 71 drei Zyklen Scheinfasten erhielten. Die Hauptergebnisse umfassen eine Reduzierung von Blutzucker, IGF-1 (Insulin-like growth factor, der auch bei Krebszellen die Zellteilung fördert), Körpergewicht, Fett, C-reaktivem Protein (CRP, ein Entzündungsmarker), Blutdruck, Triglyzeriden und Cholesterin.[4] Bei Personen, bei denen diese Marker vor dem Beginn der Studie über dem Optimalbereich lagen, fiel dieser Rückgang stärker aus, was darauf hindeutet, dass Scheinfasten ein mächtiges Instrument zur Reduzierung der Risikofaktoren für chronische Erkrankungen der Herzgefäße, aber auch für Autoimmunkrankheiten, entzündlichen Erkrankungen, Diabetes und Krebs darstellt. Eine Follow-up-Studie ähnlicher Größenordnung ist derzeit noch unveröffentlicht, bestätigt jedoch diese Ergebnisse. Inzwischen gibt es mindestens noch vier weitere Studien an Patienten mit Bluthochdruck, Diabetes oder Nierenerkrankungen, die die oben genannten Ergebnisse ebenfalls untermauern.

TABELLE 1: VERÖFFENTLICHTE STUDIEN UND BERICHTE

Veröffentlicht	Studienort	Studiendesign
2009	University of Southern California (USC), Los Angeles	Fallberichte
2015	Leiden University Medical Center, Niederlande	Randomisierte Pilotstudie
2016	USC, in Zusammenarbeit mit dem Norris Comprehensive Cancer Center und dem Los Angeles County/USC Medical Center (LAC + USC)	Randomisierte Klinische Studie, Parallelauftrag
2018	Charité, Berlin	Individuell randomisierte Cross-over-Stuc
2020	Leiden University Medical Center in Zusammenarbeit mit Borstkanker Onderzoeg Groep und Pink Ribbon, Amsterdam	Multizentrische, Open-Label, randomisierte klinische Studie DIRECT
2020	Universität Genua und Fondazione IRCCS Istituto Nazionale dei Tumori, Mailand	Einarmige prospektive klinische Phase-II-Studie
2021	Universität Genua	Einarmige prospektive klinische Phase II-Studie
2022	Fondazione IRCCS Istituto Nazionale dei Tumori, Mailand	Monozentrische, Open-Label, einarmige prospektive klinische Studie
2022	Fondazione IRCCS Istituto Nazionale dei Tumori, Mailand	Monozentrische, Open-Label, einarmige prospektive klinische Studie

TABELLE 1: VERÖFFENTLICHTE STUDIEN UND BERICHTE

Intervention	Patientenzahl	Anzahl der fastenden Patienten	NCT Nummer und Quelle
48 bis 140 Stunden Fasten vor Chemotherapie und/oder 5 bis 56 Stunden danach	10	10	NCT nicht verfügbar[5]
24 Stunden vor und 24 Stunden nach Chemotherapie	13	7	NCT01304251[6]
Wasserfasten 24 oder 48 Stunden vor platinbasierter Chemotherapie oder 72 Stunden (48 prä-chemo und 24 post-chemo)	20	20	NCT00936364[7]
60 Stunden (36 Stunden vor und 24 Stunden nach Chemotherapie)	50	34	NCT01954836[8]
Kurzzeitfasten mit fastenimitierender Diät bei neoadjuvanter Chemotherapie	131	65	NCT02126449[9]
Fastenimitierende Diät alle 3 oder 4 Wochen, maximal 8 Zyklen in Folge	36	36	NCT03595540 & NCT03340935[10]
Fastenimitierende Diät alle 3 oder 4 Wochen	90	90	NCT03595540[11]
Fastenimitierende Diät und Standardversorgung in unterschiedlichen Kombinationen	101	101	NCT03340935[12]
Fasten und Standardversorgung in unterschiedlichen Kombinationen	5 (von 101)	5 (von 101)	NCT03340935[13]

TABELLE 1: VERÖFFENTLICHTE STUDIEN UND BERICHTE

Veröffentlicht	Studienort	Studiendesign
2020	Abteilung für Onkologie und gynäkologische Onkologie der Klinik für Frauenheilkunde der Medizinischen Fakultät Freiburg	Kontrollierte Cross-over Pilotstudie
2019	Institut du Cancer de Montpellier, Frankreich	Qualitative Studie
2020	Graduate School of Medicine, University of Tennessee, Knoxville	Randomisierte, kontrollierte Studie
2018	TrueNorth Health Center, Santa Rosa, California	Fallbericht
2018	NutriNet-Santé, Frankreich	Laufende webbasierte Kohortenstudie
2020	Institut für Neuroonkologie, Frankfurt am Main, und Universität Tübingen, Deutschland	Randomisierte parallele Zuordnung, Open Label
2022	Institut für Neuroonkologie, Frankfurt am Main, und Universität Tübingen, Deutschland	Randomisierte parallele Zuordnung, Open Label
2021	Wake Forest University Health Sciences, Winston-Salem, North Carolina	Einzelgruppenzuordnung

TABELLE 1: VERÖFFENTLICHTE STUDIEN UND BERICHTE

Intervention	Patientenzahl	Anzahl der fastenden Patienten	NCT Nummer und Quelle
4 Zyklen 96-Stunden-Fasten für die Hälfte der Chemotherapiezyklen	30	30	DRKS00011610[14]
Fastendauer zwischen 36 Stunden und 7 Tagen, Beginn mindestens 24 Stunden vor Chemotherapie	151	16	NCT nicht verfügbar[15]
Fasten 24 Stunden vor und 24 Stunden nach Chemotherapiezyklus	20	20	NCT nicht verfügbar[16]
21 Tage Wasserfasten	1	1	NCT nicht verfügbar[17]
Fasten vor und nach Diagnose, jeweils mit und ohne chemotherapeutische Behandlung	2741	164	NCT03335644[18]
alorienreduzierte, ketogene Diät und transientes Fasten ersus Standardernährung bei erneuter Radiation für Pa-enten mit rezidivierendem Glioblastom: die ERG02-Studie	50	25	NCT01754350[19]
Analyse von Ernährungstagebüchern und Stoffwechselparametern im Rahmen der ERG02-Studie	50	25	NCT01754350[20]
2 Fastentage im Wechsel mit 5 Tagen modifizierter Atkins-Diät pro Woche	25	25	NCT0228616[21]

TABELLE 2: LAUFENDE KLINISCHE STUDIEN

Angegebene Patientenzahlen laut Stand am 4. April 2024

Krebsart / Erkrankung	Titel der klinischen Studie	Studiendesign	Studiendesign
Mammakarzinom/ Melanom	Impact of Dietary Intervention on Tumor Immunity: The DigesT Trial (DigesT)	Fondazione IRCCS Istituto Nazionale dei Tumori, Mailand	Einarmig mit 3 Patientenkohorten
Mamma- und Prostatakarzinom	Controlled Low Calorie Diet in Reducing Side Effects and Increasing Response to Chemotherapy in Patients with Breast or Prostate Cancer	USC Norris Cancer Center und LAC (Los Angeles General Medical Center)	Randomisierte klinische Phase II-Studie
Mammakarzinom	BRCA Main Home Nutritional Intervention – Random Study	Universitätsklinikum, Policlinico Paolo Giaccone, Palermo	Randomisierte klinische Studie
Fortgeschrittenes, metastasierendes Prostatakarzinom	Fasting and Nutritional Therapy in Patients with Advanced Metastatic Prostate Cancer	Charité Universitätsmedizin, Berlin	Randomisierte klinische Studie
Platinbasierte Chemotherapie	Short-Term Fasting: Impact on Toxicity	USC Norris Cancer Center und LAC (Los Angeles General Medical Center)	Randomisierte klinische Studie

TABELLE 2: LAUFENDE KLINISCHE STUDIEN

Angegebene Patientenzahlen laut Stand am 4. April 2024

Intervention; Anzahl der Patienten	**Anzahl der fastenden Patienten**	**Hauptziel der Studie**	**NCT Nummer**
5 Tage fastenimitierende Diät vor oder nach operativer Entfernung des Primärtumors (Brust) oder der Lymphknoten (Brust, Melanom); 100	93	Beurteilung der immunologischen und metabolischen Veränderung infolge der fastenimitierenden Diät im präoperativen und post-operativen Setting	NCT03454282
Fastenimitierende Diät: 3 Tage vor Chemotherapie, während der 12 Wochen Chemotherapie und 1 Tag nach Chemotherapie; 130	81	Klärung, ob die fastenimitierende Diät die Toxizität der Chemotherapie reduzieren und/oder die Wirksamkeit erhöhen kann	NCT01802346
Fastenimitierende Diät alle 2 Monate; 300	23	Primäre Outcomes: IGF-1 und andere Risikofaktoren	NCT03570125
Modifiziertes Fasten 36 Stunden vor und 24 Stunden nach Chemotherapie; 60	49	Beurteilung der Wirksamkeit der Kombination von Fasten und Chemotherapie	NCT02710721
Kurzzeitfasten vor Chemotherapie; 70	47	Klärung der Unbedenklichkeit und Machbarkeit von Kurzzeitfasten vor Verabreichung einer kombinierten Chemotherapie mit Platin bei Patienten mit fortgeschrittenen soliden malignen Tumoren	NCT00936364

TABELLE 2: LAUFENDE KLINISCHE STUDIEN

Angegebene Patientenzahlen laut Stand am 4. April 2024

Krebsart / Erkrankung	Titel der klinischen Studie	Studiendesign	Studiendesign
LKB1-inaktives fortgeschrittenes Adenokarzinom der Lunge	Metformin Plus/Minus Fasting Mimicking Diet to Target the Metabolic Vulnerabilities of LKB1-Inactive Lung Adenocarcinoma (FAME)	Fondazione IRCCS Istituto Nazionale dei Tumori, Mailand	Monozentrische dreiarmige, nicht vergleichende Open-Label-Phase-II-Einzelstudie
Triple-negatives Mammakarzinom (TNBC)	Calorie Restriction with or Without Metformin in Triple-Negative Breast Cancer (BREAKFAST)	Fondazione IRCCS Istituto Nazionale dei Tumori, Mailand	Randomisierte, parallele Zuordnung, Open-Label
Nicht-kleinzelliges Lungenkarzinom	Fasting-Mimicking Diet with Chemo-Immunotherapy in Non-Small Cell Lung Cancer (NSCLC)	Indiana University	Randomisierte, kontrollierte Pilotstud

TABELLE 2: LAUFENDE KLINISCHE STUDIEN

Angegebene Patientenzahlen laut Stand am 4. April 2024

Intervention; Anzahl der Patienten	Anzahl der fastenden Patienten	Hauptziel der Studie	NCT Nummer
Fastenimitierende Diät in Kombination mit der Standardbehandlung; 64	64	Beurteilung der Wirksamkeit einer Kombination aus platinbasierter Standard-Chemoimmuntherapie mit Metformin plus/minus fastenimitierende Diät bei Patienten mit LKB1-inaktivem fortgeschrittenem Adenokarzinom der Lunge	NCT03709147
6 Monate standardmäßige, präoperative Chemotherapie mit Anthracyclin plus Taxan in Kombination mit 8 Zyklen 5-tägiger fastenimitierender Diät (Arm A) alle 3 Wochen ODER dieselbe Chemotherapie/fastenimitierende Diät plus täglich Metformin (Arm B); 90	90	Untersuchung der Antitumor-Aktivität einer zyklischen fastenimitierenden Diät bei Patienten mit lokalisiertem TNBC, allein ODER in Kombination mit Metformin	NCT04248998
Fastenimitierende Diät in Kombination mit Standardversorgung; 12	12	Evaluation der fastenimitierenden Diät bei Patienten mit Chemoimmuntherapie zur Behandlung von metastasierendem, nicht-kleinzelligem Lungenkarzinom	NCT03700437

GLOSSAR

Abirateron: Ein Arzneimittel für die Hormontherapie, das die Testosteronproduktion hemmt und damit das durch dieses Hormon stimulierte Zellwachstum blockiert. Dies wiederum trägt dazu bei, dass Krebszellen absterben. Abirateron kommt in der Therapie von Prostatakrebs zum Einsatz.

Adenokarzinom: Ein bösartiger Tumor, der in den sekretorischen Zellen der Drüsen verschiedener Organe entsteht.

Adjuvante Chemotherapie: Eine Form der Chemotherapie, die nach einer Operation verabreicht wird und die die Heilungschancen erhöhen sowie die Rezidivgefahr verringern soll.

Aerobes Training: Längere körperliche Aktivität bei mäßiger und konstanter Intensität (Ausdauertraining). Der Begriff »aerob« ist ein Hinweis auf eine Stoffwechsellage, bei der die Zellen Sauerstoff und Glukose zur Energieproduktion nutzen. Walking, Joggen oder Radfahren sind als aerobes Training einzustufen.

Akute lymphatische Leukämie (ALL): Eine bösartige, progressive Form der Leukämie, die in erster Linie bei Kindern auftritt.

Akute myeloische Leukämie (AML): Eine bösartige Form der Leukämie, die vor allem Erwachsene und ältere Menschen befällt.

Alkoholdehydrogenase (ADH): Ein Enzym, das in Leber und Magen vorliegt und Alkohol abbaut.

ALK-Gen: Ein Gen, das an der Signalgebung für Zellen und Zellwachstum beteiligt ist. Mutationen am ALK-Gen und dem von ihm gebildeten Protein können das Wachstum von Krebszellen begünstigen.

Aminosäuren: Primäre Bausteine von Proteinen.

Anämie: Zustand, in dem gesunde rote Blutkörperchen nicht ausreichend in der Lage sind, das Gewebe mit den erforderlichen Sauerstoffmengen zu beliefern. Das führt zu Schwäche und Erschöpfung.

Anaerobes Training: Eine Trainingsform, die den Körper dazu veranlasst, statt Sauerstoff Glykogen zu verbrauchen (die in der Leber gebildete Kohlenhydratreserve). Es geht um intensive, kurzzeitige körperliche Belastung, zum Beispiel durch Krafttraining mit Gewichten oder High-Intensity-Intervall-Training (HIIT).

Androgene: Hormone, die die Entwicklung und Erhaltung primärer (Hoden) und sekundärer (weitere reproduktive Organe, Muskeln, Bart, Haare) männlicher Geschlechtsmerkmale unterstützen.

Angiogenese: Ein Prozess, bei dem aus vorhandenen Blutgefäßen neue Gefäße gebildet werden. Bei der Tumorangionese leiten die neuen Blutgefäße Blut zur Tumormasse und unterstützen damit das Tumorwachstum.

Antiangiogenetisch: Ein Wirkstoff oder eine Behandlung zur Hemmung der Tumorangiogenese, also der Entstehung neuer Blutgefäße, die das Tumorwachstum fördern.

Antineoplastische Arzneimittel: Wirkstoffe zur Tumorbehandlung, auch als »Krebsmedikamente« bezeichnet.

Antioxidantien: Substanzen, die der Bildung von freien Radikalen entgegenwirken, diese verlangsamen oder neutralisieren. Freie Radikale entstehen bei chemischen Reaktionen durch den Verbrauch von Sauerstoffmolekülen (für die Zellatmung). Sie können Moleküle und Zellstrukturen schädigen.

Anti-PD-1-Therapie: Eine Immuntherapie, die das Immunsystem dazu bringt, Krebszellen anzugreifen.

Apoptose: Mechanismus, über den der Körper den Zelltod einleitet, um anomale oder beschädigte Zellen aus dem Körper zu entfernen.

Astrozyten: Zellen, die das Gewebe bilden, das die Nervenzellen in Gehirn und Rückenmark umgibt und schützt.

Astrozytom: Tumor des zentralen Nervensystems, der in den Astrozyten entsteht.

Ballaststoffe: Komplexe Kohlenhydrate (»Fasern«), die der menschliche Körper nicht zerlegen und aufnehmen kann. Ballaststoffe kommen vor allem in pflanzlichen Lebensmitteln wie Obst und Gemüse, Vollkorngetreide und Hülsenfrüchten vor und spielen eine wichtige Rolle für die Darmmotilität.

Benigne: Ein benigner Tumor ist gutartig, also kein Krebs.

Bevacizumab: Krebsmedikament aus der Klasse der Angiogenese-Inhibitoren. Bevacizumab hemmt das Wachstum neuer Blutgefäße, indem es auf das Protein VEGF einwirkt, das an der Angiogenese beteiligt ist.

Bioelektrische Impedanzanalyse (BIA): Messmethode zur Bestimmung der Körperzusammensetzung (Fettmasse und magere Muskelmasse).

Bioelektrische Impedanzvektoranalyse (BIVA): Eine Technik zur Bestimmung der Körperzusammensetzung (Fettmasse und magere Muskelmasse).

Biomarker: Biologisches Molekül, das im Blut, in anderen Körperflüssigkeiten oder in Gewebe vorkommt und dazu benutzt werden kann, vorhandene Krankheiten zu erkennen.

B-Lymphozyten (auch als »B-Zellen« bezeichnet): Weiße Blutkörperchen, die Infektionen bekämpfen.

CA 19-9: Ein Protein, das auf der Zelloberfläche mancher Tumoren und bei Entzündungen oder anderen pathologischen Vorgängen mitunter auch auf normalem Gewebe vorkommt. Krebszellen geben es ins Blut ab. Es kann als Tumormarker genutzt werden, um Bauchspeicheldrüsenkrebs oder andere Krebsarten zu erkennen.

Carboplatin: Arzneimittel aus der Chemotherapie zur Behandlung verschiedener Krebsarten wie Eierstockkrebs, Lungenkrebs, Krebs im Kopf- und Halsbereich, Hirntumoren und Neuroblastom.

CEA (carcinoembryonales Antigen): Ein Protein, das als Marker eingesetzt wird, besonders bei Darmkrebs.

Centers for Disease Control and Prevention (CDC): US-Bundesgesundheitsbehörde, die sich mit der Eindämmung und Prävention von Krankheiten, Unfällen und Behinderungen befasst.

Chemotherapie: Verabreichung eines oder mehrerer Wirkstoffe, die Krebszellen gezielt abtöten, ihr Wachstum verlangsamen oder die Ausbreitung auf andere Gewebearten behindern.

Cholesterin: Fetthaltige Substanz im Blut und in allen Körperzellen. Wird teilweise über die Ernährung aufgenommen und teilweise in der Leber erzeugt. In der richtigen Menge wird Cholesterin für die Bildung von Zellwänden, Gewebe, Hormonen, Vitamin D und Gallensäure benötigt, doch wenn es im Blut im Übermaß vorliegt (Hypercholesterinämie), erhöht es das Risiko für Herzinfarkt und Schlaganfall.

Chronische lymphatische Leukämie (CLL): Krebserkrankung von Blut und Knochenmark mit langsamer Progression, anfangs meist mit geringen Beschwerden, daher als »chronisch« eingestuft. Bei CLL verlieren die Lymphozyten ihre Fähigkeit, die Organe vor Infektionen zu bewahren.

Cisplatin (CDDP): Wirkstoff aus der Chemotherapie zur Behandlung diverser Krebsarten wie zum Beispiel Eierstockkrebs.

Computergestützte Axialtomographie (CAT) oder Computertomographie (CT): Radiologisches Diagnoseverfahren, bei dem mithilfe von Computertechnologie detaillierte medizinische Bilder innerer Körperregionen erstellt werden.

Crizotinib: Krebsmedikament, das das Wachstum von Lungenkrebszellen stoppen soll. Es wirkt als Kinasehemmer, indem es die Proteine blockiert, die von ALK- und ROS1-Genen für die Signalgebung und das Zellwachstum erzeugt werden.

Dexamethason: Entzündungshemmendes Medikament, das bei Krebspatienten die Nebenwirkungen der Chemotherapie lindern soll, indem es den Blutzuckerspiegel anhebt.

DEXA-Scan (Dual-Röntgen-Absorptiometrie): Röntgendiagnostisches Verfahren zur Bestimmung der Knochendichte, das auch Aussagen über den Ernährungsstatus gestattet, indem es in verschiedenen Körperteilen die magere Masse und die Fettmasse ermittelt.

Differenzielle Stresssensibilisierung (DSS): Das Erzeugen von Bedingungen, die Krebszellen, nicht aber normale Zellen, anfälliger für die Behandlung machen.

Docosahexaensäure (DHA): Eine semiessentielle Fettsäure, die der Körper nur in minimalen Mengen erzeugt und die daher über die Ernährung aufgenommen werden muss. DHA könnte dazu beitragen, dass Tumorzellen, die zunächst nicht auf Chemotherapie und Radiotherapie reagieren, doch noch behandelbar werden.

Doppelblind-Pilotstudie: Eine erste kleine Studie (Pilotstudie), bei der weder die behandelte Person noch die Beobachter wissen, welche Behandlung verabreicht wird (Doppelblind).

Doxorubicin: Antibiotikum, das in der Chemotherapie vielfach zur Behandlung verschiedener Krebsarten einschließlich Brustkrebs eingesetzt wird.

Eicosapentaensäure (EPA): Eine Omega-3-Fettsäure, die in fetten Kaltwasserfischen wie Lachs vorkommt und zur Senkung des Herzinfarktrisikos beiträgt.

Eisen: Ein Mineral, das der Körper zur Hämoglobinbildung benötigt. Es ist in rotem Fleisch, Fisch, Linsen, Bohnen und Getreide enthalten.

Enzyme: Proteine, die als Katalysatoren wirken und verschiedene chemische Reaktionen bei lebenden Organismen anregen und beschleunigen. Für die Zellfunktion von elementarer Bedeutung.

Ependymom: Hirntumor aus Ependymzellen (die die Innenschicht der Hirnventrikel auskleiden).

Ependymzellen: Gliazellen aus dem zentralen Nervensystem, die die Ventrikel im Gehirn auskleiden.

Epidermaler Wachstumsfaktor-Rezeptor (EGFR): Ein Gen, das Wachstum, Differenzierung und Überleben einer Zelle reguliert. In Krebszellen können Mutationen am EGFR-Gen ein überschießendes Wachstumssignal übermitteln.

Epithelzellen: Zellen, die die Organe bedecken.

Epitheliom: Gutartiger oder bösartiger Hauttumor, der aus reichlich vorhandenen hornbildenden Zellen in der Epidermis, den Keratinozyten, entsteht.

Europäische Arzneimittel-Agentur (EMA): Behörde der Europäischen Union, die die Evaluation und Überwachung von Arzneimitteln gewährleistet. Die EMA hat ihren Sitz in Amsterdam.

Ferritin: Ein Protein, das für die Eiseneinlagerung in Zellen zuständig ist.

Fette: Heterogene, wasserunlösliche Substanzen, die in pflanzlichen und tierischen Lebensmitteln enthalten sind. Wenn von »essentiellen Fetten« oder »essentiellen Fettsäuren« die Rede ist, kann der Körper diese nicht selbst herstellen, sondern muss sie über die Nahrung aufnehmen. Fette übernehmen im Körper diverse Funktionen, darunter die Produktion und Speicherung von Energie. Außerdem sind sie fundamentale Bausteine der Zellmembranen.

5-Flourouracil (5-FU): Einer der gebräuchlichsten Wirkstoffe in der Chemotherapie zur Behandlung von Darm- und Bauchspeicheldrüsenkrebs.

Fluoropyrimidin: Wirkstoff aus der Chemotherapie zur Behandlung solider Krebsarten wie Darmkrebs.

FOLFIRI: Chemotherapieschema zur Behandlung von metastasierendem Darmkrebs (kolorektales Karzinom) in fortgeschrittenem Stadium.

FOLFIRINOX: Chemotherapie, die in erster Linie bei Bauchspeicheldrüsenkrebs zum Einsatz kommt.

FOLFOX: Chemotherapie-Kombination zur Behandlung von metastasierendem Darmkrebs im fortgeschrittenen Stadium, ähnlich dem FOLFIRI-Schema.

Food and Drug Administration (FDA): US-Gesundheitsbehörde, die dem Gesundheitsministerium unterstellt ist. Verantwortlich für den Schutz und die Förderung der Gesundheit (öffentliches Gesundheitswesen).

Freie Radikale: Toxische Moleküle, die die DNA und viele andere Zellbestandteile schädigen, aber auch Krebszellen in den programmierten Zelltod schicken können.

G-CSF (Granulocyte-Colony Stimulating Factor): Ein Protein, das das Wachstum weißer Blutkörperchen anregt, die für den Schutz des Körpers vor Infektionen zuständig sind. G-CSF-haltige Arzneimittel werden eingesetzt, um bei Patienten, die sich einer Chemotherapie unterziehen, dem Rückgang der weißen Blutkörperchen entgegenzuwirken.

Gemcitabin: Wirkstoff aus der Chemotherapie zur Behandlung verschiedener Krebsarten wie zum Beispiel Eierstockkrebs.

GHRD: Abkürzung für Growth Hormon Receptor Defect. Genetisch angelegter Defekt der Rezeptoren für das Wachstumshormon Somatotropin. Siehe *Somatotropin-Rezeptor*.

Gliazellen: Zellen des Nervensystems, die die Entwicklung von Neuronen schützen und unterstützen.

Glioblastom (Glioblastoma multiforme, GBM): Sehr aggressiver Hirntumor aus der Kategorie der Astrozytome. Aufgrund des hohen Wachstumstempos der Tumormasse gehört diese Erkrankung zu den gefährlichsten Gliomen (Hirntumoren).

Gliom: Der häufigste Hirntumor. Gliome gehen von den Gliazellen des Nervensystems aus. Je nachdem, welche Zellen betroffen sind und wie schnell der Tumor wächst, gibt es unterschiedliche Formen.

Glukokortikoide: Eine Klasse der Steroidhormone (wie Kortisol und Kortikosteron), die von der Nebennierenrinde erzeugt werden und am Glukosestoffwechsel beteiligt sind.

Glukose: Einfache Kohlenhydratform, die für pflanzliche und tierische Organismen ein wichtiger Energieträger ist.

Glykogen: Ein Polymer (großes, schweres Molekül) aus Glukose, das als Kohlenhydratreserve in der Leber gebildet wird.

Growth Hormon Receptor (GHR): Siehe *Somatotropin-Rezeptor.*

Gynäkologische Tumoren: Tumoren, die das weibliche Fortpflanzungssystem betreffen, insbesondere die Gebärmutter und die Eierstöcke.

Hämatokrit: Prozentualer Anteil der roten Blutkörperchen am Blutvolumen.

Hämatologische (auch: hämatopoetischmaligne) Tumoren: Tumoren, die Blut, Knochenmark und Lymphknoten beeinflussen, darunter diverse Arten von Leukämie.

Hämaturie: Das Vorliegen von Blut im Urin. Neben anderen möglichen Ursachen kann ein Tumor der ableitenden Harnwege vorliegen.

Hämoglobin: Ein Protein in den roten Blutkörperchen, das Sauerstoff aus der Lunge ins Gewebe und die Organe transportiert sowie Kohlendioxid in die Lunge bringt.

Hayflick-Grenze: Die begrenzte Anzahl von Zellteilungen zur Erzeugung identischer Zellen, die auf das Kürzerwerden der Telomere zurückgeht.

HER2 (Epidermaler Wachstumsfaktor-Rezeptor 2): Ein Protein zur Regulierung des normalen Zellwachstums, das in manchen Krebszellen, die schnell wachsen und sich rasch verbreiten, in großer Menge vorkommt. Ein Test auf das Vorliegen von HER2 kann die Behandlungsplanung unterstützen, denn es gibt Wirkstoffe, die dieses Protein gezielt angreifen.

HER2-negativer Krebs: Karzinomtyp, der durch HER2-negative Zellen charakterisiert ist. Diese Zellen enthalten wenig oder kein Protein HER2 (welches in gesunden Zellen das Wachstum steuert). Deshalb wachsen sie langsamer, bilden seltener Rezidive und streuen nicht so leicht in andere Teile des Körpers wie HER2-positive Krebszellen.

Hormontherapie: Eine Behandlung, bei der Hormone zugeführt, entfernt oder blockiert werden, um das Wachstum von Krebszellen zu verlangsamen oder diese zu zerstören.

25-Hydroxyvitamin D (25(OH)D): Eine Vitamin-D-Variante, die in der Leber resorbiert und verstoffwechselt wird. Nützlich für das Wachstum und die Gesundheit der Knochen. Bei Krankheitsbildern wie Osteoporose und Rachitis ist die Bestimmung von 25-Hydroxyvitamin D sehr wichtig.

Hyperbare Sauerstofftherapie: Eine Behandlung, bei der in einer Druckkammer, in der ein deutlich höherer Luftdruck herrscht als in der Atmosphäre, reiner Sauerstoff eingeatmet wird.

Hyperurikämie: Ansammlung von überschüssiger Harnsäure im Blut, die das Stoffwechselendprodukt von Purinen ist. Purine werden über bestimmte Lebensmittel und Getränke aufgenommen, aber auch vom Körper produziert.

Ifosfamid: Wirkstoff zur Behandlung bestimmter Formen von Hodenkrebs und anderer Krebsarten.

Immuntherapeutika: Wirkstoffe, die das Immunsystem stimulieren oder unterdrücken, um den Körper bei der Krebstherapie zu unterstützen.

Immuntherapie: Eine Therapie, bei der Substanzen eingesetzt werden, die das Immunsystem stimulieren oder unterdrücken, um den Körper bei der Bekämpfung von Krebs, Infektionen und anderen Erkrankungen zu unterstützen. Manche Formen der Immuntherapie zielen nur auf bestimmte Zellen des Immunsystems ab, andere wirken auf das gesamte Immunsystem.

Inhibitor: Eine Substanz, die eine chemische Reaktion verlangsamt oder stoppt. Inhibitoren werden zur Blockierung zellulärer Signalwege eingesetzt.

Insulin: Ein Hormon, das den Blutzuckerspiegel senkt. Es wird von den Betazellen in der Bauchspeicheldrüse erzeugt.

Insulin-like growth factor 1 (IGF-1): Ein Faktor, der das Wachstum und das Überleben von Zellen reguliert und an der Alterung von Tumoren beteiligt ist.

Intermittierendes Fasten: Fastenmethode, bei der man zwölf bis 24 Stunden pro Tag keine Nahrung aufnimmt, entweder täglich oder jeden zweiten Tag.

International Agency for Research on Cancer (IARC): Internationale Organisation, die Forschung zur Krebsentstehung durchführt und koordiniert und Daten zur weltweiten Krebsinzidenz sammelt.

Intestinales Mikrobiom (auch *Darmflora, Mikrobiota im Darm* oder verkürzt *Mikrobiom* genannt): Bakterien und andere Mikroorganismen, die als Dauerpopulation den Darm besiedeln.

Juventologie: Die Erforschung der Jugend und der »Gesundheitsspanne«, das heißt, der Lebensperiode, in der ein Mensch jung und gesund bleibt.

Kanzerös: Krebsartig, zu einem Karzinom gehörend.

Karzinom: Krebs des Epithelgewebes (Haut und Gewebe, das die inneren Organe überzieht oder auskleidet).

Karzinosarkom: Bösartiger Tumor, der aus Zellen eines Karzinoms (Krebs des Epithelgewebes wie der Haut oder der Gewebe, die die inneren Organe überziehen) und eines Sarkoms (Krebs des Bindegewebes, darunter Knochen, Fett und Knorpel) besteht.

Katalysator: Eine Substanz, die eine chemische Reaktion beschleunigt oder erleichtert.

Keratinozyten: Die wichtigsten Zellen, aus denen die Haut besteht. Sie bilden etwa 95 Prozent der Haut.

Ketogenese: Anstieg der Zahl der Ketonkörper.

Ketogene Ernährung: Ernährung mit normaler Kalorienzufuhr, aber mit viel Fett und wenig Kohlenhydraten (meist vier Teile Fett auf je einen Teil Kohlenhydrate und Proteine). Der Körper reagiert darauf, indem er das Fett in sogenannte *Ketonkörper* zerlegt.

Ketonkörper: Chemische Substanzen, die entstehen, wenn statt Glukose Lipide als Energiequelle genutzt werden, weil im Körper nicht genug Glukose zur Verfügung steht.

Ketose: Stoffwechsellage, in der ein Organismus Fette und Ketonkörper zur Energieerzeugung nutzt.

Kinase: Ein Enzymtyp – also ein Protein, das chemische Reaktionen im Körper beschleunigt –, der in der Lage ist, zahlreiche zelluläre Prozesse zu regulieren, insbesondere die zellinterne Signalübertragung. Kinase wirkt durch die Modifizierung von Zucker oder Proteinen, denen sie im Prozess der Phosphorylierung Phosphate hinzufügt (Moleküle, die Phosphor und Sauerstoff enthalten).

Kinaseinhibitoren: Kleine Moleküle, die auf bestimmte Wachstumsgene abzielen, die bei bestimmten Krebsarten aktiviert sind. Sie blockieren die Kinase und das Wachstum neuer Blutgefäße, die Tumoren für ihr Wachstum benötigen. Beispiele sind Rapamycin, Crizotinib und Sorafenib.

Kleinzelliges Lungenkarzinom: Eine Form von Lungenkrebs, die nach der geringen Größe ihrer unter dem Mikroskop erkennbaren Tumorzellen benannt ist. Sie wird auch als Mikrozytom bezeichnet und umfasst etwa 15 bis 20 Prozent aller bösartigen Lungentumoren.

Knochenmark: Weiches Gewebe in Röhrenknochen und Knochenkavitäten, in dem Blutkörperchen gebildet werden, auch die zur Infektionsbekämpfung, also rote und weiße Blutkörperchen, Blutplättchen, Monozyten, Lymphozyten und Neutrophile.

Kohlenhydrate: Verbindungen, die vornehmlich in pflanzlichen Lebensmitteln vorkommen und eine elementare Funktion als Energiequelle erfüllen. Je nach chemischer Struktur unterscheidet man »einfache« und »komplexe« Kohlenhydrate.

Komorbidität: Vorliegen von zwei oder mehr Krankheiten bei derselben Person.

Kortikosteroide: Synthetische Steroidhormone zur Entzündungshemmung und Immununterdrückung, die in zahlreichen Therapien zum Einsatz kommen.

KRAS-Genmutation: Mutationen am KRAS-Gen zählen zu den häufigsten Genmutationen bei Krebs. Sie sind üblich bei Lungen-, Bauchspeicheldrüsen- und Darmkrebs und können Metastasen auslösen. In gesunden Zellen fungiert das KRAS-Gen als Ein-Aus-Schalter für die Regulierung des Zellwachstums. Bei Veränderungen kann es in der Ein-Stellung verharren und ein unkontrolliertes Zellwachstum in Gang setzen.

Kurzzeitfasten: Nahrungskarenz für zwölf bis 24 oder bis zu 72 Stunden.

Laron-Syndrom: Ein Krankheitsbild, bei dem zu wenig Rezeptoren für das Wachstumshormon vorliegen und der IGF-1-Spiegel (siehe *Insulin-like growth factor 1*) herabgesetzt ist. Die Betroffenen bleiben kleinwüchsig.

Leptin: Ein Protein, das von Fettzellen erzeugt wird und an Appetitregulierung und Fetteinlagerung beteiligt ist.

Leucovorin: Ein Derivat der Folsäure (Vitamin B9), das gegen Folsäuremangel verabreicht wird.

Leukämie: Ein Blutkrebs, der durch die Produktion anomaler Blutkörperchen verursacht wird und im blutbildenden Gewebe (wie dem Knochenmark) seinen Ursprung hat.

Longevità-Diät: Eine Ernährungsform, die auf die Verlangsamung der Zellalterung und ein geringeres Risiko für kardiovaskuläre, neurodegenerative und Autoimmunerkrankungen abzielt. Es handelt sich um eine vegane Diät, die zwei- bis dreimal pro Woche durch Fisch erweitert wird. Ansonsten sind Hülsenfrüchte die wichtigste Proteinquelle. Fett und Zucker werden auf ein Minimum reduziert, aber die Diät enthält komplexe Kohlenhydrate, Olivenöl und Nüsse. Empfohlen wird ein tägliches Zeitfenster von elf bis zwölf Stunden für die Nahrungsaufnahme mit anschließendem zwölf- bis 13-stündigem Fasten.

Lymphatisches System: Das System aus Gewebe und Organen (darunter Knochenmark, Milz, Thymus und Lymphknoten) erzeugt und speichert Zellen, die Infektionen und Krankheiten bekämpfen.

Lymphknoten: Kleine Drüsen, die zum lymphatischen System gehören und eine wichtige Rolle für die Immunität und das Zurückhalten von Bakterien und Krebszellen spielt, die über die Lymphflüssigkeit durch den Körper wandern.

Lymphödem: Krankheitsbild, bei dem sich überschüssige Flüssigkeit im Gewebe ansammelt und (meist schmerzlose) Schwellungen verursacht. Ein Lymphödem entsteht auch infolge der Entfernung oder Schädigung der Lymphknoten im Rahmen einer Krebstherapie.

Lymphom: Blutkrebs, der von den Lymphozyten im Immunsystem ausgeht.

Lymphozyten: Diese Unterart der weißen Blutkörperchen ist für die Immunreaktion zuständig. Die wichtigsten Lymphozyten sind die B-Zellen, die Antikörper produzieren, um Bakterien und Toxine anzugreifen, und die T-Zellen, die Zellen angreifen, die von Viren befallen sind oder sich kanzerös verändert haben.

Magnesium: Ein Mineral und essentieller Nährstoff für alle Zellarten, der an vielen körperlichen Prozessen beteiligt ist, wie der Signalgebung der Nerven, der Entwicklung gesunder Knochen und an der normalen Muskelkontraktion.

Magnetresonanztomographie (MRT): Verfahren zur Diagnostizierung diverser Erkrankungen, das mithilfe von Magnetfeldern und ohne Operation oder Strahlenbelastung detaillierte Bilder vom menschlichen Körper erzeugt.

Maligne: Ein maligner Tumor ist bösartig, also eine Form von Krebs.

Mehrfach ungesättigte Fettsäuren: Fettsäuren, die für die Gesundheit der Zellmembranen verantwortlich sind. Ein Beispiel ist die Omega-3-Fettsäure, siehe *Docosahexaensäure*.

Melanom: Ein bösartiger Hauttumor, der sich aus Melanozyten entwickelt, den Zellen, die das Pigment Melanin erzeugen, und häufig in Form eines Muttermals auftritt. Melanome zählen zu den gefährlichsten Hautkrebsformen.

Melanozyten: Zellen in der Haut und in den Augen, die Melanin erzeugen und enthalten. Melanozyten finden sich in der Epidermis (Oberhaut), in den Haarwurzeln sowie in den Augen in der Uvea, dem pigmentierten Epithel der Retina (Netzhaut) und der Iris.

Mesotheliom: Bösartiger Tumor des Mesothels (der Gewebeschicht, die Körperhöhlen und innere Organe umschließt), der zumeist im Thoraxbereich auftritt.

Metabolisch: Zusammenspiel biochemischer Reaktionen im Stoffwechsel, die für Erhaltung, Erneuerung und Wachstum von Zellen und Organismen erforderlich sind.

Metastase: Krebszellen, die sich von dem Organ, in dem sie entstanden sind, auf andere Teile des Körpers ausgebreitet haben.

Methylprednisolon: Synthetisches Glukokortikoid mit entzündungshemmenden, immunsuppressiven sowie antiallergischen Eigenschaften.

Mikrobiota: Population aus Mikroorganismen, die im menschlichen Körper lebt, ohne ihm zu schaden. Das Mikrobiom im Darm besteht aus darmspezifischen Mikroorganismen.

Mineralstoffe: Mikronährstoffe, die der Körper nutzt, um Körperflüssigkeiten und lebenswichtige Prozesse, wie die Knochenbildung und viele Stoffwechselprozesse, in den Zellen zu regulieren. Zu den Mineralstoffen zählen Kalzium, Phosphor und Magnesium, aber auch Kalium, Chlor, Natrium und Eisen.

Minimalinvasive Operation: Vorgehensweise, die als Alternative zu radikalen Operationen konzipiert ist.

Mitochondrien: Organellen (spezialisierte Strukturen, die in den meisten Zellen vorliegen), in denen ein Großteil der Energie für biochemische Reaktionen in der Zelle erzeugt wird.

Multizentrische Studie: Eine Studie, bei der an mehreren Orten (z. B. Kliniken oder Universitäten) dasselbe Behandlungsprotokoll verwendet wird. Alle gewonnenen Daten werden von einer zentralen Koordinierungsstelle verarbeitet, die die Ergebnisse analysiert.

Myelom: Ein Krebs der weißen Blutkörperchen, die für die Produktion von Antikörpern zuständig sind.

Myosteatose: Infiltration oder Ansammlung von Fett in den Muskeln.

Natrium: Ein im Körper reichlich vorhandener Mineralstoff, der den Flüssigkeitshaushalt reguliert und in Blut und Bindegewebe, Knochen- und Knorpelgewebe vorliegt.

Nebennieren: Drüsen am oberen Ende der Nieren, die für die Produktion verschiedener Hormone zuständig sind.

Neoadjuvante Chemotherapie: Eine Chemotherapie, die vor einer Operation verabreicht wird, um ein optimales Behandlungsergebnis zu erzielen.

Neoplasie: Anomales Zellwachstum, das gutartig oder bösartig sein kann.

Neoplastische Erkrankung: Eine Erkrankung, die eine Tumorentwicklung verursacht, die gutartig oder bösartig sein kann.

Neoplastische Kachexie: Tumorbedingte Mangelernährung, die sich durch quantitative und qualitative Veränderungen der Muskelmasse mit oder ohne Verlust von adipösem Gewebe (Fett) auszeichnet.

Neoplastische Zellen: Zellen, die sich im Vergleich zu anderen Zellen in derselben Körperregion atypisch vermehren und dabei den Organismus schädigen. Man bezeichnet sie auch als Krebszellen.

Neulasta (Pegfilgrastim): Handelsname eines Medikaments, welches das Wachstum der weißen Blutkörperchen stimuliert und das Infektionsrisiko reduziert.

Neuroblastom: Ein Tumor, der den Zellen des Nervensystems entspringt und vor allem bei Kindern vorkommt. Ein Neuroblastom besteht aus Neuroblasten (reifen oder sich entwickelnden Zellen aus dem sympathischen Nervensystem, das vegetative Körperfunktionen wie den Herzschlag reguliert), und es breitet sich im ganzen Körper aus. Ausgangspunkt sind normalerweise die Nebennieren, mitunter auch der Bauch- oder Brustraum oder das Nervengewebe nahe der Wirbelsäule.

Neuropathie: Erkrankung oder Fehlfunktion der Nerven.

Neutropenie: Anomal geringe Anzahl der Neutrophilen.

Neutrophile: Weiße Blutkörperchen aus der Gruppe der Granulozyten, die so heißen, weil sie kleine »Körnchen« (Granula) mit Enzymen darin haben, die Mikroorganismen verdauen. Sie werden auch als polymorphkernige Leukozyten bezeichnet.

Non-Hodgkin-Lymphome (NHL): Eine heterogene Gruppe bösartiger Tumoren, die aus B- und T-Lymphozyten entstehen. Weil eine bestimmte Form von Krebszellen fehlt, weichen sie von Morbus Hodgkin ab.

Nicht-kleinzelliger Lungenkrebs (NSCLC): Eine Form von Lungenkrebs mit größeren Krebszellen als beim kleinzelligen Bronchialkarzinom. Es gibt verschiedene Subtypen.

Nierenzellkarzinom: Eine der beiden Formen von Nierenkrebs bei Erwachsenen. Es ist die verbreitetste Variante, und sie entspringt aus dem größten Teil der Niere (Nierenrinde und -mark).

Nüchternblutzucker: Der Blutzuckerwert von Personen, die mindestens acht Stunden gefastet haben.

Nutritechnologie: Verschiedene fortschrittliche Technologien und Analysemethoden, die auf der traditionellen Forschung zur menschlichen Ernährung basieren.

Östrogen: Hormon, das für die Ausbildung der sekundären weiblichen Geschlechtsmerkmale (Brüste, Scham- und Achselhaar), den Menstruationszyklus und die Aufrechterhaltung einer Schwangerschaft verantwortlich ist.

Oligodendrogliom: Ein seltener Hirntumor der Gliazellen, der von den *Oligodendrozyten* ausgeht und vornehmlich in der Hirnrinde und der weißen Masse beider Hirnhälften auftritt.

Oligodendrozyten: Zelltyp unter den Gliazellen, der Myelin produziert, eine Substanz, die die Nervenfasern überzieht und schützt.

Omega-3-Fettsäuren: Essentielle Fettsäuren, die den Anteil des (unerwünschten) LDL-Cholesterins im Blut sinken lassen. Sie kommen in Fischöl und bestimmten pflanzlichen Lebensmitteln vor und werden eingesetzt, um hohen Triglyzeridwerten, rheumatoider Arthritis, Depressionen sowie bestimmten Formen von Demenz und Asthma entgegenzuwirken.

Onkogene: Mutierte Gene mit dem Potenzial, Krebs zu verursachen. Es handelt sich um veränderte Versionen von Genen, die das normale Zellwachstum fördern und die Alterung beschleunigen (zum Beispiel RAS, AKT, PKA).

Osteoporose: Eine Erkrankung, die durch den Verlust von Knochenmasse und -dichte geprägt ist und die Knochen bruchanfällig macht.

Oxaliplatin: Ein Wirkstoff aus der Chemotherapie, der sich an die DNA bindet und bestimmte Stadien des Zellzyklus unterbindet, wodurch Krebszellen absterben. Er wird für die Behandlung von Krebs im fortgeschrittenen Stadium eingesetzt, auch bei Darmkrebs.

Palbociclib: Ein Wirkstoff zur Behandlung von Brustkrebs, der dessen Wachstum hemmen soll.

Palliativpflege: Behandlung zur Verhinderung oder Linderung der Nebenwirkungen (wie Schmerzen und anderen Symptomen) einer bestimmten Therapie. Dieses Betreuungskonzept wird oft nach der Ersttherapie verordnet, um die Therapietoleranz zu verbessern, eine körperliche Verschlechterung zu verhindern und die individuelle Lebensqualität des Patienten zu erhöhen. Definitionsgemäß geht es um die Pflege schwerstkranker Menschen, auch wenn der Begriff landläufig meist mit der Begleitung Sterbender gleichgesetzt wird.

Paraneoplastisches Syndrom: Symptome, die über die Auswirkungen am erkrankten Organ hinausgehen und häufig bei Patienten mit einer fortgeschrittenen Krebserkrankung auftreten, zum Beispiel Tumorkachexie.

Penicillin: Antibiotikum zur Behandlung diverser Infektionen.

Pescetarische Ernährung: Eine halbvegetarische Ernährungsform, bei der man auf Fleisch von Landtieren und Vögeln verzichtet. Fisch, Krustentiere und Muscheln sind jedoch ebenso erlaubt wie Milchprodukte, Eier, Honig und sämtliche pflanzlichen Lebensmittel (zum Beispiel Getreide, Obst, Gemüse, Hülsenfrüchte, Samen und Nüsse).

Phase Angle (Bioimpedanz): Indikator für die Muskelfunktion, der über die *bioelektrische Impedanzanalyse* (BIA) ermittelt wird.

Pilotstudie: Eine Vorabstudie mit wenigen Teilnehmern, die evaluieren soll, ob eine Therapie unbedenklich und machbar ist.

Pleuraerguss: Flüssigkeitsansammlung zwischen den Pleurablättern, der dünnen Haut, die Rippenfell und Brustfell bildet.

Polyphenole: Substanzen aus der Pflanzenwelt, die bestimmten Blumen, Früchten und Gemüsesorten ihre Farbe geben und antioxidative Eigenschaften haben.

Polyzytämie: Seltene Form von Blutkrebs, die auf eine Veränderung der Knochenmarkzellen zurückgeht. Diese führt zu einer unkontrollierten Blutkörperchenproduktion.

Positronenemissionstomographie (PET): Diagnoseverfahren, bei dem intravenös radioaktive Substanzen verabreicht werden, um Krankheiten wie Krebs zu entdecken oder die Wirksamkeit einer Krebstherapie zu beurteilen.

Prednisolon: Ein Wirkstoff aus der Gruppe der Steroide mit entzündungshemmenden und immunsuppressiven Eigenschaften.

Probiotika: Lebende Mikroorganismen, die als Nahrungsergänzungsmittel eingenommen werden, um die Verdauung und eine normale Darmfunktion zu unterstützen. Besonders bekannt ist Lactobacillus acidophilus, der in Joghurt vorkommt.

Progesteron: Ein Hormon, das in den Eierstöcken freigesetzt wird und am Menstruationszyklus und frühen Stadien einer Schwangerschaft beteiligt ist.

Programmed Cell Death Protein 1 (PD-1): Ein Protein auf der Oberfläche bestimmter Immunzellen, das an der Steuerung der Immunreaktionen im Körper mitwirkt.

Prospektive Studie: Eine Studie, für die Patienten vom Beginn bis zum Ende der Studie beobachtet werden. Sie steht im Gegensatz zu einer retrospektiven Studie, die sich auf Ereignisse vor dem Beginn der Studie konzentriert.

Protein: Ein Molekül, das sich aus Aminosäuren zusammensetzt. Proteine bilden die Basis für Strukturen wie Haut und Haare und zählen in Form von Enzymen, Zytokinen und Antikörpern zu den elementaren Substanzen im Körper.

Protoonkogen: Ein Gen, das am Zellwachstum beteiligt ist. Mutationen in einem Protoonkogen können es in ein Onkogen verwandeln, welches das Wachstum von Krebszellen auslösen kann.

PSA-Test (Test auf prostataspezifisches Antigen): Bluttest, der ein von der Prostata erzeugtes Protein nachweist und zur Früherkennung und Kontrolle von Prostatakrebs bei asymptomatischen Patienten dient.

Radikale Prostatektomie: Operation zur teilweisen oder vollständigen Entfernung der Prostata und eines Teils des sie umgebenden Gewebes einschließlich der Bläschendrüse (Glandula vesiculosa).

Radiotherapie (auch: Strahlentherapie): Behandlung mit energiereicher, ionisierender Strahlung, die zum Abtöten von Krebszellen und zur Vorbeugung gegen ihr Wachstum und ihre Vermehrung im behandelten Areal eingesetzt wird. Die Strahlung kann von einem Gerät ausgehen (äußerliche Bestrahlung) oder von einem Implantat, das in oder neben den Tumor gesetzt wird (innerliche Bestrahlung).

Randomisierte klinische Studie: Eine klinische Studie, bei der die Teilnehmenden nach dem Zufallsprinzip verschiedenen Gruppen zugeordnet werden, die eine bestimmte Behandlung erhalten oder nicht (Kontrollgruppe). So soll die Wirkung der Behandlung auf die Patienten quantitativ geprüft werden.

Rapamycin: Ein Kinaseinhibitor. Es hemmt den Signalweg mTOR-S6K, der am Wachstum und vielen anderen Zellfunktionen beteiligt ist.

RAS-PKA: Einer der Hauptsignalwege für eine schnellere Alterung. Er wird durch Glukose oder Wachstumsfaktoren aktiviert.

RasVal19: Eine genetische Mutation in Hefe, die einer onkogenen Mutation bei Säugetieren ähnelt.

Reaktive Sauerstoffmoleküle: Moleküle, die den programmierten Zelltod (*Apoptose*) fördern, indem sie Prozesse aktivieren, mit denen Tumorzellen sich selbst abtöten.

Replikative Seneszenz (siehe auch **Hayflick-Grenze**): Der mit der Zellalterung zusammenhängende, zellteilungsabhängige Rückgang der Fähigkeit von Zellen, neue Zellen zu bilden.

Rezeptoren: Proteine, die in der Lage sind, sich an bestimmte Hormone zu binden. Manche Krebszellen haben Hormonrezeptoren und brauchen Hormone zum Wachsen, wohingegen andere keine solchen Rezeptoren besitzen und auch ohne Hormone wachsen. Das Wissen, ob ein Tumor hormonrezeptor-positiv oder -negativ ist, ist hilfreich für die Behandlungsplanung.

Rezidivfreie Überlebenszeit: Der Zeitraum nach der Behandlung, in der ein Patient ohne Anzeichen für oder Symptome von Krebs überlebt. Die Ermittlung der rezidivfreien Überlebenszeit gehört methodisch zur Evaluierung der Wirksamkeit neuer Therapien.

Ros1-Gen: Ein Gen, das an der Signalgebung für Zellen beteiligt ist. Mutierte Formen des Ros1-Gens und seines Proteins fördern das Wachstum von Krebszellen und wurden bei Krebsarten wie dem nicht-kleinzelligen Lungenkarzinom, Glioblastoma multiforme (einem Hirntumor) und Krebserkrankungen von Gallengang, Eierstöcken, Magen, Dickdarm und Rektum gefunden.

Rückenmark: Der Teil des zentralen Nervensystems, der im Rückenmarkkanal in der Wirbelsäule sitzt. Das Rückenmark verbindet das Gehirn mit dem restlichen Körper.

Sarkom: Eine Krebsart, die von den Knochen oder weichem Gewebe des Körpers wie Knorpel, Fett, Muskeln, Blutgefäßen, Fasergewebe oder anderem Binde- und Stützgewebe ausgeht.

Sarkopenie: Reduktion der Muskelmasse, die mit der natürlichen Alterung assoziiert ist.

SCH9: Die Hefeversion des S6K-Gens von Säugetieren.

Scheinfasten: Diese bestimmte Lebensmittelkombination fördert im Körper Veränderungen, die mit denen von reinem Wasserfasten vergleichbar sind. In den meisten Fällen wird eine Scheinfasten-Diät (SFD) vier bis sieben Tage lang durchgeführt und lässt sich zyklisch wiederholen, um diverse gesundheitliche Fortschritte zu erreichen. In Bezug auf die Makronährstoffe liefert Scheinfasten wenig Proteine und Zucker, aber viele gesunde Fette.

Signalwege: Mechanismen zur Signalübermittlung von außerhalb ins Innere einer Zelle.

Solide Tumoren: Tumormassen, die durch die Neubildungen von Gewebe entstehen, dessen Struktur gesundem zellulärem Gewebe ähnelt. Damit unterscheiden sich solide Tumoren von Blutkrebs und Lymphdrüsenkrebs, bei denen Krebszellen in Flüssigkeiten vorliegen.

Somatotropin-Rezeptor (Growth Hormone Receptor, GHR): Protein, das vom GHR-Gen kodiert wird. Es reguliert Wachstum und Alterung, Stoffwechsel und andere physiologische Prozesse.

Stadium (eines Tumors): Tumorklassifizierung gemäß seiner Größe, seines Sitzes und seiner Eigenschaften.

Stärke: Komplexe Kohlenhydratverbindung, die zum Beispiel in Nudeln, Reis und Kartoffeln sowie Äpfeln, Bananen und Mangos vorkommt.

Stoffwechselsignalwege: Reguläre, verknüpfte Kette chemischer Reaktionen, die durch Enzyme in der Zelle katalysiert werden.

Sympathisches Nervensystem: Das Nervensystem, das in Stresssituationen und bei Notfällen aktiviert wird. Sein Gegenspieler ist das parasympathische Nervensystem, das die Ruhefunktionen steuert. Beide Nervensysteme regulieren unwillkürliche Körperfunktionen.

Tamoxifen: Wirkstoff zur Hormontherapie, der bei der Brustkrebsbehandlung die Wirkung von Östrogen blockiert.

Taxol: Medikament aus der Chemotherapie (Wirkstoff: Paclitaxel), das die Zellteilung hemmt.

Telomerase: Enzym, das bei Krebszellen aktiviert ist und die *Telomere* lang genug hält, um ein fortschreitendes Wachstum zu ermöglichen.

Telomere: Kleine DNA-Segmente am Ende der Chromosomen. Wenn sie lang genug sind, kann die Zelle weiterhin neue Zellen bilden. Sobald die Telomere zu kurz werden, hört das Zellwachstum auf, und die Zelle wird als »senescent« oder alt eingestuft.

Testosteron: Hormon, das vor allem in den Hoden produziert wird und für die Entwicklung und Erhaltung der männlichen Sexualmerkmale notwendig ist. Es lässt sich auch im Labor herstellen und wird zur Behandlung bestimmter medizinischer Krankheitsbilder eingesetzt.

Thrombozyten (auch: Blutplättchen): Kleine Zellen (Megakaryozyten) im Blut und in der Milz, die an der Blutgerinnung beteiligt sind.

Thrombozytopenie: Krankheitsbild, das durch eine geringe Anzahl an Thrombozyten gekennzeichnet ist. Diese Zellen sind wichtig für die Blutgerinnung und das Stoppen innerer Blutungen.

T-Lymphozyten (auch als T-Zellen bezeichnet): Weiße Blutkörperchen, die bei der Bekämpfung von Infektionen und Krebs eine zentrale Rolle spielen.

Toxine: Stoffwechselabfallprodukte (zum Beispiel *freie Radikale* aus den Mitochondrien) oder Substanzen aus der Umwelt. Normalerweise scheidet der Körper Toxine aus, aber wenn es zu viele sind, speichert er sie im Gewebe.

Toxizität: Die Fähigkeit einer chemischen oder pharmazeutischen Substanz, lebende (tierische oder pflanzliche) Organismen, die diese aufnehmen oder mit ihr in Kontakt kommen, zu schädigen.

Triglyzeride: Fette, die der Körper vor allem über die Nahrung aufnimmt und zu einem kleinen Prozentsatz in der Leber erzeugt.

Triple-negativer Brustkrebs: Eine Form von Brustkrebs, bei der die Krebszellen weder Östrogen- oder Progesteronrezeptoren noch größere Mengen HER2-Protein auf der Oberfläche haben.

Urographie: Röntgenuntersuchung zur Darstellung des ableitenden Systems, also aller Organe und Harnwege, die der Urin passiert.

Urothelkarzinom: Eine der beiden Formen von Nierenkrebs bei Erwachsenen. Der Krebs geht dabei vom Nierenbecken aus.

Vaskulär-endothelialer Wachstumsfaktor (VEGF): Ein Signalgebungsprotein, das das Wachstum neuer Blutgefäße fördert (Angiogenese). Es trägt zum Tumorwachstum bei und wird von bestimmten Krebsmedikamenten gehemmt.

Vitamin C: Nährstoff, den der Körper in kleinen Mengen benötigt, um gesund zu bleiben. Er unterstützt die Infektabwehr, die Wundheilung und gesundes Gewebe.

Wächterlymphknoten: Die ersten Lymphknoten, die von Metastasen betroffen sind. Ein Wächter- oder Sentinel-Lymphknoten liefert Informationen zur möglichen Ausbreitung eines Tumors.

Warburg-Effekt: Modifizierung des Zellstoffwechsels in Tumorzellen, um mehr Energie aus Zucker und dem Glykolyseprozess zu gewinnen als über die Mitochondrien (die bei Krebszellen schwer geschädigt sind). Benannt nach dem deutschen Chemiker und Arzt Otto Warburg.

Zytotoxische Behandlungen: Jede Therapie, die eine toxische Wirkung auf Zellen hat.

DANKSAGUNG

Ich möchte mich bei den zahlreichen Kolleginnen und Kollegen bedanken, die mir bei diesem Projekt mit wertvollem Rat und Unterstützung geholfen haben, besonders bei denen aus der Onkologie. Ohne ihre Hinweise wäre dieses Buch nicht dasselbe.

Ein besonderer Dank gebührt Professor Alessandro Laviano, dessen herausragende Kenntnisse auf dem Gebiet der onkologischen Ernährung dieses Buch verbessert haben, besonders die Abschnitte, die mit Therapie und Prävention von Mangelernährung bei Patienten zu tun haben.

Ich danke Gilda Nappo für die Abbildungen in diesem Buch und der Illustratorin und Künstlerin Manuela Lupis für ihre Arbeit und Expertise.

Außerdem danke ich unseren Ernährungswissenschaftlerinnen und -wissenschaftlern Francesca Valdemarin, Nicole Labaguer, Alessandra Fedato, Alessandro Ciocia, Angelica Nobili, Maura Bozzali, Elisa Pierella, Viviana Dello Ioio, Chiara Nardone, Marta Veneziano, Ghina Al Haj, Giorgia Calori, Silvia Fain, Eleonora Luvarà und Dr. Ilaria Faggi, sowie den Studentinnen Francesca Paniccia und Elenora di Luzio für die Sichtung des wissenschaftlichen Materials und die konstante Unterstützung der gesamten Arbeit meiner Stiftung.

Dr. Giulia Mentrasti danke ich für die sorgfältige Prüfung des Manuskripts und unseren Studierenden von der Universität Bocconi, Giulia Gandino, Ioana Caraghiozov und Mattia De Carli für ihre Hilfe bei der Bibliographie. Anita Ciarlo, Giulia Carra und Ilaria Giabbani haben mich durch die Vorbereitung des Glossars, die Übersetzung der Bildbeschreibungen und die Redaktion der Bibliografie unterstützt, und Maggie Capodaglio, Achraf Fadhel, Gilda Noschese sowie Charlotte Zenatelli haben an der englischen Ausgabe mitgearbeitet.

Sehr dankbar bin ich der Valter Longo Foundation und der Create Cures Foundation, insbesondere Romina Inès Cervigni und Cristina Villa, die dieses Werk beständig aktiv unterstützt haben. Dank Romina und Cristina ist das Ergebnis weitaus besser geworden, als alles, was ich allein hätte schreiben können, – und es war termingerecht fertig! Ich danke Antonluca Matarazzo, Executive Director der Create Cures Foundation in Los Angeles und CEO und Vizepräsident der Valter Longo Foundation in Italien. Vielen Dank Marco Capace, der für Social Media und digitales Marketing zuständig war, und unserer Mitarbeiterin Camilla Colciago Conti, die uns bei Kommunikation und Promotion unterstützt hat.

Kathryn Huck und Hannah Steigmeyer danke ich für das Lektorat, und ich danke Laurie Liss von Sterling Lord Literistic für ihre Unterstützung und Beratung. Mein Dank geht auch an das gesamte Avery-Team bei Penguin Random House.

Und ein besonderer Dank gebührt der Italienischen Krebsforschungsgesellschaft AIRC, die im Zeitraum von 2014 bis 2024 unsere wichtigsten Krebsforschungsprojekte gefördert hat.

QUELLENANGABEN

Einleitung

1 National Cancer Institute: »Alcohol and Cancer Risk«, n.d., viewed July 10, 2023, cancer.gov/about-cancer/causes-prevention/risk/alcohol/alcohol-fact-sheet.

2 American Cancer Society: »Lifetime Risk of Developing or Dying from Cancer«, n.d., viewed July 10, 2023, cancer.org/cancer/risk-prevention/understanding-cancer-risk/lifetime-probability-of-developing-or-dying-from-cancer.html.

3 Cancer Research UK: »Lifetime Risk of Cancer«, n.d., viewed July 10, 2023, cancerresearchuk.org/health-professional/cancer-statistics/risk/lifetime-risk-heading-Zero.

4 Associazione Italiana di Oncologia Medica, Associazione Italiana Registri Tumori, and Societa Italiana di Anatomia Patologica e di Citopatologia Diagnostica: »I numeri del cancro in Italia 2020«, n.d., viewed July 10, 2023, aiom.it/wp-content/uploads/2020/10/2020_Numeri_Cancro-operatori_web.pdf.

5 Molekularbiologen untersuchen die chemischen Prozesse bei Krebs auf molekularer Ebene.

6 Maria Di Tano et al.: »Synergistic Effect of Fasting-Mimicking Diet and Vitamin C Against *KRAS* Mutated Cancers«, *Nature Communications* 11 (May 2020): 2332, DOI:10.1038/s41467-020-16243-3.

7 U. S. Food and Drug Administration: »Expanded Access | Keywords, Definitions, and Resources«, n.d., viewed: July 10, 2023, fda.gov/news-events/expanded-access/expanded-access-keywords-definitions-and-resources; *siehe auch: Information von* vfa. Die forschenden Pharma-Unternehmen »Compassionate Use schnell erklärt«. 2. November 2023; Zugriff 1. Oktober 2024. www.vfa.de/de/wirtschaft-politik/abcgesundheitspolitik/compassionate-use-schnell-erklaert.html

8 www.bfarm.de/DE/Arzneimittel/Klinische-Pruefung/Compassionate-Use/_node.html

1. Den Krebs aushungern, die Patienten nähren

1 Douglas Hanahan and Robert A. Weinberg: »Hallmarks of Cancer: The Next Generation«, *Cell* 144, no. 5 (2011): 646–74, DOI:10.1016/j.cell.2011.02.013.

2 Stefano Di Biase et al.: »Fasting-Mimicking Diet Reduces HO-1 to Promote T Cell- Mediated Tumor Cytotoxicity«, *Cancer Cell* 30, no. 1 (July 11, 2016): 136–46, DOI:10.1016/j.ccell.2016.06.005.
3 Di Biase et al.: »Fasting-Mimicking Diet Reduces HO-1.«
4 Stefano Di Biase et al.: »Fasting Regulates EGR1 and Protects from Glucose and Dexamethasone-Dependent Sensitization to Chemotherapy«, *PLOS Biology* 15, no. 3 (March 30, 2017): e2001951, DOI:10.1371/journal.pbio.2001951.
5 Mary Ann Weiser et al.: »Relation Between the Duration of Remission and Hyperglycemia During Induction Chemotherapy for Acute Lymphocytic Leukemia with a Hyperfractionated Cyclophosphamide, Vincristine, Doxorubicin, and Dexamethasone/Methotrexate-Cytarabine Regimen«, *Cancer* 100, no. 6 (March 15, 2004): 1179–85, DOI:10.1002/cncr.20071.
6 Douglas Hanahan and Robert A. Weinberg: »Hallmarks of Cancer: The Next Generation«, *Cell* 144, no. 5 (2011): 646–74, DOI:10.1016/j.cell.2011.02.013.

2. Gene, Alterung und Krebs

1 Maggie Vergara et al.: »Hormone-Treated Snell Dwarf Mice Regain Fertility but Remain Long Lived and Disease Resistant«, *Journal of Gerontology: Series A* 59, no. 12 (2004): 1244–55, DOI:10.1093/gerona/59.12.1244.
2 Yuji Ikeno et al.: »Reduced Incidence and Delayed Occurrence of Fatal Neoplastic Diseases in Growth Hormone Receptor/Binding Protein Knockout Mice«, *Journal of Gerontology: Series A* 64A, no. 5 (2009): 522–29, DOI:10.1093/gerona/glp017.
3 Andrzej Bartke, Liou Y. Sun, and Valter Longo: »Somatotropic Signaling: Trade-offs Between Growth, Reproductive Development, and Longevity«, *Physiological Reviews* 93, no. 2 (2013): 571–98, DOI:10.1152/physrev.00006.2012.
4 Jaime Guevara-Aguirre et al: »Growth Hormone Receptor Deficiency Is Associated with a Major Reduction in Pro-aging Signaling, Cancer, and Diabetes in Humans«, *Science Translational Medicine* 3, no. 7 (2011): 70ra13, DOI:10.1126/scitransl-med.3001845.
5 Zvi Laron et al.: »IGF-I Deficiency, Longevity and Cancer Protection of Patients with Laron Syndrome«, *Mutation Research: Reviews in Mutation Research* 772 (2017): 123–33, DOI:10.1016/j.mrrev.2016.08.002.
6 Irene Caffa et al.: »Fasting-Mimicking Diet and Hormone Therapy Induce Breast Cancer Regression«, *Nature* 583, no. 7817 (2020): 620–24, DOI:10.1038/s41586-020-2502-7, author correction in *Nature* 588, no. 7839 (December 2020): E33.

3. Fasten, Ernährung und Bewegung in der Krebsprävention

1 Shubhroz Gill and Satchidananda Panda: »A Smartphone App Reveals Erratic Diurnal Eating Patterns in Humans That Can Be Modulated for Health Benefits«, *Cell Metabolism* 22, no. 5 (November 3, 2015):789–98, DOI:10.1016/j.cmet.2015.09.005.
2 Huashan Bi et al.: »Breakfast Skipping and the Risk of Type 2 Diabetes: A Meta-analysis of Observational Studies«, *Public Health Nutrition* 18, no. 16 (November 2015): 3013–19, DOI:10.1017/S1368980015000257.

3 H. M. Bloch, J. R. Thornton, and K. W. Heaton: »Effects of Fasting on the Composition of Gallbladder Bile«, *Gut* 21, no. 12 (December 1980): 1087–89, DOI:10.1136/gut.21.12.1087; R. Sichieri, J. E. Everhart, and H. Roth: »A Prospective Study of Hospitalization with Gallstone Disease Among Women: Role of Dietary Factors, Fasting Period, and Dieting«, *American Journal of Public Health* 81, no. 7 (July 1991): 880–84, DOI:10.2105/ajph.81.7.880.; R. Ofori-Asenso, A. J. Owen, and D. Liew: »Skipping Breakfast and the Risk of Cardiovascular Disease and Death: A Systematic Review of Prospective Cohort Studies in Primary Prevention Settings«, *Journal of Cardiovascular Development and Disease 6, no. 3 (August 2019): 30,* DOI:10.3390/jcdd6030030.

4 Gill and Panda: »Smartphone App Reveals.«

5 Catherine R. Marinac et al.: »Prolonged Nightly Fasting and Breast Cancer Prognosis«, *JAMA Oncology* 2, no. 8 (August 1, 2016): 1049–55, DOI:10.1001/jamaoncol.2016.0164.

6 Min Wei et al.: »Fasting-Mimicking Diet and Markers/Risk Factors for Aging, Diabetes, Cancer, and Cardiovascular Disease«, *Science Translational Medicine* 9, no. 377 (2017): eaai8700, DOI:10.1126/scitranslmed.aai8700; Irene Caffa et al.: »Fasting-Mimicking Diet and Hormone Therapy Induce Breast Cancer Regression«, *Nature* 583, no. 7817 (2020): 620–24, DOI:10.1038/s41586-020-2502-7, author correction in *Nature* 588 (December 2020): E33, DOI:10.1038/s41586-020-2957-6.

7 Ricki J. Colman et al.: »Caloric Restriction Delays Disease Onset and Mortality in Rhesus Monkeys«, *Science* 325, no. 5937 (2009): 201–4, DOI:10.1126/science.1173635; Ricki J. Colman et al.: »Caloric Restriction Reduces Age-Related and All-Cause Mortality in Rhesus Monkeys«, *Nature Communications* 5, no. 3557 (2014), DOI:10.1038/ncomms4557; Julie A. Mattison et al.: »Impact of Caloric Restriction on Health and Survival in Rhesus Monkeys from the NIA Study«, *Nature* 489, no. 7415 (2012): 318–21, DOI:10.1038/nature11432.

8 Junya Kanda et al.: »Impact of Alcohol Consumption with Polymorphisms in Alcohol-Metabolizing Enzymes on Pancreatic Cancer Risk in Japanese«, *Cancer Science* 100, no. 2 (2009): 296–302, DOI:10.1111/j.1349-7006.2008.01044.

9 Valter Longo: *Iss dich jung. Wissenschaftlich erprobte Ernährung für ein gesundes und langes Leben. Die Longevità-Diät.* Aus dem Italienischen von Franziska Kristen (München: Goldmann 2018).

10 Valter D. Longo and Rozalyn M. Anderson: »Nutrition, Longevity and Disease: From Molecular Mechanisms to Interventions«, *Cell* 185, no. 9 (April 28, 2022): 1455–70, DOI:10.1016/j.cell.2022.04.002.

11 Fondazione Valter Long: »Longevity Diet for Adults«, n.d., viewed July 10, 2023, fondazionevalterlongo.org/longevity-diet-for-adults/?lang=en.

12 Samantha M. Solon-Biet et al.: »The Ratio of Macronutrients, Not Caloric Intake, Dictates Cardiometabolic Health, Aging, and Longevity in Ad Libitum-Fed Mice«, *Cell Metabolism* 19, no. 3 (March 4, 2014): 418–30, DOI:10.1016/j.cmet.2014.02.009, erratum in *Cell Metabolism* 31, no. 3 (March 3, 2020): 654, DOI:10.1016/j.cmet.2020.01.010; Morgan E. Levine et al.: »Low Protein Intake Is Associated with a Major Reduction in IGF-1, Cancer, and Overall Mortality in the 65 and Younger but Not Older Population«, *Cell Metabolism* 19, no 3 (March 4, 2014): 407–17, DOI:10.1016/j.cmet.2014.02.006.

13 Ying Bao et al.: »Association of Nut Consumption with Total and Cause-Specific Mortality«, *New England Journal of Medicine* 369, no. 21 (November 21,

2013): 2001–11, DOI:10.1056/NEJMoa1307352; Sina Naghshi et al.: »Association of Total Nut, Tree Nut, Peanut, and Peanut Butter Consumption with Cancer Incidence and Mortality: A Comprehensive Systematic Review and Dose-Response Meta-analysis of Observational Studies«, *Advances in Nutrition* 12, no. 3 (2021): 793–808, DOI:10.1093/advances/nmaa152.

14 Julia Baudry et al.: »Association of Frequency of Organic Food Consumption with Cancer Risk: Findings from the NutriNet-Sante Prospective Cohort Study«, *JAMA Internal Medicine* 178, no. 12 (2018): 1597–606, DOI:10.1001/jamainternmed.2018.4357, erratum in *JAMA Internal Medicine* 178, no. 12 (December 1, 2018): 1732, DOI:10.1001/jamainternmed.2018.6902.

15 Marcin Barański et al.: »Higher Antioxidant and Lower Cadmium Concentrations and Lower Incidence of Pesticide Residues in Organically Grown Crops: A Systematic Literature Review and Meta-analyses«, *British Journal of Nutrition* 112, no. 5 (2014): 794–811, DOI:10.1017/S0007114514001366; Mi Ah Han, Jin Hwa Kim, and Han Soo Song: »Persistent Organic Pollutants, Pesticides, and the Risk of Thyroid Cancer: Systematic Review and Metaanalysis«, *European Journal of Cancer Prevention* 28, no. 4 (2019): 344–49, DOI:10.1097/CEJ.0000000000000481; Geneviève Van Maele-Fabry, Laurence Gamet-Pay rastre, and Dominique Lison: »Household Exposure to Pesticides and Risk of Leukemia in Children and Adolescents: Updated Systematic Review and Meta-analysis«, *International Journal of Hygiene and Environmental Health* 222, no. 1 (2019): 49–67, DOI:10.1016/j.ijheh.2018.08.004.

16 Jean A. Welsh et al.: »Production-Related Contaminants (Pesticides, Antibiotics and Hormones) in Organic and Conventionally Produced Milk Samples Sold in the USA«, *Public Health Nutrition* 22, no. 16 (2019): 2972–80, DOI:10.1017/S136898001900106X; Annamari Kilkkinen et al.: »Antibiotic Use Predicts an Increased Risk of Cancer«, *International Journal of Cancer* 123, no. 9 (2008): 2152–55, DOI:10.1002/ijc.23622; Steffanie S. Amadei and Vicente Notario: »A Significant Question in Cancer Risk and Therapy: Are Antibiotics Positive or Negative Effectors? Current Answers and Possible Alternatives«, *Antibiotics* 9, no. 9 (2020): 580, DOI:10.3390/antibiotics9090580.

17 Sources about alcohol consumption:

- Aliasghar Ahmad Kiadaliri et al.: »Alcohol Drinking Cessation and the Risk of Laryngeal and Pharyngeal Cancers: A Systematic Review and Meta-analysis«, *PLOS ONE* 8, no. 3 (2013): e58158, DOI:10.1371/journal.pone.0058158.
- Christopher Griffith and Douglas Bogart: »Alcohol Consumption: Can We Safely Toast to Our Health?«, *Missouri Medicine* 109, no. 6 (2012): 459–65.
- Mia Hashibe et al.: »Interaction Between Tobacco and Alcohol Use and the Risk of Head and Neck Cancer: Pooled Analysis in the International Head and Neck Cancer Epidemiology Consortium«, *Cancer Epidemiology, Biomarkers & Prevention* 18, no. 2 (2009): 541–50, DOI:10.1158/1055-9965.EPI-08-0347.
- Naomi E. Allen et al.: »Moderate Alcohol Intake and Cancer Incidence in Women«, *Journal of the National Cancer Institute* 101, no. 5 (2009): 296–305, DOI:10.1093/jnci/djn514.
- V. Bagnardi et al. »Alcohol Consumption and Site-Specific Cancer Risk: A Comprehensive Dose-Response Meta-analysis«, *British Journal of Cancer* 112, no. 3 (2015): 580–93, DOI:10.1038/bjc.2014.579.

- Noelle K. LoConte et al.: »Alcohol and Cancer: A Statement of the American Society of Clinical Oncology«, *Journal of Clinical Oncology* 36, no. 1 (2018): 83–93, DOI:10.1200/JCO.2017.76.1155.
- Nathalie Druesne-Pecollo et al.: »Alcohol Drinking and Second Primary Cancer Risk in Patients with Upper Aerodigestive Tract Cancers: A Systematic Review and Meta-analysis of Observational Studies«, *Cancer Epidemiology, Biomarkers & Prevention* 23, no. 2 (2014): 324–31, DOI:10.1158/1055-9965.EPI-13-0779. PMID: 24307268.
- Ke Ma et al.: »Alcohol Consumption and Gastric Cancer Risk: A Metaanalysis«, *Medical Science Monitor* 23 (January 2017): 238–46, DOI:10.12659/msm.899423.
- Jinhui Zhao et al.: »Is Alcohol Consumption a Risk Factor for Prostate Cancer? A Systematic Review and Meta-analysis«, *BMC Cancer* 16, no. 1 (2016): 845, DOI:10.1186/s12885-016-2891-z. PMID: 27842506; PMCID: PMC5109713.
- I. Tramacere et al.: »Alcohol Drinking and Non-Hodgkin Lymphoma Risk: A Systematic Review and a Meta-analysis«, *Annals of Oncology* 23, no. 11 (2012): 2791–98, DOI:10.1093/annonc/mds013.
- U. S. Department of Agriculture and U. S. Department of Health and Human Services: »Dietary Guidelines for Americans, 2020–2025«, December 2020, viewed July 10, 2023, DietaryGuidelines.gov.
- Kanda et al.: »Impact of Alcohol Consumption.«
- Chen Wu et al.: »Joint Analysis of Three Genome-Wide Association Studies of Esophageal Squamous Cell Carcinoma in Chinese Populations«, *Nature Genetics* 46 (2014): 1001–6, DOI:10.1038/ng.3064.

18 Christian Werner et al.: »Physical Exercise Prevents Cellular Senescence in Circulating Leukocytes and in the Vessel Wall«, *Circulation* 120, no. 24 (2009): 2438–47, DOI:10.1161/CIRCULATIONAHA.109.861005.

19 Brigid M. Lynch, Heather K. Neilson, and Christine M. Friedenreich: »Physical Activity and Breast Cancer Prevention«, *Recent Results in Cancer Research* 186 (2011): 13–42, DOI:10.1007/978-3-642-04231-7_2.

20 G. Behrens and M. F. Leitzmann: »The Association Between Physical Activity and Renal Cancer: Systematic Review and Meta-analysis.«, *British Journal of Cancer* 108, no. 4 (2013): 798–811, DOI:10.1038/bjc.2013.37; Terry Boyle et al.: »Physical Activity and Risks of Proximal and Distal Colon Cancers: A Systematic Review and Meta-analysis«, *Journal of the National Cancer Institute* 104, no. 20 (2012): 1548–61, DOI:10.1093/jnci/djs354; Jia-Yang Sun et al.: »Physical Activity and Risk of Lung Cancer: A Meta-analysis of Prospective Cohort Studies«, *Asian Pacific Journal of Cancer Prevention* 13, no. 7 (2012): 3143–47, DOI:10.7314/apjcp.2012.13.7.3143; Dorien W. Voskuil et al.: »Physical Activity and Endometrial Cancer Risk, a Systematic Review of Current Evidence«, *Cancer Epidemiology, Biomarkers & Prevention* 16, no. 4 (2007): 639–48, DOI:10.1158/1055-9965.EPI-06-0742; YuPeng Liu et al.: »Does Physical Activity Reduce the Risk of Prostate Cancer? A Systematic Review and Meta-analysis«, *European Urology* 60, no. 5 (2011): 1029–44, DOI:10.1016/j.eururo.2011.07.007.

21 Alexander Mok et al.: »Physical Activity Trajectories and Mortality: Population Based Cohort Study«, *British Medical Journal* 365, no. l2323 (June 29, 2019), DOI:10.1136/bmj.l2323.

22 Shahid Mahmood et al.: »Domain-Specific Physical Activity and Sedentary Behaviour in Relation to Colon and Rectal Cancer Risk: A Systematic Review and Meta-analysis«, *International Journal of Epidemiology* 46, no. 6 (2017): 1797–813, DOI:10.1093/ije/dyx137. PMID: 29025130.
23 Catherine Handy Marshall et al.: »Cardiorespiratory Fitness and Incident Lung and Colorectal Cancer in Men and Women: Results from the Henry Ford Exercise Testing (FIT) Cohort«, *Cancer* 125, no. 15 (2019): 2594–601, DOI:10.1002/cncr.32085.
24 Carol Ewing Garber et al.: »American College of Sports Medicine Position Stand. Quantity and Quality of Exercise for Developing and Maintaining Cardiorespiratory, Musculoskeletal, and Neuromotor Fitness in Apparently Healthy Adults: Guidance for Prescribing Exercise«, *Medicine and Science in Sports and Exercise* 43, no. 7 (2011): 1334–59, DOI:10.1249/MSS.0b013e318213fefb.
25 Douglas Paddon-Jones and Blake B. Rasmussen: »Dietary Protein Recommendations and the Prevention of Sarcopenia«, *Current Opinion in Clinical Nutrition and Metabolic Care* 12, no. 1 (2009): 86–90, DOI:10.1097/MCO.0b013e32831cef8b; Vinod Kumar et al.: »Age-Related Differences in the Dose-Response Relationship of Muscle Protein Synthesis to Resistance Exercise in Young and Old Men«, *Journal of Physiology* 587, no. 1 (2009): 211–17, DOI:10.1113/jphysiol.2008.164483.
26 Pernille Hojman et al.: »Molecular Mechanisms Linking Exercise to Cancer Prevention and Treatment«, *Cell Metabolism* 27, no. 1 (2018):10–21, DOI:10.1016/j.cmet.2017.09.015.
27 Jeffrey A. Meyerhardt et al.: »Randomized Phase II Trial of Exercise, Metformin, or Both on Metabolic Biomarkers in Colorectal and Breast Cancer Survivors«, *JNCI Cancer Spectrum* 4, no. 1 (2019): pkz096 DOI:10.1093/jncics/pkz096.
28 MacMillan Cancer Support: »Principles and Guidance for the Prehabilitation Within the Management and Support of People with Cancer«, November 30, 2020, macmillan.org.uk/healthcare-professionals/news-and-resources/guides/principles-and-guidance-for-prehabilitation.
29 Alice Avancini et al.: »Exercise Prehabilitation in Lung Cancer: Getting Stronger to Recover Faster«, *European Journal of Surgical Oncology* 47, no. 8 (March 17, 2021): 1847–55, DOI:10.1016/j.ejso.2021.03.231.
30 M. G. MacVicar, M. L. Winningham, and J. L. Nickel: »Effects of Aerobic Interval Training on Cancer Patients' Functional Capacity«, *Nursing Research* 38, no. 6 (1989): 348–51; M. L. Winningham and M. G. MacVicar: »The Effect of Aerobic Exercise on Patient Reports of Nausea«, *Oncology Nursing Forum* 15, no. 4 (1988): 4447–50; M. L. Winningham et al.: »Effect of Aerobic Exercise on Body Weight and Composition in Patients with Breast Cancer on Adjuvant Chemotherapy«, *Oncology Nursing Forum* 16, no. 5 (1989): 683–89, PMID:2780404.
31 Kerry S. Courneya et al.: »Randomized Controlled Trial of the Effects of Aerobic Exercise on Physical Functioning and Quality of Life in Lymphoma Patients«, *Journal of Clinical Oncology* 27, no. 27 (2009): 4605–12, DOI:10.1200/JCO.2008.20.0634; K. S. Courneya et al.: »A Randomized Trial of Exercise and Quality of Life in Colorectal Cancer Survivors«, *European Journal of Cancer Care* 12, no. 4 (2003): 347–57, DOI:10.1046/j.1365–2354.2003.00437.x; Karen M. Mustian et al.: »Exercise and Side Effects Among 749 Patients During and

After Treatment for Cancer: A University of Rochester Cancer Center Community Clinical Oncology Program Study«, *Supportive Care in Cancer* 14, no. 7 (2006): 732–41, DOI:10.1007/s00520-005-0912-6.
32 Susan R. Harris et al.: »Clinical Practice Guidelines for Breast Cancer Rehabilitation – Syntheses of Guideline Recommendations and Qualitative Appraisals«, *Cancer* 118, no. 8 Suppl. (2012): 2312–24, DOI:10.1002/cncr.27461; V. De Luca et al: »Effects of Concurrent Aerobic and Strength Training on Breast Cancer Survivors: A Pilot Study«, *Public Health* 136 (2016): 126–32, DOI:10.1016/j.puhe.2016.03.028.
33 Lynch, Neilson, and Friedenreich: »Physical Activity and Breast Cancer Prevention«.
34 P. Cormie et al.: »Exercise Maintains Sexual Activity in Men Undergoing Androgen Suppression for Prostate Cancer: A Randomized Controlled Trial«, *Prostate Cancer Prostatic Diseases* 16, no. 2 (2013): 170–75, DOI:10.1038/pcan.2012.52.
35 Caffa et al.: »Fasting-Mimicking Diet and Hormone Therapy«.
36 O. Grundmann, S. L. Yoon, and J. J. Williams: »The Value of Bioelectrical Impedance Analysis and Phase Angle in the Evaluation of Malnutrition and Quality of Life in Cancer Patients: A Comprehensive Review«, *European Journal of Clinical Nutrition* 69, no. 12 (2015): 1290–97, DOI:10.1038/ejcn.2015.126.
37 Caffa et al.: »Fasting-Mimicking Diet and Hormone Therapy«.
38 Kristin L. Campbell et al.: »Exercise Guidelines for Cancer Survivors: Consensus Statement from International Multidisciplinary Roundtable« *Medicine & Science in Sports & Exercise* 51, no. 11 (November 2019): 2375–90, DOI:10.1249/MSS.0000000000002116.

4. Fasten, Ernährung und Brustkrebs

1 National Cancer Institute: »Advances in Breast Cancer Research«, n.d., viewed July 10, 2023, cancer.gov/types/breast/research.
2 Darlan C. Minussi et al.: »Breast Tumours Maintain a Reservoir of Subclonal Diversity During Expansion«, *Nature* 592 (2021): 302–8, DOI:10.1038/s41586-021-03357-x.
3 Salvatore Cortellino et al.: »Fasting Renders Immunotherapy Effective Against Low-Immunogenic Breast Cancer While Reducing Side Effects«, *Cell Reports* 40, no. 8 (August 23, 2022): 111256, DOI:10.1016/j.celrep.2022.111256.
4 Stefanie de Groot et al.: »The Effects of Short-Term Fasting on Tolerance to (Neo) Adjuvant Chemotherapy in HER2-Negative Breast Cancer Patients: A Randomized Pilot Study«, *BMC Cancer* 15, no. 625 (2015), DOI:10.1186/s12885-015-663-5.
5 Stephan P. Bauersfeld et al.: »The Effects of Short-Term Fasting on Quality of Life and Tolerance to Chemotherapy in Patients with Breast and Ovarian Cancer: A Randomized Cross-over Pilot Study«, *BMC Cancer* 18, no. 1 (2018): 476, DOI:10.1186/s12885-018-4353-2.
6 Stefano Di Biase et al.: »Fasting Regulates EGR1 and Protects from Glucose- and Dexamethasone-Dependent Sensitization to Chemotherapy«, *PLOS Biology* 15, no. 3 (2017): e2001951, DOI:10.1371/journal.pbio.2001951, correction in *PLOS Biology* 15, no. 5 (May 1, 2017): e1002603.
7 de Groot et al.: »Effects of Short-Term Fasting«.

8 Irene Caffa et al.: »Fasting-Mimicking Diet and Hormone Therapy Induce Breast Cancer Regression«, *Nature* 583, no. 7817 (July 2020): 620–24, DOI:10.1038/s41586-020-2502-7, author correction in *Nature* 588, no. 7839 (December 2020): E33.
9 Francesca Ligorio et al: »Adding Fasting-mimicking Diet to First-line Carboplatin-based Chemotherapy Is Associated with Better Overall Survival in Advanced Triple-negative Breast Cancer Patients: A Subanalysis of the NCT03340935 Trial«, *International Journal of Cancer* 154, no. 1 (2024): 114–123, DOI:10.1002/ijc.34701.
10 Stefanie Zorn et al.: »Impact of Modified Short-Term Fasting and Its Combination with a Fasting Supportive Diet During Chemotherapy on the Incidence and Severity of Chemotherapy-Induced Toxicities in Cancer Patients – a Controlled Cross-over Pilot Study«, *BMC Cancer* 20, no. 1 (2020): 578, DOI:10.1186/s12885-020-07041-7.
11 Philippine Fassier et al.: »Fasting and Weight-Loss Restrictive Diet Practices Among 2,700 Cancer Survivors: Results from the NutriNet-Sante Cohort«, *International Journal of Cancer* 143, no. 11 (2018): 2687–97, DOI:10.1002/ijc.31646.
12 Sebastien Mas, Alice Le Bonniec, and Florence Cousson-Gelie: »Why Do Women Fast During Breast Cancer Chemotherapy? A Qualitative Study of the Patient Experience«, *British Journal of Health Psychology* 24, no. 2 (2019): 381–95, DOI:10.1111/bjhp.12358.
13 Francesca Valdemarin et al.: »Safety and Feasibility of Fasting-Mimicking Diet and Effects on Nutritional Status and Circulating Metabolic and Inflammatory Factors in Cancer Patients Undergoing Active Treatment«, *Cancers (Basel)* 13, no. 16 (August 9, 2021): 4013, DOI:10.3390/cancers13164013; Claudio Vernieri et al.: »Fasting-Mimicking Diet Is Safe and Reshapes Metabolism and Antitumor Immunity in Patients with Cancer«, *Cancer Discovery* 12, no. (January 2022): 90–107, DOI:10.1158/2159-8290.CD-21-0030.
14 Francesca Ligorio et al.: »Exceptional Tumour Responses to Fasting-Mimicking Diet Combined with Standard Anticancer Therapies: A Subanalysis of the NCT03340935 Trial«, *European Journal of Cancer* 172 (September 2022): 300–310, DOI:10.1016/j.ejca.2022.05.046.
15 Giulia Salvadori et al.: »Fasting-Mimicking Diet Blocks Triple-Negative Breast Cancer and Cancer Stem Cell Escape«, *Cell Metabolism* 33, no. 11 (2021): 2247–59, DOI:10.1016/j.cmet.2021.10.008.
16 Irene Caffa et al.: »Fasting-Mimicking Diet and Hormone Therapy Induce Breast Cancer Regression«, *Nature* 583, no. 7817 (2020): 620–24, DOI:10.1038/s41586-020-2502-7.
17 Ligorio et al: »Exceptional Tumour Responses«.
18 Paolo Contiero et al.: »Fasting Blood Glucose and Long-Term Prognosis of Non-metastatic Breast Cancer: A Cohort Study«, *Breast Cancer Research and Treatment* 138, no. 3 (2013): 951–59, DOI:10.1007/s10549-013-2519-9.
19 Catherine R. Marinac et al.: »Prolonged Nightly Fasting and Breast Cancer Prognosis«, *JAMA Oncology* 2, no. 8 (2016): 1049–55, DOI:10.1001/jamaoncol.2016.0164.
20 Anne T. Berg et al.: »How Long Does It Take for Epilepsy to Become Intractable? A Prospective Investigation«, *Annals of Neurology* 60, no. 1 (2006): 73–79, DOI:10.1002/ana.20852.

21 Alessio Nencioni et al.: »Fasting and Cancer: Molecular Mechanisms and Clinical Application« *Nature Reviews Cancer* 18, no. 11 (2018): 707–19, DOI:10.1038/s41568-018-0061-0.
22 Adeleh Khodabakhshi et al.: »Feasibility, Safety, and Beneficial Effects of MCT-Based Ketogenic Diet for Breast Cancer Treatment: A Randomized Controlled Trial Study«, *Clinical Nutrition* 40, no. 3 (2021): 751–58, DOI:10.1016/j.clnu.2020.06.028.
23 Adeleh Khodabakhshi et al.: »Effects of Ketogenic Metabolic Therapy on Patients with Breast Cancer: A Randomized Controlled Clinical Trial«, *Clinical Nutrition 40, no. 3 (2021):* 751–58.
24 Nencioni et al.: »Fasting and Cancer«.

5. Fasten, Ernährung und gynäkologische Krebserkrankungen

1 Centers for Disease and Control Prevention: »Gynecological Cancer Incidence, United States – 2021–2016«, n.d., viewed July 10, 2023, cdc.gov/cancer/uscs/about/data-briefs/no11-gynecologic-cancer-incidence-UnitedStates-2012-2016.htm.
2 World Cancer Research Fund International: »Ovarian Cancer Statistics«, n.d., viewed July 10, 2023, wcrf.org/dietandcancer/cancer-trends/ovarian-cancer-statistics.
3 World Cancer Research Fund International: »Cervical Cancer Statistics«, n.d., viewed July 10, 2023, wcrf.org/dietandcancer/cancer-trends/cervical-cancer-statistics.
4 World Cancer Research Fund International: »Endometrial Cancer Statistics«, n.d., viewed July 10, 2023, wcrf.org/cancer-trends/endometrial-cancer-statis tics/.
5 Kathleen Moore et al.: »Maintenance Olaparib in Patients with Newly Diagnosed Advanced Ovarian Cancer«, *New England Journal Medicine* 379 (2018); 2495–505, DOI:10.1056/NEJMoa1810858; Antonio Gonzalez-Martin et al.: »Niraparib in Patients with Newly Diagnosed Advanced Ovarian Cancer«, *New England Journal of Medicine* 381 2391–402, DOI:10.1056/NEJMoa1910962; Isabelle Ray-Coquard et al.: »Olaparib Plus Bevacizumab as First-Line Maintenance in Ovarian Cancer« *New England Journal of Medicine* 381 (2019): 2416–28, DOI:10.1056/NEJMoa1911361.
6 Nicole Concin et al.: »ESGO/ESTRO/ESP Guidelines for the Management of Patients with Endometrial Carcinoma« *Radiotherapy & Oncology* 154 (2021): 327–53, DOI:10.1016/j.radonc.2020.11.018.
7 Changhan Lee et al.: »Fasting Cycles Retard Growth of Tumors and Sensitize a Range of Cancer Cell Types to Chemotherapy«, *Science Translation Medicine* 4, no. 124 (2012): 124ra27, DOI:10.1126/scitranslmed.3003293.
8 Irene Caffa et al.: »Fasting-Mimicking Diet and Hormone Therapy Induce Breast Cancer Regression«, *Nature* 583, no. 7817 (2020): 620–24, DOI:10.1038/s41586-020-2502-7, author correction in *Nature* 588, no. 7839 (December 2020): E33.
9 Lizzia Raffaghello et al.: »Starvation-Dependent Differential Stress Resistance Protects Normal but Not Cancer Cells Against High-Dose Chemotherapy«, *Proceedings of the National Academy of Sciences of the United States of America* 105, no. 24 (June 17, 2008): 8215–20, DOI:10.1073/pnas.0708100105.

10 Fernando M. Safdie et al.: »Fasting and Cancer Treatment in Humans: A Case Series Report«, *Aging* 1, no. 12 (2009): 988–1007, DOI:10.18632/aging.100114.
11 Tanya B. Dorff et al.: »Safety and Feasibility of Fasting in Combination with Platinum-Based Chemotherapy«, *BMC Cancer* 16, no. 360 (2016), DOI:10.1186/s12885-016-2370-6.
12 Courtney J. Riedinger et al.: »Water Only Fasting and Its Effect on Chemotherapie Administration in Gynecologic Malignancies«, *Gynecologic Oncology* 159, no. 3 (December 2020): 799–803, DOI:10.1016/j.ygyno.2020.09.008.
13 Stefanie Zorn et al.: »Impact of Modified Short-Term Fasting and Its Combination with a Fasting Supportive Diet During Chemotherapy on the Incidence and Severity of Chemotherapy-Induced Toxicities in Cancer Patients – a Controlled Crossover Pilot Study«, *BMC Cancer* 20, no. 1 (June 22, 2020): 578, DOI:10.1186/s12885-020-07041-7.
14 Zorn et al.: »Impact of Modified Short-Term Fasting«.
15 Smits et al: »The Effect of Lifestyle Interventions on the Quality of Life of Gynaecological Cancer Survivors: A Systematic Review and Meta-Analysis«, *Gynecologic Oncology* 139, no. 3 (2015): 546–52, DOI:10.1016/j.ygyno.2015.10.002.
16 Caroline W. Cohen et al.: »A Ketogenic Diet Reduces Central Obesity and Serum Insulin in Women with Ovarian or Endometrial Cancer«, *Journal of Nutrition* 148, no. 8 (2018): 1253–60, DOI:10.1093/jn/nxy119.
17 Caroline W. Cohen et al.: »A Ketogenic Diet Is Acceptable in Women with Ovarian and Endometrial Cancer and Has No Adverse Effects on Blood Lipids: A Randomized, Controlled Trial«, *Nutrition and Cancer* 72, no. 4 (2020): 584–94, DOI:10.1080/01635581.2019.1645864.

6. Fasten, Ernährung und Prostatakrebs

1 World Cancer Research Fund International: »Prostate Cancer Statistics«, n.d., viewed July 12, 2023, wcrf.org/dietandcancer/cancer-trends/prostate-cancer-statistics.
2 Lars Egevad et al.: »International Society of Urological Pathology (ISUP) Grading of Prostate Cancer – an ISUP Consensus on Contemporary Grading«, *APMIS* 124, no. 6 (June 2016): 433–35, DOI:10.1111/apm.12533.
3 National Cancer Institute: »Prostate-Specific Antigen (PSA) Test«, last updated March 11, 2022, cancer.gov/types/prostate/psa-fact-sheet.
4 David L. McCormick et al.: »Null Effect of Dietary Restriction on Prostate Carcinogenesis in the Wistar-Unilever Rat«, *Nutrition and Cancer* 57, no. 2 (2007): 194–200, DOI:10.1080/01635580701277494.
5 Melissa J. L. Bonorden et al.: »Intermittent Calorie Restriction Delays Prostate Tumor Detection and Increases Survival Time in TRAMP Mice«, *Nutrition and Cancer* 61, no. 2 (2009): 265–75, DOI:10.1080/01635580802419798.
6 W. Cooper Buschemeyer III et al.: »Effect of Intermittent Fasting with or without Caloric Restriction on Prostate Cancer Growth and Survival in SCID Mice«, *Prostate.* 70, no. 10 (July 1, 2010): 1037–43, DOI:10.1002/pros.21136.
7 D. S. Coffey: »Similarities of Prostate and Breast Cancer: Evolution, Diet, and Estrogens«, *Urology*, 57, no. 4 suppl. 1 (2001): 31–38, DOI:10.1016/s0090-4295(00)00938-9.

8 Susanne M. Henning et al.: »Phase II Prospective Randomized Trial of Weight Loss Prior to Radical Prostatectomy«, *Prostate Cancer and Prostatic Disease* 21, no. 2 (2018): 212–20, DOI:10.1038/s41391-017-0001-1.
9 Erez Eitan et al.: »In a Randomized Trial in Prostate Cancer Patients, Dietary Protein Restriction Modifies Markers of Leptin and Insulin Signaling in Plasma Extracellular Vesicles«, *Aging Cell* 16, no. 6 (December 2017): 1430–33, DOI:10.1111/acel.12657.
10 Stephen J. Freedland et al.: »A Randomized Controlled Trial of a 6-Month Low-Carbohydrate Intervention on Disease Progression in Men with Recurrent Prostate Cancer: Carbohydrate and Prostate Study 2 (CAPS2)«, *Clinical Cancer Research* 26, no. 12 (June 15, 2020): 3035–43, DOI:10.1158/1078-0432.CCR-19-3873.
11 Sajjad Moradi et al: »Associations Between Dietary Inflammatory Index and Incidence of Breast and Prostate Cancer: A Systematic Review and Meta-analysis«, Nutrition 55–56 (November 2018): 168–78, DOI:10.1016/j.nut.2018.04.018.

7. Fasten, Ernährung und Darmkrebs

1 World Cancer Research Fund International: »Colorectal Cancer Statistics«, n.d., viewed July 12, 2023, wcrf.org/dietandcancer/cancer-trends/colorectal-cancer-statistics.
2 Changhan Lee et al.: »Fasting Cycles Retard Growth of Tumors and Sensitize a Range of Cancer Cell Types to Chemotherapy«, *Science Transitional Medicine 4, no. 124 (2012):* 124ra27, DOI:10.1126/scitranslmed.3003293.
3 Irene Caffa et al.: »Fasting Potentiates the Anticancer Activity of Tyrosine Kinase Inhibitors by Strengthening MAPK Signaling Inhibition«, *Oncotarget* 6, no. 14 (May 20, 2015): 11820–32, DOI:10.18632/oncotarget.3689.
4 Jihye Yun et al.: »Vitamin C Selectively Kills KRAS and BRAF Mutant Colorectal Cancer Cells by Targeting GAPDH«, *Science.* 350, no. 6266 (December 11, 2015): 1391–96, DOI:10.1126/science.aaa5004.
5 National Cancer Institute: »Researchers Discover Potential Way to Hit Elusive Target in Pancreatic Cancer«, April 4, 2019, cancer.gov/news-events/cancer-currents-blog/2019/pancreatic-cancer-targeting-kras-indirectly.
6 Maria Di Tano et al.: »Synergistic Effect of Fasting-Mimicking Diet and Vitamin C KRAS Mutated Cancers«, *Nature Communications* 11, no. 2332 (May 11, 2020), DOI:10.1038/s41467-020-16243-3.
7 M. L. Weng et al: »Fasting Inhibits Aerobic Glycolysis and Proliferation in Colorectal Cancer via the Fdft1-mediated AKT/mTOR/HIF1α Pathway Suppression«, *Nature Communications* 11, no. 1 (April 20, 2020): 1869, DOI:10.1038/s41467-020-15795-8.
8 Stefano Di Biase et al.: »Fasting Regulates EGR1 and Protects from Glucose and Dexamethasone-Dependent Sensitization to Chemotherapy«, *PLOS Biology* 15, no. 3 (March 30, 2017): e2001951, DOI:10.1371/journal.pbio.2001951, correction in *PLOS Biology* 15, no. 5 (May 1, 2017): e1002603.
9 »Effects of Fasting Strategies on Postoperative Recovery and Long-Term Prognosis in Patients with Colorectal Cancer«, NCT04345978, clinicaltrials.gov/ct2/show/NCT04345978?term= fasting+diet&cond=Colorectal+Cancer&draw=2&rank=4.
10 »Short-Term Fasting as an Enhancer of Chemotherapy: Pilot Clinical Study on Colorectal Carcinoma Patients (CHEMOFAST)«, NCT04247464, clinicaltri-

als.gov/ct2/show/NCT04247464?term=fasting+diet&cond=Colorectal+Cancer&draw=2&rank=6.

11 Marta Borges-Canha et al.: »Role of Colonic Microbiota in Colorectal Carcinogenesis: A Systematic Review«, *Revista española de enfermedades digestivas* 107, no. 11 (November 2015): 659–71, DOI:10.17235/reed.2015.3830/2015.

12 Lidia Sanchez-Alcoholado et al.: »The Role of the Gut Microbiome in Colorectal Cancer Development and Therapy Response«, *Cancers* 12, no. 6 (May 29, 2020):1406, DOI:10.3390/cancers12061406.

13 Stephen J. D. O' Keefe et al.: »Fat, Fibre and Cancer Risk in African Americans and Rural Africans«, *Nature Communications* 6, no. 6342 (2015), DOI:10.1038/ncomms7342.

14 Erin L. Van Blarigan et al.: »Association of Survival with Adherence to the American Cancer Society Nutrition and Physical Activity Guidelines for Cancer Survivors After Colon Cancer Diagnosis: The CALGB 89803/Alliance Trial«, *JAMA Oncology* 4, no. 6 (2018): 783–90, DOI:10.1001/jamaoncol.2018.0126.

15 Shivtaj Mann et al., Manreet Sidhu, and Krisstina Gowin: »Understanding the Mechanisms of Diet and Outcomes in Colon, Prostate, and Breast Cancer; Malignant Gliomas; and Cancer Patients on Immunotherapy«, *Nutrients* 12, no. 8 (July 26, 2020): 2226, DOI:10.3390/nu12082226.

16 Muhammad-Afiq Osman et al.: »16S rRNA Gene Sequencing for Deciphering the Colorectal Cancer Gut Microbiome: Current Protocols and Workflows«, *Frontiers in Microbiology* 9 (April 2018): 767, DOI:10.3389/fmicb.2018.00767.

17 Francesca Ligorio et al.: »Exceptional Tumour Responses to Fasting-Mimicking Diet Combined with Standard Anticancer Therapies: A Subanalysis of the NCT03340935 Trial«, *European Journal of Cancer* 172 (September 2022): 300–310, DOI:10.1016/j.ejca.2022.05.046.

8. Fasten, Ernährung und Lungenkrebs

1 American Cancer Society: »Key Statistics for Lung Cancer« last revised January 12, 2023, cancer.org/cancer/lung-cancer/about/key-statistics.html.

2 Centers for Disease and Control Prevention: »What Are the Risk Factors for Lung Cancer?«, n.d., Viewed October 25, 2022, cdc.gov/cancer/lung/basic_info/risk_factors.htm.

3 Hilary A. Tindle et al.: »Lifetime Smoking History and Risk of Lung Cancer: Results From the Framingham Heart Study«, *Journal of the National Cancer Institute* 110, no. 11 (2018): 1201–7, DOI:10.1093/jnci/djy041.

4 American Cancer Society: »Lung Cancer Risk Factors« n.d., last revised November 20, 2023, cancer.org/cancer/lung-cancer/causes-risks-prevention/risk-factors.html.

5 Robert Pirker »Adjuvant Chemotherapy in Patients with Completely Resected Non-Small Cell Lung Cancer«, *Translational Lung Cancer Research* 3, no. 5 (2014): 305–10, DOI:10.3978/j.issn.2218–6751.2014.09.13.

6 Yandong Shi et al.: »Starvation-Induced Activation of ATM/Chk2/P53 Signaling Sensitizes Cancer Cells to Cisplatin«, *BMC Cancer* 12, no. 571 (2012), DO I:10.1186/1471–2407–12–571.

7 Irene Caffa et al.: »Fasting Potentiates the Anticancer Activity of Tyrosine Kinase Inhibitors by Strengthening MAPK Signaling Inhibition«, *Oncotarget* 6, no. 14 (2015): 11820–32, DOI:10.18632/oncotarget.3689.

8 Giulia Salvadori et al.: »Fasting-Mimicking Diet Blocks Triple-Negative Breast Cancer and Cancer Stem Cell Escape«, *Cell Metabolism* 33, no. 11 (2021): 2247–59, DOI:10.1016/j.cmet.2021.10.008.

9 9. Maira Di Tano et al.: »Synergistic Effect of Fasting-Mimicking Diet and Vitamin C Against KRAS Mutated Cancers«, *Nature Communications* 11, no. 1 (2020): 2332, DOI:10.1038/s41467-020-16243-3.

10 Stefano Di Biase et al: »Fasting-Mimicking Diet Reduces HO-1 to Promote T Cell- Mediated Tumor Cytotoxicity«, *Cancer Cell* 30, no. 1 (2016): 136–46, DOI:10.1016/j.ccell.2016.06.005.

11 Claudio Vernieri et al.: »Fasting-Mimicking Diet Is Safe and Reshapes Metabolism and Antitumor Immunity in Patients with Cancer«, *Cancer Discovery* 12, no. 1 (January 2022): 90–107, DOI:10.1158/2159-8290.CD-21-0030.

12 Daniel Ajona et al.: »Short-Term Starvation Reduces IGF-1 Levels to Sensitize Lung Tumors to PD-1 Immune Checkpoint Blockade«, *Nature Cancer* 1 (2020): 75–85, DOI:10.1038/s43018-019-0007-9.

13 Fernando M. Safdie et al.: »Fasting and Cancer Treatment in Humans: A Case Series Report«, *Aging* 1, no. 12 (2009): 988–1007, DOI:10.18632/aging.100114.

14 Francesca Ligorio et al.: »Exceptional Tumour Responses to Fasting-Mimicking Diet Combined with Standard Anticancer Therapies: A Subanalysis of the NCT03340935 Trial«, *European Journal of Cancer* 172 (September 2022): 300–310, DOI:10.1016/j.ejca.2022.05.046.

15 Francesca Valdemarin et al.: »Safety and Feasibility of Fasting-Mimicking Diet and Effects on Nutritional Status and Circulating Metabolic and Inflammatory Factors in Cancer Patients Undergoing Active Treatment«, *Cancers* 13, no. 6 (August 9, 2021): 4013, DOI:10.3390/cancers13164013.

16 Ligorio et al.: »Exceptional Tumour Responses«.

17 Juhua Luo, Yea-Jyh Chen, and Li-Jung Chang: »Fasting, Blood Glucose Level and Prognosis in Non-Small-Cell Lung Cancer (NSCLC) Patients«, *Lung Cancer* 76, no. 2 (2012): 242–47, DOI:10.1016/j.lungcan.2011.10.019.

18 Jin-Rong Yang et al.: »Fasting, Blood Glucose Levels and Prognosis in Patients with Non-Small-Cell Lung Cancer: A Prospective Cohort Study in China«, *OncoTargets and Therapy* 12 (July 23, 2019): 5947–53, DOI:10.2147/OTT.S210103.

19 »Randomized Controlled Pilot Study to Evaluate Fasting-Mimicking Diet in Patients Receiving Chemo-Immunotherapy for Treatment of Metastatic Non-Small Cell Lung Cancer«, NCT03700437, clinicaltrials.gov/ct2/show/NCT03700437.

20 Amir Zahra et al.: »Consuming a Ketogenic Diet While Receiving Radiation and Chemotherapy for Locally Advanced Lung Cancer and Pancreatic Cancer: The University of Iowa Experience of Two Phase 1 Clinical Trials«, *Radiation Research* 187, no. 6 (2017): 743–54, DOI:10.1667/RR14668.1.

21 Karla Sanchez-Lara et al.: »Effects of an Oral Nutritional Supplement Containing Eicosapentaenoic Acid on Nutritional and Clinical Outcomes in Patients with Advanced Non–Small Cell Lung Cancer: Randomised Trial«, *Clinical Nutrition* 33, no. 6 (2014): 1017–23, DOI:10.1016/j.clnu.2014.03.006.

22 Tadashi Akiba et al.: »Vitamin D Supplementation and Survival of Patients with Non–Small Cell Lung Cancer: A Randomized, Double-Blind, Placebo-Controlled Trial«, *Clinical Cancer Research* 24, no. 17 (September 1, 2018): 4089–97, DOI:10.1158/1078-0432.CCR-18-0483.

9. Fasten, Ernährung und Blutkrebs

1 National Cancer Institute: »Hematologic Cancer«, n.d., viewed on July 14, 2023, cancer.gov/publications/dictionaries/cancer-terms/def/hematologic-cancer.

2 Mayo Clinic: »Leukemia«, n.d., viewed on July 14, 2023, mayoclinic.org/diseases-conditions/leukemia/diagnosis-treatment/drc-20374378; City of Hope: »Blood Cancer«, n.d., last updated June 21, 2023, cancercenter.com/blood-cancers.

3 Sebastian Brandhorst et al.: »A Periodic Diet That Mimics Fasting Promotes Multi-system Regeneration, Enhanced Cognitive Performance, and Healthspan«, *Cell Metabolism* 22, no. 1 (2015): 86–99, DOI:10.1016/j.cmet.2015.05.012.

4 Zhigang Lu et al.: »Fasting Selectively Blocks Development of Acute Lymphoblastic Leukemia via Leptin-Receptor Upregulation«, *Nature Medicine* 23, no. 1 (January 2017): 79–90, DOI:10.1038/nm.4252.

5 Lu et al.: »Fasting Selectively Blocks«.

6 Toshia R. Myers, Mary Zittel, and Alan C. Goldhamer: »Follow-up of Water-Only Fasting and an Exclusively Plant Food Diet in the Management of Stage IIIa, Low-Grade Follicular Lymphoma«, *BMJ Case Reports* 2018 (August 9, 2018): bcr2018225520, DOI:10.1136/bcr-2018–225520.

7 Myers, Zittel, and Goldhamer: »Follow-up of Water-Only Fasting«.

8 Amelia Maria Gaman et al.: »The Role of Oxidative Stress and the Effects of Antioxidants on the Incidence of Infectious Complications of Chronic Lymphocytic Leukemia«, *Oxidative Medicine and Cellular Longevity 2014* (2014): 158135, DOI:10.1155/2014/158135.

9 Xuesong Han et al.: »Vegetable and Fruit Intake and Non-Hodgkin Lymphoma Survival in Connecticut Women«, *Leukemia & Lymphoma* 51, no. 6 (June 2010): 1047–54, DOI:10.3109/10428191003690364.

10. Fasten, Ernährung und maligne Hirntumoren

1 Ahmad Faleh Tamimi and Malik Juweid: »Epidemiology and Outcome of Glioblastoma«, in *Glioblastoma*, Steven De Vleeschouwer, ed. (Brisbane, Australia: Codon, 2017), available at ncbi.nlm.nih.gov/books/NBK470003.

2 Fernando Safdie et al.: »Fasting Enhances the Response of Glioma to Chemo- and Radiotherapy«, *PLOS ONE* 7, no. 9 (2012): e44603, DOI:10.1371/journal.pone.0044603.

3 Martin Voss et al.: »ERGO2: A Prospective, Randomized Trial of Calorie-Restricted Ketogenic Diet and Fasting in Addition to Reirradiation for Malignant Glioma«, *International Journal of Radiation Oncology, Biology, Physics* 108, no. 4 (2020): 987–95, DOI:10.1016/j.ijrobp.2020.06.021.

4 Giulio Zuccoli et al.: »Metabolic Management of Glioblastoma Multiforme Using Standard Therapy Together with a Restricted Ketogenic Diet: Case Report«, *Nutrition & Metabolism* 7, no. 33 (2010), DOI:10.1186/1743–7075–7–33.

5 Ahmed M. A. Elsakka et al.: »Management of Glioblastoma Multiforme in a Patient Treated with Ketogenic Metabolic Therapy and Modified Standard of Care: A 24-Month Follow-up«, *Frontiers in Nutrition* 5, no. 20 (2018), DOI:10.3389/fnut.2018.00020.

6 Johannes Rieger et al.: »ERGO: A Pilot Study of Ketogenic Diet in Recurrent

Glioblastoma«, *International Journal of Oncology* 44, no. 6 (2014): 1843–52, DOI:10.3892/ijo.2014.2382.

7 Kenneth Schwartz et al: »Treatment of Glioma Patients with Ketogenic Diets: Report of Two Cases Treated with an IRB-Approved Energy-Restricted Ketogenic Diet Protocol and Review of the Literature«, *Cancer & Metabolism* 3, no. 3 (2015), DOI:10.1186/s40170-015-0129-1.

8 Kirsty J. Martin-McGill et al.: »Ketogenic Diets as an Adjuvant Therapy in Glioblastoma (the KEATING Trial): Study Protocol for a Randomised Pilot Study«, *Pilot and Feasibility Studies* 3, no. 67 (2017), DOI:10.1186/s40814-017-0209-9.

9 Kirsty J. Martin-McGill et al.: »Ketogenic Diets as an Adjuvant Therapy for Glioblastoma (KEATING): A Randomized, Mixed Methods, Feasibility Study«, *Journal of Neuro-Oncology* 147, no. 1 (2020): 213–27, DOI:10.1007/s11060-020-03417-8.

10 Elles J. T. M. van der Louw et al.: »Ketogenic Diet Treatment as Adjuvant to Standard Treatment of Glioblastoma Multiforme: A Feasibility and Safety Study«, Therapeutic Advances in Medical Oncology 11 (2019): 1758835919853958, DOI:10.1177/1758835919853958.

11 Pavel Klein et al.: »Treatment of Glioblastoma Multiforme with ›Classic‹ 4:1 Ketogenic Diet Total Meal Replacement«, *Cancer & Metabolism* 8, no. 1, article 24 (2020), DOI:10.1186/s40170-020-00230-9.

11. Fasten, Ernährung und Hautkrebs

1 World Cancer Research Fund International: »Skin Cancer Statistics«, n.d., viewed July 14, 2023, wcrf.org/dietandcancer/skin-cancer-statistics; International Agency for Research on Cancer (World Health Organization): »Skin Cancer«, n.d., viewed July 14, 2023, iarc.who.int/cancer-type/skin-cancer/.

2 National Collaborating Centre for Cancer (UK): »Staging of Melanoma«, in *Melanoma: Assessment and Management* (NICE Guideline, No. 14) (London: National Institute for Health and Care Excellence (UK), 2015), available at ncbi.nlm.nih.gov/books/NBK338424/.

3 M. E. Levine, J. A. Suarez, S. Brandhorst, P. Balasubramanian, C.W. Cheng, F. Madia, L. Fontana, M. G. Mirisola, J. Guevara-Aguirre, J. Wan, G. Passarino, B. K. Kennedy, M. Wei, P. Cohen, E. M. Crimmins, V. D. Longo: »Low Protein Intake is Associated with a Major Reduction in IGF-1, Cancer, and Overall Mortality in the 65 and Younger but Not Older Population«, *Cell Metabolism*. 2014. DOI:10.1016/j.cmet.2014.02.006. PMID: 24606898; PMCID: PMC3988204.

4 Hong Seok Shim et al.: »Starvation Promotes REV1 SUMOylation and p53-Dependent Sensitization of Melanoma and Breast Cancer Cells«, *Cancer Research* 75, no. 6 (2015): 1056–67, DOI:10.1158/0008-5472.CAN-14-2249.

5 Changhan Lee et al.: »Fasting Cycles Retard Growth of Tumors and Sensitize a Range of Cancer Cell Types to Chemotherapy«, *Science Translational Medicine* 4, no. 124 (2012): 124ra27, DOI:10.1126/scitranslmed.3003293.

6 Lee et al.: »Fasting Cycles Retard Growth«.

7 Sebastian Brandhorst et al.: »A Periodic Diet That Mimics Fasting Promotes Multi-system Regeneration, Enhanced Cognitive Performance, and Healthspan«, *Cell Metabolism* 22, no. 1 (2015): 86–99, DOI:10.1016/j.cmet.2015.05.012.

8 F. Antunes, G. J. S. Pereira, R. F. Saito, M.V. Buri, M. Gagliardi, C. Bincoletto, R. Chammas, G. M. Fimia, M. Piacentini, M. Corazzari, S. S. Smaili: »Effective Synergy of Sorafenib and Nutrient Shortage in Inducing Melanoma Cell Death through Energy Stress«, *Cells*. 2020. DOI:10.3390/cells9030640. PMID: 32155825; PMCID: PMC7140454.
9 Junna Oba et al.: »Elevated Serum Leptin Levels Are Associated with an Increased Risk of Sentinel Lymph Node Metastasis in Cutaneous Melanoma«, *Medicine* 95, no. 11 (2016): e3073, DOI:10.1097/MD.0000000000003073.

12. Fasten, Ernährung und Nierenkrebs

1 World Cancer Research Fund International: »Kidney Cancer Statistics«, n.d., viewed July 14, 2023, crf.org/dietandcancer/cancer-trends/kidney-cancer-statistics.
2 Wong-Ho Chow, Linda M. Dong, and Susan S. Devesa: »Epidemiology and Risk Factors for Kidney Cancer«, *Nature Reviews Urology* 7, no. 5 (May 2010): 245–57, DOI:10.1038/nrurol.2010.46.
3 Donald W. Kufe et al., eds.: *Holland-Frei Cancer Medicine*, 6th ed. (Hamilton, ON: BC Decker; 2003).
4 Nivedita Chowdhury and Charles G. Drake: »Kidney Cancer: An Overview of Current Therapeutic Approaches«, *Urology Clinics of North America* 47, no. 4 (November 2020): 419–31, DOI:10.1016/j.ucl.2020.07.009.
5 Laura M. Lashinger et al.: »Starving Cancer from the Outside and Inside: Separate and Combined Effects of Calorie Restriction and Autophagy Inhibition on Ras-Driven Tumors«, *Cancer & Metabolism* 4, no. 18 (September 2016), DOI:10.1186/s40170-016-0158-4.
6 »Ketogenic Diet for Patients Receiving First Line Treatment for Metastatic Renal Cell Carcinoma (CETOREIN)«, NCT04316520, clinicaltrials.gov/ct2/show/NCT04316520.

Anhang 2: Klinische Studien zu Fasten und Scheinfasten während einer Krebstherapie

1 Lisa Martin et al.: »Assessment of Computed Tomography (CT)-Defined Muscle and Adipose Tissue Features in Relation to Short-Term Outcomes After Elective Surgery for Colorectal Cancer: A Multicenter Approach«, *Annals of Surgical Oncology* 25, no. 9 (September 2018): 2669–80, DOI:10.1245/s10434-018-6652-x.
2 Miroslav Kovarik, Miroslav Hronek, and Zdenek Zadak: »Clinically Relevant Determinants of Body Composition, Function and Nutritional Status as Mortality Predictors in Lung Cancer Patients«, *Lung Cancer* 84, no. 1 (April 2014): 1–6, DOI:10.1016/j.lungcan.2014.01.020; Chris Burtin et al.: »Handgrip Weakness, Low Fat-Free Mass, and Overall Survival in Non-Small Cell Lung Cancer Treated with Curative-Intent Radiotherapy«, *Journal of Cachexia, Sarcopenia and Muscle* 11, no. 2 (April 2020): 424–31, DOI:10.1002/jcsm.12526.
3 Lisa Martin et al.: »Diagnostic Criteria for the Classification of Cancer-Associated Weight Loss«, *Journal of Clinical Oncology* 33, no. 1 (January 1, 2015): 90–99, DOI:10.1200/JCO.2014.56.1894.

4 Fernando M. Safdie et al.: »Fasting and Cancer Treatment in Humans: A Case Series Report«, *Aging* 1, no. 12 (December 31, 2009): 988–1007, DOI:10.18632/aging.100114.
5 Stefanie de Groot et al.: »The Effects of Short-Term Fasting on Tolerance to (Neo) Adjuvant Chemotherapy in HER2-Negative Breast Cancer Patients: A Randomized Pilot Study«, *BMC Cancer* 15, no. 652 (October 5, 2015), DOI:10.1186/s12885-015-1663-5.
6 Tanya B. Dorff et al.: »Safety and Feasibility of Fasting in Combination with Platinum-Based Chemotherapy«, *BMC Cancer* 16 (June 10, 2016): 360, DOI:10.1186/s12885-016-370-6.
7 Stephan P. Bauersfeld et al.: »The Effects of Short-Term Fasting on Quality of Life and Tolerance to Chemotherapy in Patients with Breast and Ovarian Cancer: A Randomized Cross-over Pilot Study«, *BMC Cancer* 18, no. 1 (April 27, 2018): 476, DOI:10.1186/s12885-018-4353-2.
8 Stefanie de Groot et al.: »Fasting-Mimicking Diet as an Adjunct to Neoadjuvant Chemotherapy for Breast Cancer in the Multicentre Randomized Phase 2 DIRECT Trial«, *Nature Communications* 11, no. 1 (June 23, 2020):3083, DOI:10.1038/s41467-020-16138-3.
9 Irene Caffa et al.: »Author Correction: ›Fasting-Mimicking Diet and Hormone Therapy Induce Breast Cancer Regression‹«, *Nature* 588, no. 7839 (December 2020): E33, DOI:10.1038/s41586-020-2957-6, erratum for *Nature* 583, no. 7817 (July 2020): 620–24.
10 Francesca Valdemarin et al.: »Safety and Feasibility of Fasting-Mimicking Diet and Effects on Nutritional Status and Circulating Metabolic and Inflammatory Factors in Cancer Patients Undergoing Active Treatment«, *Cancers* 13, no. 16 (August 9, 2021): 4013, DOI:10.3390/cancers13164013.
11 Claudio Vernieri et al.: »Fasting-Mimicking Diet Is Safe and Reshapes Metabolism and Antitumor Immunity in Patients with Cancer«, *Cancer Discovery* 12, no. 1 (January 2022): 90–107, DOI:10.1158/2159-8290.CD-21-0030.
12 Francesca Ligorio et al.: »Exceptional Tumour Responses to Fasting-Mimicking Diet Combined with Standard Anticancer Therapies: A Subanalysis of the NCT03340935 Trial«, *European Journal of Cancer* 172 (September 2022): 300–310, DOI:10.1016/j.ejca.2022.05.046.
13 Stefanie Zorn et al.: »Impact of Modified Short-Term Fasting and Its Combination with a Fasting Supportive Diet During Chemotherapy on the Incidence and Severity of Chemotherapy-Induced Toxicities in Cancer Patients – a Controlled Cross-over Pilot Study«, *BMC Cancer* 20, no. 1 (June 22, 2020): 578, DOI:10.1186/s12885-020-07041-7.
14 Sébastien Mas, Alice Le Bonniec, and Florence Cousson-Gélie: »Why Do Women Fast During Breast Cancer Chemotherapy? A Qualitative Study of the Patient Experience«, *British Journal of Health Psychology* 24, no. 2 (May 2019): 381–95, DOI:10.1111/bjhp.12358.
15 Courtney J. Riedinger et al.: »Water Only Fasting and Its Effect on Chemotherapy Administration in Gynecologic Malignancies«, *Gynecologic Oncology* 159, no. 3 (December 2020): 799–803, DOI:10.1016/j.ygyno.2020.09.008.
16 Toshia R. Myers, Mary Zittel, and Alan C. Goldhamer: »Follow-up of Water-Only Fasting and an Exclusively Plant Food Diet in the Management of Stage IIIa, Low-Grade Follicular Lymphoma«, *BMJ Case Reports* 2018 (August 9, 2018): bcr2018225520, DOI:10.1136/bcr-2018-225520.

17 Philippine Fassier et al.: »Fasting and Weight-Loss Restrictive Diet Practices Among 2.700 Cancer Survivors: Results from the NutriNet-Sante Cohort«, *International Journal of Cancer* 143, no. 11 (December 1, 2018): 2687–97, DOI:10.1002/ijc.31646.
18 Martin Voss et al.: »ERGO2: A Prospective, Randomized Trial of Calorie-Restricted Ketogenic Diet and Fasting in Addition to Reirradiation for Malignant Glioma«, *International Journal of Radiation Oncology, Biology, Physics* 108, no. 4 (November 15, 2020): 987–95, DOI:10.1016/j.ijrobp.2020.06.021.
19 Martin Voss et al.: »Short-Term Fasting in Glioma Patients: Analysis of Diet Diaries and Metabolic Parameters of the ERGO2 Trial«, *European Journal of Nutrition* 61, no. 1 (February 2022): 477–87, DOI:10.1007/s00394-021-02666-1.
20 Karisa C. Schreck et al.: »Feasibility and Biological Activity of a Ketogenic/Intermittent-Fasting Diet in Patients with Glioma«, *Neurology* 97, no. 9 (August 31, 2021): e953-e963, DOI:10.1212/WNL.0000000000012386.
21 Min Wei et al.: »Fasting-Mimicking Diet and Markers/Risk Factors for Aging, Diabetes, Cancer, and Cardiovascular Disease«, *Science Translational Medicine* 9, no. 377 (February 15, 2017): eaai8700, DOI:10.1126/scitranslmed.aai8700.